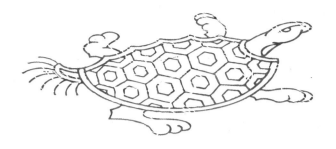

안현필 — 건강교실 ②

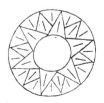

오 렌 지 북 스 ②

건강다이제스트 연재

안현필 건강교실 ②

천하를 얻고도 건강을 잃으면 무슨 소용이 있겠는가

건강다이제스트 社

저자 : 안 현 필

1913년 제주에서 출생하여 일본
청산학원대학교 영문과 졸업.
일본 삿포르상고 · 경기고 · 서울고
교사, 한국외국어대 · 서울대 사대강사,
EMI 학원 원장 역임.
현재 안현필 건강연구소 소장,
월간 건강다이제스트 주필.
저서로는 「영어실력기초」「불멸의 건강진리」
「공해시대건강법」 등

안현필 - 건강교실 ②

저자 / 안현필
1판 1쇄 / 1996년 12월 5일
1판10쇄 / 2009년 6월 15일

발행처 / 건강다이제스트사
발행인 / 이 정 숙

출판등록 / 1996. 9. 9
등록번호 / 03 - 935호

서울특별시 용산구 효창동 5-3호 대신 B / D (우편번호 140 -120)
전화 / 702-6333 팩시밀리 / 702-6334

정가 : 10,000원
ISBN 89-7587-017-0 04510

자연식＋제독(除毒)＋운동으로
시력, 청력이 눈부시게 호전됩니다.
현대 문명병을 예방합니다.

차 례

건강·치병하는 최선의 방법

단식과 다이어트

굶음에 관한 과학적인 고찰

「"굶어서 자연생수를 마셔라."가 천하 제일의 건강진리이다.」라고 말하면―대개의 현대인은 구식 할아버지의 캐캐묵은 소리라면서 곧이 안 들을 것이다. 현대인을 설득시키는 데는 요지부동의 과학적인 해설로 대처하여야 한다.

【기본원리】'사막'을 여행하는 '낙타'는 며칠 몇날 굶고, 심지어는 '물'을 안 마셔도 여행을 계속하는데―그들은 무엇인가를 먹고 살아간다. 무엇을?→그 등위에 있는 '혹' 속에 저장되어 있는 영양분을 먹고 살아간다. 그럼 인간이 굶으면 무엇을 먹고 살아가는가?→우리 몸 속에 불필요하게 저장되어 있는 '지방'을 연소시키고, 그 다음에 우리의 살과 피 속에 들어 있는 불순물을 연소시키면서 살아간다. 불필요한 지방분과 불순물이 다 빠지고 난 다음에 살과 피를 맑게 하는 '자연식'을 하면 진짜 건강살이 살살 솟아오르는 것이다. 새살이 솟아오를 때까지 여위어서 수척하게 보이기 때문에, 그리고 그 병살에 붙었던 머리털도 빠지는 일이 있기 때문에 무엇인가 잘못되어 있다고 생각해서 도중하차해 버리면 영원히 구제 못 받는다. 여위어 수척해질망정 머리는 명쾌하고 몸은 날아갈 듯 경쾌해진다. 따라서 몸

속─특히 '피'가 깨끗해지므로 '백혈구'의 수가 늘어나고 '식균력'(균을 잡아 먹는 힘)이 강해지므로 병이 낫게 되는 것이다. 우리는 굶으면 '지방·불순물'뿐만 아니라 딴 어떤 것들을 먹고 3개월 이상이나 음식물을 안 먹고도 살아갈 수 있는데─무엇 무엇을 먹고?→'물·공기·일광'을 먹고 살아간다. '물·공기·일광' 속에서 각종 영양소의 씨가 들어 있어서─이것들이 흙에서 합작을 하면 우리의 양식이 생겨난다. 우리 몸에는─약 70%의 수분이 있는데─나머지 약 30% 중 '단백질'이 약 75% 들어 있다. 이 '단백질'은 공기 중의 '질소'로 조성된다. 따라서 우리가 호흡으로 '공기'를 마시면 '단백질'의 씨를 먹는 것이 된다. '물'에도 여러 가지의 생명의 씨가 들어 있어서 많은 생물이 물속에서 생기고 물속에서 자란다. 그래서 우리는 물만 먹고 음식물을 안 먹어도 죽지 않고 3개월 이상이나 살아갈 수가 있는 것이다. 굶으면 죽는다고 생각하면 죽고, 몸 속의 독이 빠져서 오히려 건강해진다고 생각하면 죽는 것이 아니라 오히려 활기차게 살아갈 수가 있다. '정신'이 육체를 지배하기 때문이다.

▲ 일본의 '대판 의과대학'에서 현대 의학자들이 협력해서 연구 실험한 결과─일주일간 '단식'할 경우에─'백혈구'의 수가 2배나 증가하고, 식균력이 20배나 증가된다는 사실이 과학적으로 입증이 되었다.

▲ 세계 제일의 자연건강학자인─'서승조'(西勝造─일본인) 선생은─7만여권의 세계 각국의 건강서적을 읽으면서 연구한 끝에─다음과 같은 자연건강의 기본원칙을 그의 저서인 '서식건강법'에 발표했다.

식사의 횟수와 제독에 관한 과학적인 원리

▲ 3식인 경우—뇨속에 75%의 독이 빠지고—몸속에 25%이 독이 남는다.

▲ 2식인 경우—뇨속에 100%의 독이 빠진다.

▲ 1식인 경우—뇨속에 127%의 독이 빠진다.

【해설】식사를 한 다음날 아침에 소변 속에 빠지는 '독소'의 '양'을 말함. ▲ 2식＝점심·저녁을 말하고, 아침을 굶음. ▲ 1식＝점심 1식을 말함.

▲ 왜—100%, 127%의 독이 빠지는가? 그 책을 끝까지 읽어 봤으나 해명이 안 되어 있었다. 중요한 것이니 약 30분간 생각하다가 다음 답을 보라.

▲ 나는 나 자신의 생각의 진위를 확인하기 위하여 일본의 '서승조' 선생님에게 3회나 질문 편지를 보냈으나 답이 없었다. 알고 보니 '서승조' 선생님은 세상을 떠나고 안 계셨다. 할 수 없이 혼자 연구 실험해서 겨우 확신하게 되었다. 나는 머리가 나쁜 탓인지 혼자서 연구·실험·확신하는데 약 3개월의 시일이 필요했는데, 제군은 워낙 머리들이 좋으시니까 약 1시간이면 충분할 것이니 적어도 약 1시간 생각하고 난 다음에 다음 답을 보라. 이런 경우에 나 같으면—이 책을 읽는 것을 일단 중지하고 오늘 종일 생각하다가 내일에 다음 답을 읽을 것이다. "생각하지 않는 독서는 무효이다"를 항상 염두해 두어라.

【답】2식인 경우에 빠지는 독소의 양을 100%로 해서 기준으로 삼는 것이다. 따라서—▲ ① 1식을 하면—2식보다도 독이 얼마나 더 빠지지? ▲ ② 1식을 하면 3식인 경우보다도 '독'이 얼마나 더 빠지지? ▲ ③ 2식인 경우는 3식 보다도 '독'이 얼마나

더 빠지지? 아주 중요하니 잘 생각하고 생각하다가 다음 답을 보라.

  ▲【답】① 27% ② 52% ③ 25%

  ▲【결론】1식이 최고로 좋고, 그 다음이 2식이 좋음. 3식을 하면 몸 속에 25% '독'이 축적되어 병이 생긴다. 단식기간이 길어짐에 따라 '독'이 점점 더 많이 빠진다. ―백혈구의 수가 점점 더 증가하고 식균력이 증가되므로 병이 낫게 되는 것이다.

나 자신의 경험

  ▲ 나는 35kg~40kg의 평생 말라깽이라서 일생 소원이 볼품이 좋은 뚱보로 되는 것이었다. 50세 때에 평생 가난뱅이가 소원성취해서 종로 복판에 큰 빌딩을 가질 정도로 부자가 되었다. 그런데 동시에 또 무슨 '큰 것'으로 되어 버렸다. '돈'이 많아서 ―맛좋은 것을 막 처먹고 돌아다녔더니 평생 말라깽이가 오랜만에 소원성취해서 체중이 일약 75kg까지 뛰어 올라 버렸다(키 165cm). 동시에 '혈압'이 높고 심장이 약해서 숨이 가빠 얼마 걷지를 못하고 밤낮 자가용차만 타고 돌아다녔다. 즉 큰 부자가 됨과 동시에 큰 병신으로 되어 버린 것이다. 나는 전 재산을 소비하고서라도 병을 고치기 위해서 세계 제일의 약·주사·보약을 구해 먹었으나 병세는 더욱 악화의 일로를 걸을 따름이었다. 나는 앞으로 1~2년 이상 더 못 산다고 비관을 했다. 나는 병신으로 되면 '돈·명예'―다 아무 소용이 없고―먹을 것을 구걸하기 위해서 길을 헤매 다니는 '거지' 만큼도 못하다는 것을 통감해서―하던 사업을 다 부하직원에게 맡겨 버리고 '시골'로 내려가서 60세까지 근 10년간 수천권의 책을 읽으면서 건강 연구를 하

고 단련을 했다. 만일 내가 그리 안했더라면 나는 51~52세 때에 죽었을 것이다.

▲ 52세 때에 '서식건강법'이란 책에서 위의 '진리'를 알고 — 우선 하기 쉬운 '조반굶기'를 시작했더니 — ① 머리가 아프다. ② 배가 쑤시고 아프다. ③ 다리가 휘청거려서 걷기가 힘들다. — 그래서 나는 '서식건강법'이 소용없다고 생각해서 — 도중하차하고 다시 아침을 먹게 되었다. 또 그 당시의 학자들도 '아침'을 잘 먹고 '저녁'은 거지처럼 먹으라는 말을 많이 했기 때문에.

▲ 그 후 무수한 책을 읽었으나 역시 '서식건강법'이 최고라고 생각해서 — 그 책을 자그마치 일곱 번이나 읽어서 — 역시 ① 머리가 아파서 독서하기가 힘들고 ② 배가 쑤셔서 아프고 ③ 다리의 힘이 약해져서 휘청거려 걷기가 힘들었는데 — 그냥 참고 자연 생수만 마시고 강행했더니 — 4일째부터는 많이 누그러지고 1주일 후부터는 머리가 개운해지고 몸은 날아갈듯 경쾌해짐을 느끼게 되었다. 그런데 유감천만인 것은 단 1개월 만에 몸무게가 무려 10kg이나 줄어 버렸다. 평생 말라깽이가 오랜만에 겨우 소원이 성취되었는데 불과 1개월만에 10kg이나 빠져 버렸으니! 그래서 나는 또 다시 도중하차해서 여전히 아침을 먹고 빠진 살을 복귀시키기 위해서 '불고기·갈비' 등을 막 처먹어 버렸다.

▲ 그랬더니 체중이 복귀되어 기쁘기는 했는데 — ① 아침을 굶을 때는 5~6시간만 자도 머리가 맑아서 독서가 잘 되는데 — 3식을 하니까 8~10시간을 자도 골치가 아파서 독서하기가 힘들게 되었다. 또 혈압이 높아지고 숨이 가쁘게 되었다.

▲ 그 후 많은 책을 읽은 결과 — ① 병이 나을 때까지는 — 절대로 '육식'을 해서는 안된다. — 즉 낙농제품을 일절 먹어서는 안된다. ▲ ② 반드시 현미 중심의 자연식을 해야 한다. ▲ ③

살이 빠지는 것은─독살(병살)이 빠지기 때문이니 오히려 기뻐
해야 한다. 약 3개월 내지 6개월 후에는 건강살이 살살 올라온
다. 독살(병살)이 있기 때문에 병이 생겼으니 '병'을 고치기 위
해서는 반드시 독살(병살)을 빼야 된다─는 것을 알게 되었다.

▲ 그래서 나는 또 다시 '아침'을 굶기로 결심했는데─우선
나 자신이 위의 진리를 직접 실험을 하여 확신을 갖고서 실행하
기로 했다. 즉 '아침'─'점심'─'저녁'─각각을 굶어서 뒷날 아
침에 소변을 받아 빈 약병에 담고─검사소로 가서 검사를 받은
즉 '아침'을 굶을 경우가 제일 독이 많이 빠지는 것을 알게 되었
다. 또 아침을 먹고 3식을 할 경우에도 검사를 받아서 비교해 본
즉 위의 진리가 틀림없음을 확인했다. 그래도 안심이 안되니까
3회나 같은 검사를 했다. 독자들도 혹 의심이 가면 자기자신이
실험하기를 바란다.

▲ 항간에 '아침을 왕처럼 잘 먹고─저녁을 거지처럼 먹으라'
는 학자들이 있는데─그것은 농업 위주의 생활을 할 때에 창시
된 모 종파의 영향을 받은 학자들이 말하는 것이다. 그 학자들
자신이 위와 같은 실험을 하고─자기 자신이 단 1개월 동안만이
라도 아침을 굶는 경험을 하고 난 연후에도 그런 말을 할런지 의
심이 간다. 나 자신은 자그마치 오늘까지 근 30년간 경험을 하
고 확신을 가져서 말한다. 독자들도 자기 자신이 몸소 1개월 동
안 '아침'을 굶어 보고, 먹어 보고 하는 일을 실행하면 내 말을
믿을 수가 있을 것이다.

▲ 절대 필수 선결조건은─현미 중심의 자연식을 하면서 ''아
침'을 굶어야 한다. 만일 '백미'중심의 부자연식을 하면서 아침
을 굶었다가는 영양실조로 건강상 큰 문제가 생기니 부디 주의
하기를 바란다. 이렇게 신신당부하는데도 내 말을 무시해서─현

미를 안 먹고─백미를 먹으면서─아침을 굶는 바보 멍청이가
있다. 한때 '건강 다이제스트'에 「'현미' 중심의 자연식을 하여
서─살과 피를 깨끗이 하고서는 '올리브'로 피부를 마사지하면
예뻐진다」고 말했더니─'올리브 선풍'이 아니라 '태풍'이 일어
날 정도로 일대 센세이션을 불러 일으켰다. 나는 그때에 나의 글
의 영향이 지대함을 느껴서 굉장히 기뻐했다. 그런데 나중에
「거의 모든 여성들이─'현미' 중심의 자연식을 안하고 '백미'
중심의 가공식을 하면서 '올리브' 마사지를 한다」는 사실을 알
고 몹시 실망했다.

　세상은 이와 같이 일을 거꾸로 하는 바보 멍청이들로 가득차
있다. 몸 속을 더럽히는 음식을 먹으면서 겉으로 100년 동안
'올리브' 마사지해봤자 무슨 소용이 있느냐 말이다. 백미 중심
의 가공식은 영양면에서 볼 때는 0에 가깝다. 거기에다가 '아침'
까지 굶으면 영양실조로 큰 문제가 생긴다는 것을 깨닫지 못하
니 정말 한심한 노릇이다. 나는 거듭 경고한다.─현미 중심의
자연식을 하면서 아침을 굶어라. 또 현미 중심의 자연식을 하여
몸 속을 깨끗이 하면서, 겉을 '올리브'로 마사지하라는 것을.

　▲ 그리고 또 주의할 것은 첫 약 3개월간은 병살(독살)이 빠
지기 때문에 여위어서 수척하게 보이지만 나중에 새살이 살살
올라오니 추호도 걱정을 말라는 것이다. 병살이 빠지면 기뻐해
야 하는데─반대로 걱정을 해서 도중하차해 버리니 한심한 노릇
이다─하기야 나 자신도 그런 바보짓을 했으니.

1일 2식 건강법

　'서식 건강법'과 같이 安식 건강법에서도, 조반을 굶고, 점심

·저녁 2식을 하는 주의이다. 인체는 오전은 배설을 하고 오후는 흡수를 하는 생리작용을 하기 때문이다. 단식은 시간이 길면 길수록 몸 속의 '독'이 점점 더 많이 빠진다. 저녁을 6시에 먹고 그 다음날 12시(정오)에 먹는다면 — 단식기간이 18시간으로 된다. 만일 조반을 7시에 먹고 — 점심을 굶어서 — 다음날 아침 7시에 조반을 먹는다면 단식기간이 19시간으로 되어서 단식기간이 가장 길긴 한데 — 위에서 말한 바와 같이 — 인체는 오후에 배설 작용을 오전보다 훨씬 덜 하기 때문에, 조반을 굶는 것에 비해서 몸속의 '독'이 훨씬 덜 빠진다. 그리고 보통 사람은 조반을 굶는 것은 쉬우나, 하루 종일 일을 해서 저녁 먹는 재미도 없이 살라는 것은 말은 쉬우나 실행은 거의 불가능하다. 먹는 즐거움도 없이 살 수 있는 인간은 만에 하나 있을까 말까인데 저녁을 굶으란 소리를 하는 사람은 — 자기 자신은 실행을 안하면서 남에게만 말만하는 사람이다. 그리고 모 종파 학자들은 — 아침을 왕처럼 먹고, 저녁을 '거지'처럼 먹으라는데 — 어디 독자들 — 배가 고파서 죽겠는데 — 저녁을 거지처럼 먹을 수가 있던가? — 다수의 사람들이 실행할 수 없는 일을 왜 주장하느냐 말이다.

그리고 — 만일 '아침'을 왕처럼 먹었다가는 몸과 정신이 나른해서 — 공부(사무)할 생각은 일절 없어지고 이 팔순 노인에게는 아주 망하는 시간으로 되어 버린다. 그리고 아침을 안 먹고 산(山)으로 올라가는 것과 아침을 왕처럼 먹고 올라가는 것 — 어느 쪽이 수월한 지를 비교해보라. 나 자신은 저녁 8시에 잠자리에 들고 새벽 2시에 일어나서 — 조반도 안 먹고 12시까지 연구집필을 하는데 — 운동시간 2시간을 제외하면 — 8시간 하는 것으로 된다. 아침을 안 먹으니까 보통사람의 3배 이상의 능률 — 즉 8×3=24 시간 — 보통사람은 아침에 일어나 공부가 뭐야 — 조반먹고 직장(학교)에 지각이나 안하고 가면 천만다행 —9시 출근으로 해서 12시까지 3시간 동안 골치아픈 머리로 일하다가 12시에 습관·의무적으로 '점심'을 먹고, 또 골치아픈 머리로 일하다 퇴근길에 대포 한잔 — 집으로 들어와서 쿨쿨 — 도대체 이런 인간에게 무슨 놈의 발전이 있느냐 말이다. 적어도 조반을 안 먹고 출근 전에 3시간 공부를 해보라 — 그럼 3×3=9시간 — 그래서 역사는 남이 잠자고, 먹는 동안에 이뤄져야 한다.

 ▲ 내가 8시에 자서 새벽 2시에 일어난다고 해서 — 바로 그대로 했다간 하루 종일 고생할 것이다. 무슨 일이든 순리적으로 해야 한다. 백미 중심의 공해식을 하면 —8시간 심지어는 10시간 자도 골치가 띵해서 잠자리에서 일어날 수 가 없다. 현미 중심의 자연식을 하면서 아침을 굶고 — 점심, 저녁=2식을 하면 수면시간이 5~6시간으로 충분하고 머리가 상쾌하다. 그러면서 30분 가량씩 일찍 자고 일찍 일어나기를 서서히 단련해서 — 나중에는 나와 같이 2식으로 하라.

단식할 때의 주의사항

 ① 나는 또 다시 말하노라 — 백미식, 밀가루음식, 기타 공해식을 하면서 —2식, 1식을 하면 영양실조로 크게 문제가 생기니 반드시 '현미'중심의 자연식을 하는 것이 절대적인 필수조건이란 것을 강조한다.
 ② 아침을 굶으면 첫 3일간은 '골치'가 아프나, 4일째쯤부터는 머리가 개운해서 어려운 수학문제도 막 풀 수 있게 된다.
 ③ '아침'을 굶으면 첫 약 3일간은 — 배가 쑤시고 아픈 사람이 있다. 장이 헐어서 — 궤양증에 걸렸기 때문이다. 위궤양 환자가

굶으면 위액 자체가 위벽을 소화시키므로—자연생수를 마시면
서 위액을 희석시켜야 한다. 아무리 자연생수를 마셔도 통증이
가시지 않을 때는—[감자＋양배추＋생즙]을 꾸준히 먹으면 궤
양증이 고쳐진다.

　여하한 경우에도 굴하지 말고 일생동안 아침을 굶어라. 몸 속
에 25%의 독이 축적 안되니까 무병·건강해진다.

　④ 첫 약 3일간은 다리에 힘이 없어서 휘청거리는 사람이 있
으나 4일째부터는 다리와 몸이 가벼워져서 힘차게 걸을 수가 있
게 된다. 만일 그렇지 못하면—'현미밥'을 100번 이상 씹어 먹
었느냐?—과식하지 않았느냐?—나쁜 것을 먹지 않았느냐?—운
동이 부족하지 않은가?—정신고민을 하고 있지 않은가?—를 반
성해보라. 첫 3일간도 못 참는 사람은 이 극심한 공해 시대에 살
자격이 없으니 적당히 먹고 살다가 일찌감치 올라가든 내려가든
해버리는 것이 상책일 것이다.

　⑤ 아침을 안 먹으면—오전 10~11경에 '배'가 막 고파서 먹
고 싶어서 죽을 지경일 것이다. 이런 사람들은—건강한 사람들
이다—왜? 배고픈 줄 아는 생리 기능이 아직 살아있다는 징조이
기 때문이다. 기뻐하여라. 단 그때에 못 참아서 먹어 버리면—
정말 아깝게도 '독'이 빠지는 것이 중단돼 버린다. 배가 가장 고
파서 가장 고생스러울 때가 몸 속의 '독'이 가장 많이 빠져 나가
고 있는 순간이다. 여하한 경우에도 12시까지 참고 참아라.

　⑥ 몸이 여위고 수척해지는 것은—몸 속에 축적되어 있는
'병'의 온상인 불필요한 '지방'과 '살'과 '피' 속에 들어 있는 불
순물—즉 병의 원흉이 제거되는 징조이니 기뻐하기를 바란다.
약 3개월 내지 6개월 후에는 새 건강살이 살살 올라오니 결코
걱정 말아라. 여위고 수척해졌기 때문에 할머니·할아버지·부모

님들이 막 걱정하고 본인도 불안하기 때문에 도중하차해 버리는
사람이 많은데 일생 구제 못 받게 되니 결코 중단해서는 안된
다.

▲ 몸은 비록 여위고 수척해졌을 망정―머리는 맑고 몸은 날
아갈듯 경쾌해진다. 만일 그렇게 안되면―운동부족, 음식물의
결함, 식사법의 잘못, 정신적인 스트레스, 환경오염 등 때문이니
시정하기를 바란다. 그 중에서 '현미밥'을 백미밥 먹듯 씹지 않
고 삼켜 버리는 것이 제일 큰 원인으로 된다. 고들밥으로 지어
한 숟가락을 입에 담으면 100번 이상 씹어 삼켜 놓고 반찬이나
국을 먹으라. 2개월 가량만 고생하면 위장병이 고쳐지므로 덜
씹어도 된다. 사실은 '생쌀'이 밥보다도 10배 이상의 영양이 있
으니 실행할 수 있는 사람은 실행하기를 권장한다. 현미밥은 1
식에 한공기(1홉)이내, 생쌀은 반 공기(반 홉)이내로 해야 한
다.

【주의】 사람에 따라서는 '머리털'이 빠지는 사람이 있는데―
독살(병살)에 붙었던 머리털이 빠지는 것이 당연한 이치인데
왜 걱정하느냐 말이다. 얼마 후에 새털이 살살 솟아나니 결코 걱
정하지 말아라.

⑦ '약'을 먹으면서 자연식을 하고, 1식―2식을 하는 것은―
즉 양다리를 걸치는 것은―일견 현명한듯 해도 지극히 어리석은
짓이다. 약이 위장, 기타의 생리기능을 마비·약화시켜 버리기
때문이다. '약'으로 건강·치병할 수 있다면 왜 부자들이 병으로
죽느냐 말이다. '약'의 노예 신세를 벗어나지 못하는 한 일생 건
강·치병할 수 없다는 것을 부디 부디 조심하고 조심하여라. '약'
은 인간의 자연 생리 기능을 마비·약화시켜 버리고 결국은 사람
을 죽여 버리고 마는 것이다. 최고의 '약'은 보통 말하는 '약'이

아니라 '자연식'이라는 것을 확신하여라. 이 일을 확신 안하는 한 일생 병고를 벗어날 수 없다는 것을－나의 온 신용－그리고 단 하나밖에 없는 '생명'을 걸고 장담하고 장담하노라.

[**특별주의**] 아침에 일어나면－자연생수 3컵 이상을 꼭 마시기를 바란다. 몸 속에 쌓인 독이 시원하게 내려가 버린다. 1컵 마시는 데 약 5분간－홀짝홀짝－결코 꿀꺽꿀꺽 해서는 안된다. 그외에는 1시간에 1컵씩－단 식사전 1시간 동안은 마시지 말 것－위액이 희석되기 때문이다.

1일 1식 건강법

1일 1식(점심 한끼만)을 하면－3식보다도 52%나 독이 더 빠지기 때문에－백혈구의 수가 증가하고 식균력(병균을 잡아먹는 힘)이 증강되기 때문에－건강·치병상 최고의 건강법이 된다. 항간에 아침 한끼조차 굶는 것을 반대하는 학자가 있는데 어불성설이다. 그런 학자들은 현대의학의 물에 젖어 있어서 단식의 원리를 전혀 모르기 때문이다. 현대의학에서는 '단식'을 취급하지 않기 때문에 '단식'이라면 구식 할아버지 소리라고 멸시를 한다.

▲ 고 '함석헌' 선생님은 1일 1식을 해서 90가까이 까지 살았지만, 만일 자연식을 철저히 했더라면 150~200세라도 능히 살았을 것이다. 자연식을 1일 1식 철저히 하면－'병'이 생길 리가 만무하다는 것을 장담하고 장담하노라. 1일 1식을 해도 '암'이 생기는 것은 '자연식'을 안하고 가공식(공해식)을 하기 때문이다. '암'의 주원인은 가공식품에 들어있는 '화학성분' 때문이다.

▲ 아무리 1일 1식이 좋다 해도 보통사람은 실행을 못한다.

왜냐하면 보통인간은 '먹는 즐거움'이 없이는 살 수가 없기 때문이다.

▲ 그래서 나는 타협을 해서 — 건강시에는 아침을 굶어 1일 2식을 하고 — '병'일 때는 '병'이 나을 때까지 1일 1식을 주의로 하고 있다. 1일 2식을 하므로 나에게는 '병'이 없는데 — 만일 앞으로 병이 생기면 1일 1식을 할 것이다. 나의 과거의 모든 경험을 통해서 말하면 — 1일 2식을 철저히 하는 한 절대로 병이 생길 수가 없다는 것이다.

▲ 자연식을 철저히 하면서 — 1일 1식을 하면 — 3시간만 수면해도 머리가 개운하다. 2식인 경우는 5~6시간 자도 충분하고 잠자리에서 일어나는 것이 조금도 괴롭지가 않다. 그러나 자연식을 안하고 탈선을 하면 8~10시간을 자도 골치가 띵해서 일할 의욕이 안 생긴다. 그리고 부자연식을 하면 — 화장실에서 휴지의 사용량이 많고 밖으로 나와도 또 들어가고 싶은데, 자연식을 하면 휴지의 사용량이 적고 머리가 상쾌하다.

▲ 나는 과거에 '새마을 운동본부'에서 단식원을 운영해본 경험이 있어서 잘 아는데 — 1주일 — 10일 — 1개월…등의 장기 단식은 위험과 불안이 수반되기 때문에 — 또 직장을 결근하고 '돈'을 소비하면서 단식원에 입원해야 되기 때문에 — 장기 단식을 반대하고 — 1일 1식 건강법을 권장한다. 1일 1식 건강법은 장기 단식과 같은 위험부담이 없고 조금도 불안해 할 필요가 없다. 직장에 다니면서 혼자서도 할 수가 있다. 첫 3일간은 고통이지만 4일째부터는 예사로 되어 버린다.

▲ 1일 1식을 하면서 오랜 시일 동안 고통을 계속하느니 보다 — 1주일 — 10일 — 2주일…동안 한꺼번에 왈칵 굶어 단기완성을 하는 것이 낫다고 생각하는 사람이 많으나 — 나의 경험으로는 장

기 단식 중에는 위험사고가 일어나는 일이 있고, 단식 후의 식사 조절을 잘못해서 생명이 오락가락하는 일이 많았다. 결국은 왕성한 식욕을 억제할 수 없기 때문이다. 단식 3개월 후에 '보신탕'을 먹고 죽은 사람도 있었다.

▲ 무슨 일이든—서서히 순리에 따라서 하지 않고, 한꺼번에 왈칵 해버리면 반드시 위험이 수반되기 마련이다.

▲ 1일 1식인 경우도 과식하기가 쉬우니 특히 주의하기를 바란다. 현미·콩 중심의 잡곡밥을—반공기 내지 1공기 이내로 엄중히 억제하고 100번 이상씩 씹어 먹으라. 반찬으로는 安식 된장에 생야채를 찍어 먹고, 반드시 '된장국'을 먹어야 한다. 이 된장국에는—'미역·쑥· 우거지' 또는 '시래기 ·기타 야채'를 넣는 것이 좋다. '된장·미역·쑥'은 '피'와 '살'을 깨끗이 하고, 우거지 또는 시래기는 변비를 막고 숙변을 제거하는 중대한 구실을 한다. 배가 고파서 못 견딜 때는 '자연생수'를 마셔서 위액을 희석하여 식욕을 죽이고 몸 속의 불순물을 씻어 없애 버려야 한다. 그리고 된장국에—감자·고구마 등의 전분질 식품을 첨가할 때는 주식인 현미(콩)의 양을 줄여야 한다.

▲ 1일 1식을 하는 첫 약 3일간은 고통이 심하나, 4일째부터는—3식, 2식 때보다도 보다 활기차게 일할 수가 있다.고 '함석헌'선생과 같이 8순 노인이 대중 앞에서 힘차게 강연할 수도 있게 된다.

나 자신도 그런 경험을 여러번 경험해본 일이 있기 때문에 자신있게 말한다. 한 예를 들면—어떤 날 모 사교단체에서 정오(12)까지 와서 점심을 먹고 오후 1시에 강연해 달라는 요청이 있었다. 나는 언제나 조반을 굶어 정오가 넘어서 식사를 하는데, 1시에 강연을 한다면 점심도 굶어 버려야 한다. 만일 점심을 먹으면 '피'가 '위'로 집중하고 '머리'는 비기 때문에 남의 심금을 울리는 강연을 할 수가 없다. 3시간 동안 8순 노인이 우렁찬 목소리로 강연을 끝마치고, 청중에게 아침·점심을 안 먹고 강연을 했다고 실토를 하니까 모두가 놀라 자빠지더라. 강연이 끝나도 바로 식사를 하는 것이 아니라―물 한잔 먹어 꾹 참고서는 저녁 6시에 늘 먹는 양의 식사를 하고 배고프다고 해서 결코 정량을 초과하지는 않았다.

▲ 이 8순 노인이 지난번에 한 건강연수회에서 아침 9시부터 오후 1시까지 4시간 동안 공복상태 하에 연속 강의를 하고, 또 오후 2시부터 3시 30분까지 1시간 반 동안 활기찬 목소리로 강의했더니 연수생들이 모두 놀라더라.

▲ 그렇다고 해서 내가 뭐 타고 난 강인한 체질의 사람이라고 결코 오판해서는 안된다. 어릴 때부터 조금만 바람이 세게 불어도 꺼질랑말랑하는 촛불과 같이 연약한 몸이었지만 단련에 단련을 거듭하니까―8순 노인이 보통사람 눈에 보이기에는 '기적'과 같은 일을 예사로 행할 수 있게 되었다. 날 보고 '초인'이라고 하는 사람이 있다. 그러나 나는 결코 '초인'은 아니다. 누구나 쉽게 할 수 있는 일을 보통사람은 3일도 못 가서 그만두어 버리는데―나는 틀림없이 좋은 일이면 끝까지 계속할 수 있는 사람에 불과하다. 예를 들어 말하면 '아침굶기'가 좋다는 것을 알고 계속해 왔다. 이 노인이 초인이면―젊은 제군이 나의 건강법을 실행하면 그야말로 왕초인으로 될 것이다.

이상을 종합 정리하면

―제1단계―2개월간 2식주의 ―

① 아침을 굶고—점심·저녁 2식만 하라. 3식인 경우보다도 '독'이 25%가 더 빠지므로—웬만한 작은 병은 고쳐지고, 큰 병도 고쳐진다.

▲ 앞에서 말한 (김남도 선생 투병기)를 복습하라—2식만으로도 그 많은 병을 고쳤다.

② 한끼(1식)의 밥의 양은—최고 한 공기(1홉)이내로 하되—입맛이 없을 때는 반 공기 이내로 하라.

③ 현미 : 60%—잡곡 : 40% 비율로 하되—현미의 약 3분의 1은 찰곡식(찰현미·차조·찰수수)으로 하는 것이 밥맛이 좋다. 잡곡의 반 이상은 '콩'으로 하고 종류가 다양할수록 좋다. '암' 환자는 '율무'를 많이 먹을 것.

④ 한 입의 '현미밥'을 100번 이상 잘 씹어서 넘긴 후에 반찬이나 국을 먹을 것. 이렇게 하면 밥 한 공기를 먹는 데 약 1시간 소요된다. 약 2개월간 착실히 하면 위장이 강해지므로 덜 씹어도 좋다. 쌀알 중에서 영양분이 가장 많은 부분이 '배아'(=씨눈)이다. 이 '배아'는 쌀알의 50분의 1도 안되는 작은 것이므로 100번 이상 씹어서 이로 씹어 부수어야만 그 속에 들어 있는 영양분을 섭취할 수가 있다. 그래서 씹으면 씹을수록 고소한 맛이 나오는 것이다. 밥을 되게 지어 한 알 한 알을 꼭꼭 잘 씹어 먹어라. 만일 씹지 않고 삼켜 버리면 설사해 버리고 아무런 효과가 없으니 부디 주의하라.

⑤ 지극히 중요하므로 또 말한다—'밥'을 무르게 지으면—씹지 않고 넘기기가 쉬우니—되게—즉 '고들밥'으로 지어 꼭꼭 잘 씹어 먹을 수 있도록 해야 한다. 사실은 생쌀을 씹어 먹는 것이 10배 이상 더 좋지만—먹는 즐거움을 위해서 타협하는 것이다. 먹는 즐거움을 포기하고 병을 빨리 고치고 싶은 사람은 처음부

터 생현미를 자근자근 잘 씹어 먹는 것이 좋다. 생쌀의 최고의 양은―반 공기(반 홉)이내―처음은 4분의 1 공기로부터 시작해서 위장과 의논하면서 차츰 증량하라.

⑥ 밥―생쌀―어느 때를 막론하고―된장국(＋야채＋해초)을 먹어서 배를 채우라. 생식인 경우는 소화가 빨리 되기 때문에 허기가 져서 더 먹고 싶을 것인데―꾹 참아야 한다. 그럴 때는 자연생수를 배부르게 마시고 위액을 희석시켜 버려라.

⑦ 식사시는 언제나 생야채를 安식 된장에 찍어 먹고, '멸치·콩볶음'도 꼭 먹어라.

⑧ 현미밥 한 공기의 영양가는 백미밥 100공기 이상에 해당하니 영양걱정은 절대로 해서는 안된다.

⑨ 첫 약 2개월간은―몸 속의 독이 빠지기 때문에 살이 빠져서 수척하게 보일 것이나 얼마 후에는 새살이 살살 올라오니 절대로 걱정 말아라. 그리고 사람에 따라서는 독살에 붙었던 머리털도 빠지는 일이 있는데 절대로 걱정 말아라. 얼마 후에 새털이 살살 재미나게 솟아오르니 안심하라. 살과 털은 빠졌을 망정 머리는 상쾌하고, 몸은 날아갈 듯 경쾌해지는 것이 원칙이다. 만일 그렇게 안되면 무엇인가를 잘못한 탓이니 이 책을 처음부터 끝까지 철저히 공부해서 잘못을 시정하라.

⑩ 공복시에 배가 쑤시고 아픈 사람은 '위궤양·십이지장궤양' 기타 궤양증의 환자인데―통증이 가실 때까지 자연생수를 마시고 위액을 희석시켜야 한다.

▲ 또 첫 약 3일간은 머리가 어지럽고, 다리가 휘청거리는 사람이 있는데―대개 4~7일 후에는 그 증세가 없어지니 걱정 말아라. 3개월 이상 동안 단식하는 사람도 있는데―아침 한 끼 굶었다고 죽지나 않을까 하고 걱정하는 사람은 진짜바보이다.

제2단계 - 2개월간 - 1식주의(점심만)

제1단계를 실천해도 건강문제가 해결 안되면-그 다음 2개월 간-점심 1식만 하라. 정오가 지난 후에 먹으면 된다. 될 수 있는 한 일정한 시간에 하는 것이 좋다. 기타사항은 제1단계와 같은데 특히 주의할 것은 식사양을 초과해서는 효과가 없으니 결코 과식을 해서는 안된다. 즉 1식의 최고양은 한 공기(한홉)이내-위장이 약한 사람은 반 공기 정도로 하라.

제3단계 - 1일간 완전단식주의

대개의 병은 2개월간 1일 1식을 철저히 하면 완치되는데-그래도 안 고쳐지는 악질병이 있었다. 그런 환자는 다음 순서에 따라 실천하라.

① 1주일(7일)중-1일간은 완전단식, 딴날은 1식→그 다음주도→그 다음주도=3회

② 그래도 병이 안 고쳐지면-6일 중에 1일간은 완전단식-3회

③ 5일 중 1일 완전단식-3회

④ 4일 중 1일 완전단식-3회

최종단계 - 3일 중 1일 완전단식

이 일을 병이 완치될 때까지 계속하는 것이다. 그 이상의 장기 단식은 반대한다. 단식 중의 위험과 단식 후의 후유증이 무섭기 때문이다.

▲ 즉 2일간은 1일 1식하고, 3일째는 완전단식 하기를 병이 완치될 때까지 계속하라.

▲ 처음부터 '최종단계'를 실천할 수 있을 만큼 의지가 강한

사람은 물론 좋다. 대개는 중단되기가 쉬우니 제1단계부터 서서히 해 가거라.

※ 제1단계는 일생동안 실천하여 — 병을 예방하여야 한다. 즉 건강할 때는 제1단계를 계속 실천하고, 병일 때는 — 제2단계 이하를 실천하라는 것이다.

[주의] 운동을 하지 않으면 — 건강문제가 영원히 해결 안되니 주의하고 주의하라. 특히 — ① 씹기 운동 — ② 빨리 걷기 운동 — ③ 복부지압은 매일 꼭 실행해야 한다.

▲ 이상을 아무리 철저히 실행해도 건강문제가 해결 안되는 일이 있다. 어떤 경우일까? 정신고민이 있을 때마다. 정신이 육체를 지배하기 때문이다. 사실은 '정신'을 '육체'보다도 앞서서 공부해야 한다.

최근 일본에서 대유행하는 — 사과 다이어트에 관해서 ——

나는 과일의 왕인 사과에 관해서 쓸 생각으로 사과에 관한 참고 문헌을 찾는 중에 일본의 대표급의 건강 잡지인 '장쾌'(壯快)를 읽게 되었는데 — 일본에서는 지금 전국적으로 '사과 다이어트' 붐이 일고 있다면서 몇달동안 100여명의 사과 다이어트 간증체험기를 연재해 온 것을 알게 되었다. '사과 다이어트'의 요령을 간단히 말하면 — 「아침, 점심, 저녁=3식에 사과만 양의 제한없이 배부르게 먹기를 딱 3일간만 계속하면 대개는 몸무게가 약 3kg 빠진다」는 것이다.

▲ 이 말라깽이 安서방은 3kg 가량 더 살찌는 것이 소원인데 — 반대로 3kg이 빠진다니! 그래서 나는 한동안 그 간증체험기를 무시하고 읽지 않았다.

그런데 매월 연달아 사과 다이어트가 좋다는 것을 대서특필 보도하므로-호기심으로 그 100여명의 수기를 읽어 본 결과 다음을 알게 되었다.

▲ 일본 사람들은(우리 한국사람도)-잘 살게 되었다면서- 맛좋은 가공식품과 낙농제품을 실컷 먹어서 차만 타고 돌아다니기 때문에 운동부족으로 온갖 문명병(성인병)에 걸려 죽을 고생들을 하게 되었는데-3일간 사과 다어어트를 하여서 체중이 약 3kg이나 줄었다는 것이다.

▲ 딴 다이어트와는 달라서 딱 3일간 사과를 배부르게 먹으면서-즉 굶주림의 고통이 없이 할 수가 있기 때문에 모두가 너도 나도 하게 되었다는 것이다.

▲ 그런데 3일간의 다이어트가 끝난 후에 또 전과 같은 것을 먹기 때문에 또 뚱보로 되어 또 다이어트를 반복하고 반복하게 되었다는 것이다.

▲ 여기에서-나는 사과 다이어트를 한 후에 현미 중심의 자연식과 운동을 하면 건강문제가 근본적으로 해결된다는 것을 깨닫게 되어 다음 글을 쓰게 된 것이다.

▲ 그 100여명의 간증체험기 중에서 가장 인상적인 것을 소개하면-(1992. 11. 장쾌)

사과 다이어트로

▲ 체중→25kg 감량

▲ 고혈압

▲ 심장병→을 극복한 사나이의 이야기-

일본 대판부(大阪府)-64세-세리사 후가야 마사히로(深谷

正昊)

평성(平成)4년(=1992년) 2월에 체중이 82kg (키=158), 허리가 105였던 것이-같은 해의 8월에는 (=6개월만에) 체중이 82kg에서→57kg으로, 허리가 105→75로 되었습니다. 그 6개월간 매월 1회씩 3일간 사과다이어트를 실행했지요. 또 최대혈압이 180이상-최소혈압이 130이상이었던 것이→128~78이란 정상치로 내려갔어요. 또 콜레스테롤치가 250에서 160으로 내려가고, 동시에 오랫동안 나를 괴롭혀온 '심장비대증'도 완전히 물러갔습니다.

▲ 지금은-수영과 댄스 등을 하면서 건강관리에 힘쓰고 있지요. 표준체중인 52kg까지에는 5kg을 더 감량시켜야 하므로 앞으로도 더욱 노력해 가겠습니다. 나 자신도 6개월만에 체중이 25kg이나 감량된 것을 기적으로 생각하고 있습니다.

▲ 무릎 아픈 것이 놀랄 만큼 누그러지고 ◀
-발의 부기(부은 것) 꺼졌다-

-일본 군마켄-45세-주부-다카하시 미지에(高稿道枝)

평성3년(=1991년) 3월의 봄부터 무릎이 아프기 시작해서 계단을 내려가는 것이 아주 고통스러웠습니다. 병원에서 진찰을 받은 즉 체중을 줄이는 것이 중요하다고 하기에 처음에는 칼로리 계산을 했지만 오래 계속하지 못했습니다.

▲ 그러던 중에 사과 다이어트가 좋다는 것을 알게 되었어요. 3일간 사과 다이어트를 한 후에 3kg이나 준 것에 눈물이 나도록 기뻐했어요. 덕분에 무릎의 통증이 놀랄 만큼 누그러지고 발이 부은 것도 꺼져서 발전체가 아주 가벼워져서 편하게 걸을 수가

있게 되었습니다. 앞으로 매월 1회씩 사과 다이어트를 해서 병을 근절시킬 생각입니다.

사과 다이어트에 관한 주의 사항

▲ 100여명의 체험수기를 면밀하게 읽어본 즉―내가 생각하기에는, 거의 모두가 백미, 가공식품, 낙농제품 위주의 식사를 하다가―3일간의 사과 다이어트로 약 3kg 줄었으나, 다이어트를 한 후 다시 전과 같은 것을 먹었기 때문에, 역시 되풀이되어서, 또 하고 또 한다는 것입니다. 사과 다이어트 후에 자연식과 운동을 하면 건강문제가 근본적으로 해결되는 것을 모르고, 그리고 다이어트를 지도하는 분도 자연식과 운동에 관해서는 일언일구 아무런 언급이 없고요.

▲ 그들은 아침 굶음의 건강원리를 모르기 때문에 아침에도 조반 대신에 사과를 배부르게 먹고 있습니다. 나 자신은―아침을 물만 먹어서 굶고, 점심과 저녁에만 사과를 배부르게 먹으면 효과가 배가할 것을 확신합니다. 단 백미를 먹으면서 아침을 굶으면 영양실조로 큰 문제가 생기니 반드시 현미 중심의 자연식을 하면서 아침을 굶어야 합니다.

▲ 그들은 거의 모두―사과의 껍질과 씨를 제거하고 먹고 있는데 아주 잘못입니다. 사과 중에서 제일 중요한 것이 '씨(종자)'이고, 그 다음에 껍질이 아주 중요합니다. 사과씨에는―사과전체의 영양분이 농축되어 있고, 껍질에는 속살을 보호하기 위해서 온갖 영양소―특히 농약의 독을 해독하는 피트산이 내포되어 있습니다. 따라서 껍질을 벗겨내 버리고 속살만 먹으면―속살에는 피트산이 없기 때문에 농약의 독을 없앨 수가 없습니

다. 따라서 '껍질＋속살＋씨'는＝현미에 해당하고 속살만은＝백미에 해당하는 것입니다.

▲ 사과 다이어트만 할 때는－사과와 자연생수만 먹고, 딴 것은 먹지 않는 것이 중요합니다. 그리고 3일간만 계속하고, 그 이상은 계속하지 마세요. 1개월에 한번씩 3일만 사과단식을 하는 것이 좋습니다.

▲ 3일 단식이 끝나면－3일간 보식을 하여야 하는데－

◎ 첫날은－아침에 자연생수만 마실 것－점심과 저녁에는 보리(또는 현미) 미음 한 공기씩.

◎ 그 다음날은 밥에 가까운 된 미음 한 공기－딴 것은 첫날과 같음.

[미음 만드는 법] 통보리(또는 현미) 생것을→가루로, 첫날은－한 공기에－가루 : 반＋자연수 : 반 (50%－50%)을 개어서→보온 밥통에서→침을 잘 섞어가면서 홀짝홀짝 하다가 넘기세요.

〈주의〉 자연생수와 가루를 100도 이상으로 가열하면 영양분이 파괴됩니다.

▲ 그 다음날은－가루 : 2/3＋물 : 1/3＝즉 된 미음으로.

[참고] 생가루를 물에 개지 말고, 가루 그대로를 입에 담아 침을 잘 섞어가면서 잘 씹은 후에 목 아래로 내려 보내는 것이 더욱 소화가 잘 됩니다.

▲ ◎ 3일째의 점심과 저녁에는 보리(또는 현미)밥－반 공기 (보리가 더 좋음).

◎ 4일째부터는 정상으로 복귀, 현맥(통보리)을 구하지 못하면－현미를 사용하세요.

▲ 사과 다이어트 중에 한동안 두통이 있거나 살갗에 좁쌀 같

은 부스럼이 생기는 일이 있는데 −이것은 일종의 호전 반응이
니 걱정 말기를 바랍니다.

　▲ 사과 다이어트를 하면 변비증이 치유되는 것이 원칙이니,
특수체질의 사람은 3일간 변비를 계속하는 사람이 있는데, 이런
사람은 3일간의 사과 다이어트가 끝날 무렵에 식용 올리브유를
1∼2숟가락 복용하면 됩니다.

왜 하필 사과로 다이어트 하는가?
−사과의 중요성분과 그 약리작용은?−
　제독(除毒)작용 −

　사과 속에 있는 −'사과산, 구연산, 주석산…'은 몸 속에 쌓여
있는 독소를 분해·제거하는 작용을 한다. 따라서 사과를 먹으면
몸 속이 깨끗해지므로 몸 속의 병과 피부병(여드름, 기미, 주근
깨, 습진, 아토피성 피부염, 알레르기성 피부염, 기타의 피부질
환)을 치료하고, 살결이 고와지므로 미인으로 될 수 있다.

영영분을 공급한다

　사과 속에 들어있는 약 10∼15%의 과당과 포도당은 우리 몸
에 흡수가 잘 되고 여타의 영양분(비타민, 미네랄, 단백질, 지
방, 섬유, 칼슘, 인, 철…)과 합작을 해서, 사과 다이어트 중의
체력소모와 영양실조를 막아 준다. 따라서 사과 다이어트에는 −
굶주림의 고통이 생각보다는 적은 것이다. 더군다나 사과는 양
의 제한이 없이 많이 먹어도 좋으니 참으로 이상적인 다이어트
라고 할 수가 있다.

치병(병을 고치는)작용

　◎ ① 사과 속의 '탄닌'과 '타가페놀'은 −소화기의 염증을 치
료하고 설사와 변비를 예방, 치료한다. 또 소화기능을 강화시키

기 때문에—수분이 86.8%나 되는 사과를 배부르게 먹어도 소화걱정은 전혀 없는 것이다.

◎ ② 사과에는 100g당 20g 정도의 많은 칼륨이 포함되어 있다. '고혈압과 신장병'의 주원인은—흰정제염(흰 가는 소금)의 주성분인 '나트륨'을 과다섭취하기 때문이다. 칼륨은 이 나트륨을 몸 밖으로 추방해 버리는 위대한 구실을 한다. 따라서 사과를 많이 먹으면 고혈압과 신장병 치료에 크게 도움이 된다. 또 신장(콩팥)은 혈액(피)을 깨끗하게 하는 구실을 한다. 따라서 사과를 많이 먹으면 혈액(피)이 깨끗해져서 순환이 잘 되기 때문에 만병을 물리치는 데 크게 도움이 된다.

◎ ③ 사과 과육(果肉=과일의 속살)은 적혈구의 주성분인 철분(鐵分)의 흡수를 촉진시킨다. 따라서—철분이 많은 식품(콩, 깨, 멸치, 계란, 꿀, 김…)과 함께 사과를 먹으면 빈혈증을 예방, 치료할 수가 있다. 또 위에서 말한 바와 같이 사과를 먹으면 위장기능이 강화되는데, 그 위에 피까지 깨끗해져서 순환이 잘 되므로 요지부동의 건강탑을 구축하는 데 훌륭한 토대를 조성하는 것이다.

사과에 관한—영국속담

▲ (a) An apple a day keeps the doctor away.
▲ (b) Eating an apple before going to bed, makes the doctor beg his bread.
▲ (c) The girl is the apple of his eye.

▲ (a) 하루에 사과 한 개를 먹으면 의사를 쫓아내 버린다(=의사가 필요없다.)

▲ (b) 잠자기 전에 사과 한 개를 먹으면 의사가 밥 빌어 먹게 된다 (의사가 필요없다.)

▲ (c) 그 소녀를 애지중지한다 (the apple of a peron's eye＝① 애지중지하는 것, 아주 소중한 것 - ② 눈동자.)

단식＝사과 다이어트-실행방법 ──

▲ 앞에서 말한-제1단계→제2단계→제3단계→최종단계-를 철저히 복습한 후에-다음을 읽으세요.

◎ 다음은-단식과 사과 다이어트-양자를 절충해서 하는 방식이다.

［A］【건강인이-병예방의 목적으로 하는 방법】＝제 1단계(＝1일 2식주의) 보통날은-2식주의-즉 점심, 저녁에 현미중심의 자연식을 하세요.

◎ 1개월에 한 번은-3일간의 사과 다이어트를 하세요(사과와 자연생수 이외는 아무 것도 먹지 마세요.)

［B］【환자가 병을 고치기 위해서 하는 방법】＝제 2단계(＝1일 1식주의)

〈주의〉 위의 ［A］를 2개월간 실행해도 병이 고쳐지지 않을 경우에 다음을 실행하세요.

◎ (가) 2개월간-아침은-자연생수만 마시고 굶어서-사과도 먹지 마세요. 무엇인가를 먹으면 독이 덜 빠집니다. 점심에 -현미 중심의 자연식(한 공기＝한 홉 이내를 100번 이상 씹어 먹으세요) 저녁은-사과만 배부르게 먹고-딴 것은 일절 먹지 마세요.

◎ 더 효과적인 방법은-점심에 먹는 자연식을 저녁에 먹고,

점심에는 사과만을 먹는 것입니다. 자연식을 저녁 6시에 먹고－
아침을 굶어서 정오 12시에 사과만 먹는다면－단식기간이 18시
간＋사과 다이어트 : 6시간＝24시간 단식＋다이어트를 하는 것
으로 됩니다. 점심에 자연식을 안하기 때문에 고통이 심한 대신
에 효과도 큽니다.

(나) 위의 (가)를 2개월 이상 실행해도 고쳐지지 않는 악질
병을 고치기 위해서는－

(a) 1주일 중 1일만은－점심에도 사과만 배부르게 먹고, 현
미 중심의 자연식도 하지 마세요.(아침은 여전히 자연생수만 먹
어서 굶고－저녁은 사과만 배부르게 먹으세요)－이 (a)를 3주
일 동안 3회 반복 실행하세요. (b)－(a)를 실행해도 고쳐지지
않는 악질병에는－[6일간→5일간→4일간→3일간]에 1일만은
－점심도 사과만 배부르게 먹고－현미 중심의 자연식을 하지
마세요－각각 3회 반복실행.

이상을 하기가－까다로우면

위의 (가)를 실행하다－1개월에 1회만은 3일간의 사과 다이
어트를 하세요. 이 방법은 까다롭지는 않으나 3일간 계속해서
자연식을 못하기 때문에 굶주림의 고통이 자연식을 하는 경우보
다는 심하니 각오해서 자유 선택하세요.

나－이 옻서방이－요즘 실행하는 방법

나는 병이 없었기 때문에－보통날은.－점심·저녁＝2식을 하
다가－1개월에 1회만은 3일간의 사과 다이어트를 합니다.

▲ 3일간의 사과 다이어트＋보식기간 3일간＝6일간은－음식
물의 유혹이 없는 곳으로 도피생활을 하면서 연구집필에 열중합

니다. 특히 건강다이제스트에 매월 쓰는 글은 이 6일에 대충 완성하고, 집에서 돌아와서 매일 새벽 2시에 일어나서 그것을 다듬고 다듬고 합니다. 즉…나의 역사는 남이 잘 자고 먹는 동안—즉 공복상태하에서 이뤄집니다.

▲ 무엇인가 먹고 정신 노동을 하면—피가 위장으로 집중하고 머리에는 돌지 않기 때문에 골치가 아파서 남의 심금을 울리는 글을 쓸 수가 없습니다.

▲ 앞으로 함석헌 선생님과 같이 1일 1식+사과식을 하여서 기어이 150 이상 살면서 이 국민운동을 계속해 갈 결심입니다. 1일 1식도 생식을 하지 않으면 150 이상이 불가능하다고 확신하고 있습니다.

거듭 강조하나이다

자연식을 안하면서—사과 다이어트—를 하는 것은 일시적인 효과뿐입니다. 완전건강을 위해서는 반드시 자연식과 운동을 병행하는 것이 절대 필수불가결의 조건입니다.

많이 걷는 사람이 무병장수한다

걷는 운동

현대병의 최고 원인은 걷지 않는 것이다 ────────

현대인의 병의 3대 원인
① 나쁜 음식물을 먹기 때문이다.
② '스트레스'를 너무 많이 받기 때문이다.
③ 운동을 안하기 때문이다.

해결 방법
① 나쁜 음식물을 먹기 때문이다.

▲ '육체'를 만드는 것은 ▲ '정신'을 만드는 것은? 생각하다가 다음 답을 보라. 답 '음식물'이 '육체, 정신' ─ 양쪽을 만든다.

▲ 그럼 ─ 나쁜 음식물을 먹으면 어떻게 되지?→육체와 정신에 병이 생긴다.

▲ 야생 동물에게는 병이 없어서 수의사가 필요없고, 인간 자신과 사육하는 가축 동물에게는 병이 있기 때문에 '의사·수의사'가 필요한 이유는? 한참 생각하다가 다음 답을 보라.

▲ 답 야생 동물은 음식물을 가공하지 않고, 하나님이 주신 그대로 ─ 즉 자연 그대로를 먹는다. ▲ 야생 동물은 음식물을 생

으로 먹지, 결코 인간, 가축과 같이 불로 익힌 것을 먹지 않는
다.

자연 건강의 최고 원리

　생명이 없는 먹이는 생명의 양식으로 될 수 없다.
　▲ 오늘의 '인간'과 '가축동물'은 어떤 음식물을 먹고 있느
냐? 야생 동물의 음식물과 비교하면서 생각해 보라.
　▲ 団 음식물을 가공해서 먹는다. 주식인 '쌀'을 예로 들면 —
영양분이 제일 많이 들어 있는 배아(=씨눈)와, 귀중한 섬유가
들어 있는 쌀겨를 깎아 없애 버린다. 배아는 인간의 '머리'에 해
당하고, 쌀겨는 인간의 '피부'에 해당한다. 머리와 피부가 없는
인간이나 쌀은 죽을 도리밖에 없다. 그 죽은 송장을 다시 불로
완전히 죽여서 먹는 인간에게 만일 병이 안 생긴다면 그야말로
초기적일 것이다. 흰 밀가루로 만드는 빵, 과자 등은 그야말로
말린 송장가루를 물로 반죽해서 만든 것에 불과하다. 그런걸 먹
어서 병에 안 걸리면 그야말로 초기적이다. 인간은 또 음식물을
만드는 과정에서 방부제, 착색제 등의 화학 물질을 투입한다 —
이 화학성분이 '암'을 위시한 각종의 성인병을 유발시키는 위대
한 악마이다.
　〔결론〕 인간과 가축 동물은 가공식을 화식함으로써 원천적으
로 병에 걸리게 되어 있다. 그래서 의사와 수의사가 필요한 것이
다.
　▲ 해결방법 — 먹는 즐거움을 위해서 화식(불로 익혀 먹기)
을 묵인한다고 하자. 그러나 최소한 가공한 식품은 먹지나 말아
야 될 것이 아니냐? 그래서 나는 말끝마다 "현미 먹어라 — 현미

먹어라"고 야단을 치는 것이다. 무슨 일이든 순서가 있어야 한
다─첫째로 자연식을 화식하자─화식에 익숙해지면 자연식을
생식하자. 그러나 처음부터 생식하는 것을 대찬성한다. 생식는
─처음 약 15일간은 설사를 한다─소량을 잘 씹어 먹으면 된다.
익숙해지면 소화 시간이 화식의 3분의 1도 안 걸리고─기운이
무럭무럭 솟아날 것이다.

② '스트레스'를 너무 많이 받기 때문이다.

인간은 위에서 말한 바와 같이─음식물을 잘못 먹기 때문에
─원천적으로 병에 걸리게 되어 있다. 설상가상으로─인간은
먹고 살기 위해서 일을 해야 한다. 쉽게 취직이나 되면 천만 다
행인데─용케 취직이 되어도 말이다─어쩌나 신경을 쓸 일이
많은지─나쁜 음식물과 오염된 공기까지 합세해서─사람을 미
치게 만든다. 그래서 요즘 '스트레스'란 말이 유행하게 된 것이
다. '스트레스'는 英語의 stress이다. 뜻은─'압력, 압박, 긴장
……'─ 즉 정신이 긴장, 불안 상태에 있다는 말이다. '정신'이
'육체'를 지배한다. 정신이 긴장 불안 상태에 있으면 육체에 병
이 생긴다. 복잡다단한 사회에서 생존 경쟁을 하면서 사는 현대
인에게 '스트레스'는 위대한 힘을 발휘해서 사람을 죽이는 무서
운 일을 자행한다.

③ 운동을 안하기 때문이다.

혈액(피)은 인간의 생명이다. 혈액 중의 '적혈구'는 거의 60
조나 되는 인간 세포에게 '영양분'을 공급하고 노폐물을 몸 밖
으로 몰아내 버리는 구실을 한다. 또 '백혈구'는 '병균'을 잡아
먹는 구실을 한다. 따라서 '피'가 안 돌면 사람이 죽게 마련이
다.

▲ 피를 돌게 하기 위해서는─'운동'을 하여야 한다─따라서

'운동'을 안하면 사람이 죽는다.

▲ '피'는 말이다 – 묘한 것이 – 운동을 하는 부분으로만 중점적으로 돌게 되어 있다.

▲ 우리가 운동을 안하고 편히 누워 있거나 앉아 있기만 하면 피가 조금밖에 돌지 않기 때문에 얼굴과 피부의 색이 창백해진다. 몸을 움직여서 일하는 사람과 가만히 앉아서 일하는 사람의 얼굴색을 비교해 보라.

▲ '심장'이 '피'를 펌프질해서 전신의 세포에 공급한다. '머리'를 쓰고 있으면 – '피'는 주로 머리를 돌고 딴 부분으로는 생명유지에 필요한 최소한 밖에 돌지 않는다. 그러니 가만히 앉아서 머리만 쓰고 있으면, 신체의 딴 부분은 허약해진다.

▲ '심장'이 피를 펌프질을 하면서 신체의 세포로 공급하는 활동 상황을 관찰해 보자.

가까운 곳으로 '피'를 보내기 위해서는 조금만 펌프질하면 되고 – 먼 곳으로 보내기 위해서는 세게 펌프질을 해야 한다. 만일 늘 가까운 곳으로만 피를 보내고 – 먼 곳으로 보내는 일을 안하면 – 심장이 편히 놀고만 있으므로 허약해지고 – 먼 곳으로 보내는 일을 자주하면 심장이 강해지는 이유를 알겠지?

▲ 요즘 사람들은 말이다 – 편히 앉아서 머리만 쓰고 차만 타고 다니므로 – 심장이 아주 편히 놀고 있다. 그래서 요즘 사람은 공통적으로 심장이 약하다. 심장이 약하기 때문에 펌프질을 세게 못한다. 그래서 몸의 각 세포 특히 병든 곳까지 피를 보낼 수가 없다. 더군다나 요즘 사람들은 '피'를 흐리게 하는 음식물을 골라가면서 잘 먹기 때문에 피가 더욱 돌 수가 없다. 그들에게 병이 안 생기면 그야말로 초기적이다.

▲ 만일 우리가 말이다 – 차를 타지 않고 우리 자신의 발로 걷

는다면 —심장이 발쪽으로 피를 보내기 위해서 세게 펌프질을 해야 한다. 발이 심장과는 가장 먼 곳이므로 심장은 딴 곳보다 펌프질을 더 많이 해야 되기 때문에 —심장 자체가 강해지는 것은 물론 —'발'이란 먼 곳까지 피가 돌게 된다. 또 걸으면 머리, 팔도 자동적으로 운동하기 때문에 피가 전신에 골고루 공급되어 전신이 건강해지는 것이다.

▲ 하나님은 애당초에 우리 인간을 창조하실 적에 —손발을 부지런히 움직이고 이마에 땀을 흘리면서 먹고 살도록 의도하셨다. 부자들은 이 하나님의 의도에 배반해서 손발을 부지런히 움직여서 이마에 땀을 흘리면서 일하지 않고, 편히 앉아서 보약이나 달여 먹고, 자가용차만 타고 다니면 병이란 천벌을 어김없이 받게 마련이다. 즉 자가용차를 타서 우쭐대는 허영심이 사람을 죽이는 것이다.

▲ 참으로 중요하고 중요한 것은 —운동을 안하면 몸 속에서 '칼슘'이 빠져 나가 버린다. '칼슘'은 우리 몸에서 무슨 일을 하지?→뼈, 치아, 손·발톱 등을 만들 뿐만 아니라 —중요한 것은→'피'를 맑게 하고 정신을 안정시키는 것이다. 그리고 또 중요한 것은 체액의 산성, 알칼리성의 균형을 바로 잡게 해서 병을 낫게 하고 건강체로 유도하는 점이다. 현대인이 먹는 가공식품에는 칼슘이 극도로 부족하고 그나마 운동을 안하기 때문에 몸에 있는 칼슘도 빠져 나가 버린다. 그래서 현대인에게 골절(骨折) 충치환자와 정신병 기타의 문명병 환자가 증가 일로에 있는 것이다.

▲ 운동을 하면서 먼저 먹은 음식물로 생긴 '에너지'를 소모하여야 '식욕'이 일어난다. '식욕'이 없는 것은 '운동'으로 '에너지'를 소모 안했기 때문이다. 따라서 식욕이 없을 때에 먹는

음식은 소화가 안되어 몸 속에서 썩고 썩어서 독덩어리인 뚱보와 병신을 만든다. 즉 식욕이 없을 때에 억지로 먹는 음식은 사람을 죽이는 독을 만드는 것이다. 화학 조미료, 설탕 등을 치지 않은 자연식품이 꿀맛 같이 맛이 있어야 천하 제일의 보약을 먹는 것으로 된다. 그런 보약을 1개월만 계속해서 먹으면 병이 3분의 1 이상이 낫고, 2개월 이상이면 3분의 2 이상, 3개월이면 완치된다.

현대병을 해결하는 방법

천만 다행인 것은 – 걷는 운동만 합리적으로 하면 – ②의 그 말썽 많은 '스트레스'가 해소되고, 동시에 ③의 "운동을 안하기 때문이다" – 가 자동 해결되어 버리니 이 얼마나 큰 복인가!

▲ ① 의 "잘못 먹기 때문이다"에 관해서는 앞에서 그야말로 진절머리가 나도록 했다. 이 책에서 말하는 건강법을 열심히 부지런히 공부하고 – 이 '걷는 운동'만 열심히 하면 건강문제는 해결되니 – 노력을 하여라 – 뜻이 있는 곳에 길이 있는 것이다. '정신만 살아 있으면 병도 이긴다. 정신이 꺾인 사람은 희망이 없다'(잠언 18 : 14). 정신의 힘은 정말로 무섭다. '굶으면 죽는다!'하고 생각하면 그야말로 죽는다. 그런데 「굶으면 몸속의 독이 빠져 병이 낫는다!」고 확신을 하면 죽지 않고 싱싱하게 살아갈 수가 있다. 그래서 「나는 병으로 죽는다!」하고 절망을 하면 그야말로 죽는다. 「나는 기어이 산다 – 내가 죽다니 말이나 되는 소리냐!」는 굳은 정신으로 투병하면 반드시 산다. 이 정신의 무서운 힘을 마음속 깊이 믿어야 한다. '나는 죽지 않고 산다!'는 굳은 신념을 가지면 인체 내의 자연 생리 기능이 사는 방향으로

전환한다. 즉 '산다!'는 불굴의 정신이 몸 속에서 '사는 약'을
만들기 때문이다. 하나님은 우리 인간을 만드셨다. 따라서 하나
님은 우리의 '정신'을 만드신 것이다. '정신'은 '사는 약'을 만
든다—이 약은 하나님이 만드신 약이다. 인간의 잔꾀로 만들어
진 약은 인체의 자연 생리 질서를 마비, 황폐시킬 따름이다. 농
약이 농토를 망치는 것과 같이 진정코 살아가려면 하나님의 약
으로 살아가거라—그리고 하나님이 주신 그대로 먹어라. 가공을
하면 식품의 생명이 죽는다→불로 익히면 완전히 죽는다—동시
에 식품의 영양분이 격감한다. 또 가공하는 과정에서 첨가되는
화학성분(방부제, 착색제……)은 '암'을 위시한 각종의 문명병
을 유발시킨다.

　▲ 특히 주의할 것은—인체의 약 70%가 '물'이다. 물도 하나
님이 주신 그대로의 깨끗한 것을 마셔야 한다. 소독, 가열, 오염
된 물을 마시면 인체의 약 70%가 나쁜 영향을 받아서—아니
70%가 아니라 전체가—너를 병신으로 틀림없이 만들어 줄 것이
다. ▲ 그리고 3분만 안 마셔도 죽는 '공기'가 물보다 더 중요
하다. 결국 '문명'이 너를 죽여 가고 있는 중이다.

　"인간이여, 자연으로 돌아가거라!"(루소)

　"인간은 자연으로부터 멀어질수록 질병에 가까와진다."(괴
테)

　"자가용차, 엘리베이터, 에스컬레이터……" 등의 문명의 이
기가 너를 죽이는 최악의 악마이다. '자가용차'라는 허영심에
도취되어 있는 인간은 결코 구제받지 못한다. 자가용차를 걷어
치우고 걸어라! 걸어라! 걸어라! 그래서 요즘 일본, 미국 등지
에서는 '걷는 운동'이 일대 붐을 이루고 있는 것이다. 지금부터
는 '자가용차' 타고 다니는 사람보고 부러워하지 말고—"저사

람 죽는다!"하고 멸시하여라.

걷는 방법

① 자세를 똑바로 하라. 무슨 죄지은 사람마냥 허리를 앞으로 구부려서 어슬렁어슬렁 걸어다니게 되면 일생 일장춘몽극의 막이 내린 것이다. 허리를 구부리지 말고 똑바로 펴라. 그리고—"나는 살아 있다!"면서 가슴을 활짝 펴고서는 정정 당당하게 걸어가거라. 이 84노인은 허리가 앞으로 구부러진 것이 아니라 뒤로 구부러지고 있다—그렇다고 해서 일부러 뒤로 구부릴 필요는 없어요. 그리고 앞으로 똑바로—즉 수평선의 방향으로 시선을 유지하라.

② 보폭은 약 75cm 좀 넓게 해서 발뒤꿈치부터 땅을 딛고 발바닥 앞은 나중에 땅에 닿도록 하라.

③ 팔자(八字)걸음과 안짱다리 걸음은 꼴보기 싫고 건강에도 좋지 못하다. 즉 양발이 일직선으로 되도록 하라.

④ 속도는 1분당 100m로 되도록—조금씩 조금씩 서서히 훈련해 가거라. 무리하지 말고 순리에 맞도록 하라. 처음은 1분에 20m도 못 걷는 사람이 있을 것이다. 쉬면서 쉬면서 끈질기게 계속해 드디어 1분당 100m로 되도록 하라.

이 84노인은 보통은 80~90m로 걷는데, 빨리 걸으면 110m 정도까지 걸을 수 있다. 내 앞 50m 지점에 젊은 청년이 걸어가고 있으면 나는 기어이 앞지르고 만다. 에스컬레이터가 있고 그 옆에 걸어 올라가는 계단이 있으면 나는 서슴치 않고 걸어 올라가는데—꼭대기까지 도착하고 보니 그놈이 아직 반 쯤밖에 못 올라오고 있더라—그래서 나는 그 계단을 도로 뛰어 내려갔지—그래도 내가 승리했다. 사람들이 나를 보고 막 웃어요. 그래—인생을 적극적으로 달려라—84노인도 이런데 젊은이들이 편히 앉아 쉬고 있다니—그게 말이나 되는 소리이냐?

⑤ 아랫배에 힘을 주고—아랫배를 앞으로 내밀었다—놓았다 하면서 힘차게 걸어가거라. 숨을 가슴에서 쉬지 말고 아랫배(단전)에서 쉬도록 노력하라.

⑥ 양팔을 힘차게 흔들고, 양손을 힘차게 쟴쟴하면서 걸어가거라. (이 대신 양손에 호도알 2개씩을 쥐어서 짜글락짜글락 장단을 쳐가면서 하면 더욱 좋다—호도알 대신에 손 지압기를 사용해도 좋다)

⑦ 뒷꿈치가 없는 조깅용 운동화를 사용하라.

가능하면 다음도 실행하라

① 맨발로 걸어라—처음은 흙 위를—그 다음은 모래 위를—그 다음은 왕모래 위를—그 다음은 자갈 위를.

② 될 수 있는 한 피부를 많이 노출시켜라. 피부가 광선과 공기를 충분히 먹으면 전신이 건강해진다. 남성은 팬티＋소매없는 런닝—여성은 얇은 면직 운동복 차림으로.

③ 될 수 있는 한 공기가 좋은 곳을 택하라. 山중 또는 해변이 최고.

④ 양발가락 끝이 땅에 닿도록 하면서 걸어라—'경락(經絡)'의 시발 또는 종착역이 발가락 끝이기 때문이다.

⑤ 평지에 익숙해지면 등산을 하라. 울퉁불퉁한 山길—올라가는 비탈길—을 걷는 것이 좋은 운동이다. 비탈길—을 걸어갈

때는 자연히 아랫배에 힘을 주게 되는데─그것이 바로 단전호흡 운동이다. 비탈길뿐만 아니라─평지를 걸을 때도 아까 말한 바와 같이 아랫배에 힘을 주고서는 아랫배를 앞으로 내밀었다 놓았다 하면서 힘차게 걸어가거라. 호흡을 하되─가슴에서 하지 말고 아랫배(단전)에서 하여라. 山 꼭대기에 올라가거든─아랫배에 힘을 주고 힘차게 그리고 우렁찬 목소리로 "동해물과 백두산이 마르고……"를 불러라─기가 막힌 단전호흡 운동으로 된다.

⑥ 욕심을 부려서 무리를 하면 혼난다. 나는 65세의 어느 날에 부산 구덕산 꼭대기까지 기를 쓰고 올라갔다. 그런데 유감천만인 것은 그 후 약 1주일 동안 몸살로 끙끙 앓았다. 그 후부터는─매일 조금씩 조금씩 올라가고 1주일 후에 꼭대기까지 올라갔다. 그 다음부터는 반 쯤까지→3분의 2 쯤까지→드디어 산정 정복. 그 다음부터는 매일 단숨에 山 꼭대기까지 올라갔다.

▲ 매일 山 꼭대기까지 단숨에 올라가게 되면─매일 매일 소요시간을 측정해서─차츰 1분당 100m의 속도까지 되도록 노력하라. 즉 첫날은 山 꼭대기까지 올라가는데 50분─그 다음날은 45분……드디어 1분당 100m 성공 식으로,

⑦ ─⑥의 정도까지 단련이 되고 나서는─수돗물이 든 물통을 양손에 들고 山 꼭대기까지 올라가거라─계속해서 아랫배에서 호흡을 하게 되므로 기가 막힌 단전호흡 운동으로 된다. 山 꼭대기까지 올라가거든─수돗물을 내버리고 약수터에 가서 약수를 담고 하산하여라─매일 계속하면 초건강인으로 될 것이다.

기준치 운동이란 ―――――――――――――――――――――

> '자동차'는 시내만 느릿느릿 달리고 있으면 연료만 많이
> 먹고 고장이 잘 생긴다.
> ▲ 자동차에는 '경제속도'란 것이 있어서―이 경제속도
> 로만 달리면 '연료'도 적게 먹고 고장이 안 생긴다. 만일 경
> 제속도 이상의 과속으로 달리면―엔진이 과열되어서 고장
> 이 생긴다.

問 그럼 물어보자―시내를 느릿느릿 달리고 있으면 왜 연료
만 많이 먹고 고장이 잘 생기는가? 대학을 졸업한 수학 선생을
우연히 만나서 물어 봤더니―"그럴 리가 없다―무리가 없으므
로 고장이 생길 리가 없다"고. 또 운전을 하는 기사 영감님께 물
어봐도 대답이 시원치가 않더라. 한참 생각하다가 다음 답을 보
라.
答 자동차의 속도를 올리기 위해서는 '엑셀러레이터'(accel-
erator)를 밟는다―이 가속기를 세게 밟을수록 속도가 많이 올
라가는데―시내를 느릿느릿 달릴 때는 거의 밟지 않거나 조금
밖에 안 밟는다. 그런데 왜 가속기를 세게 밟으면 속도가 올라가
는가? 모르지? 그럼 힌트를 주지. 옛날 우리 조상들은 솥밑에
장작을 때었다. 장작이 잘 안 타서 물이 안 끓어요. 어떻게 하면
되지?→答 장작이 너무 많으면 줄여 간격을 벌려서 부채질을 하
면 된다. 세게 부채질을 할수록 장작은 더욱 잘 탄다―그럼 왜
부채질을 하면 장작이 잘 탈까? 것도 몰라? 무슨 물건이든 타는
데는 '산소'가 필요하다―부채질을 하면 '산소'가 공급되기 때
문이다. 자동차의 '가속기'는 '부채'와 같은 역할을 한다.

▲ 그럼 왜 자동차는 느릿느릿 달리면 연료만 많이 먹고 고장이 잘 생길까? 한참 생각하다가 다음 답을 보라.

▲ 답하기 전에 또 하나 힌트를 주지. 장작이 잘 안 타면 연기가 많이 나서 연통에 검댕이가 달라붙고 달라붙고 해서 나중에는 연통이 막혀 버려서(=고장이 생겨서) 청소를 해야 한다. 즉 장작만 많이 먹고 물도 빨리 끓지 않는다.

▲ 답 답할 필요가 없지? 잘 안 탄 기름 찌꺼기(=검댕이)가 기계에 달라붙고 달라붙고 해서 고장이 생기는 것이다―기름은 많이 먹었는데도.

[결론] 인간은 경제속도로 운동을 안하면―즉 노인들과 같이 느릿느릿 걸어다니면―음식만 많이 먹고 '병'이 생긴다. 또 너무 과격한 운동을 하면 과로해서 건강을 해친다. 경제속도로 운동하면 음식도 덜 먹고 병이 안 생긴다.

인간 운동의 경제속도

1분간의 맥박수 : 170―자기 나이=…+5 또는 ―5

▲ 만일 50세라면 : 170―50=120+5=125, 120―5=115

즉 1분간의 맥박수가 115부터 125 사이로 되면 경제속도로 된다.

▲ 그럼 자기 나이가 35세라면?

170―35=135+5=140, 135―5=130

▲ 경제속도=130~140

▲ 가령 경제속도 130~140의 사람이 100m를 10분 내로 걸을 욕심으로 최대 속도로 걸었더니 15분이나 걸리고 그 이상은 지쳐서 걷기가 힘들기 때문에 앉아 쉬면서 맥박을 재었더니 벌써 160으로 뛰어 올랐다(115쯤으로 미달하는 수도 있다).

▲ 쉬었다가 또 1000m를 앞으로 더 걸어갔더니―이제는 맥박수가 150, 또 쉬었다가 1000m를 더 걸었더니―145, 그 다음은 드디어 자기의 경제속도 안으로 들어갔다.

―얼마 동안 운동하는고 하니―자기 체중의 반 되는 시간 동안―가령 체중이 60kg이면 30분 동안 자기의 경제속도로 오르고 난 다음부터 가산해서 30분 동안 운동해야 한다.

이와 같이 해서 30분 동안 운동해도 피곤하지 않고 열 사람과 대화해도 숨이 안 차면 평생 감기 또는 만병이 물러가는 것이다. 단 그와 같이 되기 위해서는 오랫동안 끈질긴 노력을 해야 한다.

병치료 방법을 몰라 고민하는 분들께

안현필 자신의 투병수기

**이약-저약-이병원-저병원으로 방황하는 분은 꼭
읽으세요.
나 자신이 그짓을 하다가 재산을 다 탕진하고 하마터
면 죽을 뻔 했습니다.**

일을 거꾸로 하면 망한다

「우리가 행복하게 살기 위해서는 돈, 명예, 건강 중에서 어느
것이 가장 중요하지요?」라고 묻는다면 「싱거운 질문도 하네.
그것도 모르는 바보인 줄 알아. 물론 건강이지.」라고 답할 것입
니다. 그런데 대개의 사람들은 건강이 제일 중요하다는 것을 알
면서도 자신도 모르게 일을 거꾸로 해서 돈, 명예를 얻는 데만
열중하다가 병으로 죽거나 용케 살아 남아도 일생 죽을 고생을
하는 사람들이 너무너무나 많은 실정입니다. 이 안서방 자신도
그런 경험을 했기 때문에 동포들이 나의 전철을 밟지 말도록 하
기 위해서 이 잔소리를 늘어 놓게 되었습니다.

건강일을 거꾸로 하면 죽는다

나에게는 과거의 K라는 놀 동무가 있었어요. 이 사람은 큰 부자였지요. 이 친구는 내가 입이 무겁다면서 어디로 놀러갈 때는 꼭 나를 대동하고 다녔어요.

이 친구는 건강관리를 어찌나 열심히 하는지 10여년간 매일 아침에 등산을 하였는데, 추운 겨울날 또는 비오는 날에도 열심히 하더군요. 또 부자였기 때문에 먹는 것도 매끼에 우유, 쇠고기, 계란은 물론 몸을 보한다면서 산삼, 녹용, 사슴피, …를 먹고, 심지어는 어린 사슴고기를 매끼에 반찬으로 먹더군요. 그런데도 이 친구는 고혈압, 심장병, 간암에 걸려서 일류 종합병원에 입원하였는데, 병원에서 주는 약과 주사로는 병세가 더욱 악화되기만 하기 때문에 주치의를 일부러 미국, 독일, 프랑스까지 파송해서 최고의 양약을 구해다 먹어도 효과가 없었어요. 나중에는 중국과 대만에까지 사람을 보내 최고의 한약을 구해다 먹어도 보람없이 결국은 인생 일장춘몽극의 막을 내려 버리더군요.

> 돈을 잃은 것은 조금 잃은 것이고, 명예를 잃은 것은 많이 잃은 것이다.
> 그리고 건강을 잃은 것은 모든 것을 다 잃은 것이다. 천하를 얻고도 건강을 잃으면 무슨 소용이 있겠는가?

▲ 그 당시 이 안서방도 그 K친구에 못지 않는 큰 부자였어요. 영어책이 1천여만부나 나가고 서울 종로복판에 고층빌딩을 지어 한국 제1의 학원인 EMI를 운영했지요. 나는 30대말까지는 체중이 40kg 미만의 말라깽이여서, 제일 큰 소원이 볼품이 있는 뚱보가 되는 것이었는데 부자가 되어서 K친구와 함께 맛

좋은 것을 막 처먹고 돌아다니고, 몸 보하는 식품과 보약은 K친구와 거의 같은 것을 먹었더니, 오래간만에 소원성취해서 75kg의 볼품이 좋은 뚱보로 비약해 버렸어요.

▲ 유감천만인 것은, 뚱보가 되자 고혈압, 심장병, 당뇨병, 간장병, 신장병놈들이 나를 죽이려고 막 덤벼들더군요. 병을 치료하는 법도 K친구와 꼭 같은 방법을 취했는데도 나보다도 세살 아래의 그 친구는 먼저 가 버리고 나홀로 남게 되었어요. 나는 그 친구와 같이 매일 등산운동을 못했어요. 오전중은 천하없는 일이 있어도 꼭 원고를 썼거든요. 그 친구만큼 운동을 못했는데도 내가 그 친구보다 오래 사는 이유를 곰곰이 생각했더니, 나는 젊은 시절에 10여년간 아침 저녁 각각 3시간 이상씩 뛰어다니면서 신문배달한 것이 그 친구보다 오래 살게 된 원인이었어요.

▲ 나는 K친구가 죽자 천하의 갑부도, 장관, 대통령도 병들면 먹을 것을 구걸하기 위해서 길을 헤매 다니는 건강한 거지만큼도 못하다는 것을 절실히 느꼈어요. [결국 모든 인간은 인생 일장춘몽극을 연출하면서 헛되고 헛된 일만 하다가 죽어 버리는 것이구나. 결국은 빈 손으로 왔다가 빈 손으로 가는 것이구나.] 라는 것을 절실히 느끼게 되었지요. [현대의학도, 세계 최고의 보약도, 매일 등산운동을 하여도, K친구의 병을 못 고쳤고, 또 내 병도 못 고친다. 내 병은 내가 연구해서 고쳐야 한다.]는 것을 뼛속으로부터 느꼈기 때문에, 나는 그 잘 되는 사업을 부하직원들에게 다 맡겨 버리고, 시골로 내려가서 건강 연구·단련에 열중하게 되었어요. 전화와 서신, 통신은 일절 단절하고 주소도 알리지 않았어요. 사업에 신경을 쓰면 병을 못 고친다고 확신했기 때문입니다.

▲ 거의 모든 인간은 돈과 명예에 오래 집착하다가 죽어 버립

니다. 이 안서방이 인생 70에 다시 일어서서 오늘 팔순까지 장수하고, 앞으로 150 이상도 살아 보겠다고 꿈꾸게 된 것은 돈과 명예에 관한 집념을 보통사람보다도 일찍 끊어 버렸기 때문입니다. 죽으면 그 돈, 그 명예 다 무슨 소용이 있느냐 말입니다. 돈을 버는 데는 천재이면서도, 건강을 버는 데는 낙제인 사람이 너무나 많습니다.

건강 치병의 최고 비결을 깨닫다

▲ 51세부터 59세까지 만여권의 건강책을 읽으면서 건강을 연구·단련했는데, 59세 초에 비로소 건강·치병의 최고 비결을 영감으로 깨닫게 되었습니다. 나는 13세 때에 일본 동경으로 건너가서 신문배달 고학을 하게 되었는데, 15세 때에 사랑니가 생겨서 아파 죽을 지경이었어요.(사랑니＝사춘기 이후에, 입속 맨 구석에 나는 작은 어금니) 치과로 가서 치료받을 돈은 없고, 또 사랑니를 빼면 죽는다는 말도 들었기 때문에 그냥 참고 참았어요. 그 때에 뺐더라면 좋았을 건데, 이것 때문에 일생 고생을 하고 59세 때에도 고생고생하다가 치과의원으로 가서 진찰을 받은즉 당장에 빼지 않으면 나중에는 이를 다 빼 버려야 된다고 하더군요. 「사랑니를 빼면 죽는다는 말을 들었는데요.」「그건 옛날 치과 기술이 발달 안된 때에, 어떤 한의사가 사랑니를 억지로 빼다가 환자가 죽었기 때문에 생긴 속설입니다. 지금은 치과기술이 발달되어서 절대로 그런 일이 없습니다.」고. 그래서 할 수 없이 빼어 버리게 되었는데, 옆의 어금니까지도 다 빼지 않으면 안되었어요. 아픈 것을 오래 참았기 때문에 옆의 어금니의 치근에 염증이 생겨서 못 쓰게 되었다는 것입니다.

▲ 그후 얼마 지난 후에 현미를 생으로 씹어 먹는 것이 건강·

치병에 최고 좋다는 것을 영감으로 깨닫게 되었어요. 그래서 현미를 생으로 씹어 먹으려 하니까 어금니가 없기 때문에 씹을 수가 없게 되었어요. 여기에서 나는 쌀을 생으로 씹어 먹는 데는 어금니가 절대 필수불가결의 존재라는 것을 깨달았어요.

현대병의 원인과 실태

▲ K친구와 나 자신의 과거를 회고하면 짐승에 관한 것을 제일 많이 먹었어요. 즉 우유, 쇠고기, 계란, 녹용, 사슴피, 사슴고기, 닭고기, 돼지고기…. 그 다음이 쌀밥, 야채, 과일 즉 하나님이 정하신 것과는 정반대의 비율로 먹었기 때문에 병으로 죽을 고생을 한 것입니다.

▲ 어디 K뿐인가요. 전세계에서 낙농제품을 최고로 많이 먹는 미국인들의 말로를 보세요. 인구 약 2억5천만 중에서 중병으로 입원하고 있는 환자만도 무려 2천5백여만명, 입원 안하고 있는 환자까지 합치면 총인구의 약 3분의 2 이상이 병신들이고, 성한 사람이 총인구의 약 1백분의 1밖에 안되는 실정입니다. 또 미국인들의 뒤를 부지런히 쫓아가던 한국인들도 병원들을 가득 채우고 일류 종합병원에 입원하기는 고사하고 진찰을 받는 데만 3개월 이상 기다려야 되는 실정입니다.

현대병을 고치는 최선의 방법

▲ 하나님이 정하신 대로 실천하면 틀림없이 병이 고쳐집니다. 치아 32개 중에서, 곡식을 주로 먹는 어금니의 수는 20개, 채소·과일을 먹는 앞니의 수는 8개, 육류를 먹는 송곳니의 수는 4개이다. 물을 제외한 전 식품 중에서 곡식을 약 70%, 채소와 과일을 약 20%, 육류를 약 10% 비율로 먹으라는 것입니다. 그

런데 나 자신과 K친구, 미국인들은 이와 반대로 육류를 70%, 채소·과일을 20%, 곡식은 10% 밖에 안 먹었기 때문에 병으로 죽을 고생을 하게 되었습니다(정확한 비율은 곡식 62.5%, 채소·과일 25%, 육류 12.5%)

▲ [참고] 우리 한국인들이 미국인들보다도 공해병 환자가 비교적 적은 것은 우리 한국인들이 미국인들보다 곡채식을 더 먹기 때문입니다. 미국인들의 선조들은 수렵민족이고, 우리 선조들은 농경민족이기 때문에 식성이 다른 것입니다. 그래서 현대병을 고치는 최선의 방법은 하나님이 정하신 비율로 식품을 먹는 데 있습니다.

▲ 이상 말한 식품의 비율은 분명히 하나님이 정하신 것입니다. 왜냐하면 나는 과거 약 15년간, 현대의학에서 버림을 받은 암을 위시한 각종의 현대병 환자들을 구조하는 일을 해왔는데, 이상 하나님이 정하신 비율로 지도했더니 모두가 눈부신 효과를 거두는 것을 직접 목격해 왔기 때문입니다. 또 여러분도 그렇게 해보면 확신하게 될 것입니다.

▲ [주의] 앞에서도 말한 바와 같이 하나님이 주신 식품에 가공하거나, 또 오염시키거나, 또 가열해서 생명을 죽여서는 안되고, 하나님이 주신 그대로를 먹어야 최고의 효과를 거둘 수가 있다는 것입니다. 우리는 지금까지 이와는 반대로 식품을 가공하고, 오염시키고, 화식을 하였기 때문에 병으로 앓게 되었습니다. 야생동물이 병이 없는 것은 하나님이 주신 먹이를 가공하지 않고 생식하기 때문입니다.

▲ [또 주의] 육식을 10%의 비율로 하라 했지요? 그것은 완전무공해 육식의 경우를 말합니다. 공해 육식을 할 때는 반드시 초콩을 먹고 해독하여야 합니다. 육식 대신에 일본인들과 같이

생선을 많이 먹는 것이 좋습니다. 나 자신은 육식을 엄금하고, 그 대신에 생선을 지독하게 좋아합니다. 원래가 제주도 섬 출신이기 때문이죠.

나 자신의 치병경험

▲ 이상의 진리를 나 자신이 통절하게 깨닫게 된 것은 59세 때 가을이었어요. 육식을 금하고 그 대신 곡식을 많이 먹자. 곡식 중에서도 주식인 쌀을 하나님이 주신 그대로 먹자. 즉 완전무공해 현미를 먹자는 생각으로 시골 농촌을 돌아다니면서 완전무공해 현미를 구하려고 무진 애를 썼지요. 이 농촌 저 농촌으로 매일매일 찾아 헤매다가 목이 말라 물을 먹고 싶어서 「이 근방에 약수터가 어디에 있습니까?」 물었더니 「저 산 중턱에 있어요」라고 답하더군요.

▲ 양쪽에 천수답이 있는 산길을 걸어 올라갔더니, 내 앞 약 10m 지점에서 메뚜기가 왼편 논에서 오른편 논 속으로 깡충깡충 뛰어 들어가더군요. 그래서 양쪽 논의 벼를 헤쳐 보니까 메뚜기들이 많고, 논물에서 미꾸라지들이 헤엄을 치고 있더군요. 그래서 나는 그 논에서 생산되는 쌀이 완전무공해라는 것을 직감했죠. 때마침 마을사람이 지나가기에 그 논의 임자는 누구이며 어디에 사는 지를 물었죠. 그 후 그 논 임자를 찾아갔더니 60쯤 되는 노인이더군요. 그래서 나는 「댁에 빈 방이 있으면 하숙하고 싶습니다」고 하니까 「어서 오시오.」 「한달에 하숙비를 얼마 드리면 됩니까?」 「10만원을 주시면 좋은 독방을 드리겠습니다.」(25년 전에 10만원이면 큰 돈이죠.)

▲ 「좋아요. 난 나 자신의 건강관리상 현미를 먹겠는데 생쌀

을 주시면 나 자신이 밥을 지어 먹겠으니, 반찬만 지어 주면 됩니다.」그래서 나는 얻은 현미 중에서 반은 밥을 지어 먹고, 남은 반은 물에 담갔다가 생으로 씹어 먹었죠(틀니를 했어요). 반찬으로는 메뚜기를 볶아 장조림한 것과 미꾸라지 된장국, 김치 등이 나왔는데 완전무공해의 논에서 잡은 메뚜기와 미꾸라지라서 그 맛이 천하의 진미이더군요. 그래서 나는 10만원 하숙비가 처음 비싸다고 생각했으나, 나중에는 오히려 싸다고 생각했어요. 이 집주인 노인영감과 나는 아주 친해졌어요. 함께 바둑, 낚시, 산책 등을 하면서 아주 단짝이 되어 버렸죠.

▲ [安]「영감님은 그 천수답 외에, 평지에 논밭을 얼마나 가지고 있습니까?」「많아서 부자소리도 들었지만 병 때문에 다 팔아 먹어 버렸습니다. 남은 것은 그 천수답뿐인데 금비(화학비료)를 살 돈이 없어서 퇴비로 농사 지었더니 메뚜기들이 막 뛰어놀게 되더군요.」

▲ [安]「영감님은 무슨 병을 앓았습니까?」「술과 돼지고기를 많이 먹은 탓인지 혈압이 높고, 심장병이 심한 데다가 간암까지 걸려서 병원에 입원하여 재산을 다 까먹었으나 병이 낫지 않고 겨우 연명하고 있습니다.」

▲ [安]「나도 영감님과 같이 심장병, 고혈압, 신장병, 간장병, 당뇨병으로 죽을 고생을 하다가 마지막 수단으로 영감님 댁의 완전무공해 현미를 먹으러 오게 되었습니다. 영감님도 나와 함께 현미식을 하면 어떻습니까?」「어디 맛 좀 봅시다」하기에 현미밥과 생쌀을 시식시켰더니「난 죽으면 죽었지 못 먹겠어요. 일류병원에서도 못 고친 병이 어찌 현미 따위로 고쳐집니까? 영감님 좀 돌고 있지 않습니까?」라고, 나를 미친 사람으로 취급하더군요.

▲ [安] 좀 돌고 있는 것이 아니라 수십번 돌고 돌았어요. 최고의 진리가 가장 가까운 곳에 있는 쌀에 있는 줄 몰라서 이 약 저 약, 이 식품 저 식품, 이 방법 저 방법으로 돌고 돌다가 가장 가까운 곳에 있는 쌀로 돌아왔으니 말입니다. 나는 어릴 때 제주도의 한 어촌에서 자랐어요. 약 천평 되는 밭의 한 구석에 초가집 두채가 있었는데, 사랑채에는 할머님이 사시고 안채에는 우리 식구가 살았죠. 밭 주위에는 높은 버드나무들이 병풍처럼 둘러서고, 남쪽으로는 한라산의 높은 봉우리가 그림처럼 우뚝 서고, 북쪽으로 푸른 태평양의 바다가 한없이 펼쳐져 있었어요. 지금 생각하면 천하절경이었지요. 그리고 그때 먹은 앞뜰에서 가꾼 무공해 채소, 보리, 조가 지금 생각하면 천하 제일의 보약이었어요. 그런데 그 모든 것이 시골뜨기들이 하는 짓이라고 생각해서 8세 때에 출타향해서 지금 59세까지 돌고 돌아서 이제야 겨우 어릴 때 살았던 그곳이 바로 지상의 천국이라는 것을 절감하게 되었으니, 너무너무나 오래 인생을 돌고 돌아왔습니다. 그래 인생의 참진리는 가장 가까운 곳에, 그리고 보통사람이 미쳤다고 생각하는 방향에 있는 것입니다.

▲ 처음에 그 영감하고 산책할 때는 내가 뒤져 따라가기가 힘들어서 「웬 놈의 노인영감의 발걸음이 그리 빠릅니까? 좀 천천히 걸으세요. 따라갈 수가 없으니 좀 쉬었다 갑시다」라고 했어요. 한달쯤 지나니까 거꾸로 되어서 그 영감이 나를 따라 오는데 절절 매더군요. 그래서 나는 영감님께 「나와 같이 현미를 잡수세요.」「安영감님이 나보다 빨리 걷긴 하지만, 말라깽이로 되어서 형편이 없군요.」「몸 속의 독살이 빠져서 말라깽이로 되었지만 머리는 개운하고 몸은 날아갈 듯이 경쾌해졌습니다. 얼마 있으면 새살이 올라오겠지요. 그러니 나하고 함께 현미를 먹읍시

다」그래도 그 영감은 고집을 부려서 안 먹더군요.

▲ 2개월 후 쯤 되니까 이 安서방 얼굴이 눈에 띄도록 훤해져서 홍조마저 띠게 되고, 걸음걸이가 더욱 빨라져서 도저히 따라올 수가 없기 때문에 「安선생, 나 다리가 아파서 더 이상 걸을 수가 없으니 잠깐 쉬었다가 갑시다」고. 그래서 우리 둘은 풀밭 위에 나란히 앉아서 건강이야기를 하게 되었는데, 그 영감은 「나 이제부터 안선생과 같이 현미를 먹겠으니 잘 부탁합니다. 그 대신 하숙비를 반으로 깎아서 5만원으로 해드리죠.」

▲ [安]「하숙비는 안 깎아도 좋아요. 그 대신에 부탁할 일이 있습니다. 무공해 생야채를 매끼에 된장에 찍어 먹고 싶은데 가능합니까?」「제 친구가 농약을 한 번도 안 치고 퇴비로만 야채를 가꾸고 있으니 걱정마십시오.」「또 하나 부탁이 있습니다. 저는 메뚜기 튀김과 미꾸라지 된장국을 지독하게 좋아하니 될 수 있는 한 자주 만들어 주시면 고맙겠습니다.」「저 자신도 좋아하니 앞으로 자주 해드리겠습니다.」

드디어 병이 완치되다

완전무공해 현미야채식을 3개월간 하니까, 현대의학도, 한의학의 최고 의술도, 세계 최고의 약과 보약도 못 고쳤던 나의 병이 완치되었어요(내 나이 60세 1월말께). 그러니 완전무공해 현미의 가치는 가령 산삼이 이 세상 최고의 보약이라면, 산삼의 만 곱 이상의 값어치가 있는 것입니다. 뭐, 날 보고 터무니없는 대포장이라고요? 여보슈, 산삼 만 뿌리로 암같은 무서운 병을 고칠 수가 있나요? 완전무공해 현미를 3개월간 먹으면서 나의 삼위일체 건강법을 실천하면 틀림없이 고쳐집니다.

▲ 그래서 집주인 영감에게 「저의 병이 영감님 덕분에 다 고

쳐졌기 때문에 서울로 올라가서 다시 사업을 하여야 되겠습니다」라고 하니까 영감님이 「저의 병도 나아졌습니다. 조금만 더 있으면 완치되겠으니 그때까지만 저의 집에 계셔 주십시오. 그 대신 하숙비는 무료로 해드리겠습니다.」 그 후 2개월만에 영감의 병이 완치된 것을 본 나는 그 영감보고 「서울로 올라가겠습니다」라고 하니까 「안선생님이 가 버리시면 나는 적적해서 못 살아요. 그러면 병이 다시 도집니다. 안선생님, 저는 3개월 후에 아들따라 미국으로 이민가니 그때까지만 제 집에 계셔 주십시오.」 그래서 나는 한 달만 더 있겠다고 말하고, 한 달 후인 60세 초에 상경했어요.

왕거지로 몰락하다

10여년 동안, 그 잘 되는 사업을 부하직원들에게 맡겨 버리고 돌보지 않았던 사업에 다시 착수하여 보니까 빚투성이로 되어 부도가 나서, 천하의 갑부였던 60백발노인이 일약 왕거지로 전락해 버렸습니다. 실로 「일을 거꾸로 하면 망한다! 건강일을 거꾸로 하면 죽는다!」는 인생극을 나 자신이 몸소 연출하게 되었습니다. 그러나 하나님은 나를 살려 주시고 오늘 이 나의 국민운동을 하는 위대한 사명을 내려 주셨습니다.

▲ 결국 오늘의 나의 삼위일체식 건강법을 배우는 수업료로 전재산을 다 바친 셈으로 됩니다. 나의 그 당시 전재산이 저작권, 부동산을 합치면 지금 돈으로 아마 수천억이 될 것입니다. 이것이 바로 건강일을 거꾸로 한 대가입니다. 그러나 나는 결코 후회하지 않습니다. 왜냐하면 그 재산의 몇 억곱이나 되는 건강을 되찾고, 병고로 고생하고 있는 동포들을 구제하는 국민운동을 할 수 있게 되었으니까. 나 혼자만의 행복은 돼지의 행복입니

다. 진정한 행복은 남을 돕는 중에서 찾을 수가 있다고 확신합니다.

인생 70에 다시 일어서다

부도가 나서 자포자기하여 방종생활을 한 결과 일단 완치된 병이 도져 버렸어요. 부도가 난 신세라, 병치료비는 고사하고 생활비마저 막연한 60 백발노인의 가련한 신세를 상상해 보세요. 부도 때문에 취직을 못하고 일할 기력도 없었으니 말입니다. 그나마 아내마저 먼저 저 세상으로 가 버렸으니.

▲「이대로 죽다니 말이나 되는 소리인가! 나는 기어코 다시 일어서고야 만다! 노력 그리고 인내야말로 쓰라린 인생을 광명으로 이끄는 참된 안내자이다. 살아서 굴욕을 받느니 보다도 차라리 분투 중에 쓰러짐을 택하여라!」는 불요불굴의 의지로 70세까지 10여년간 분투 노력한 결과 드디어 오늘의 나의 삼위일체식 건강법을 완성하여 인생 70에 다시 일어서는 기적을 행하게 되었습니다.

공해시대 건강법

택시운전기사의 건강회복 체험담

어느 택시 운전기사의 편지

존경하는 안현필 선생님께 —

저는 올해 45세로 15년간을 택시 기사로 종사했습니다. 진작 선생님의 지시대로 실행을 했더라면 그 오랜 방황과 고통은 없었을 것이라고 생각하니 지난 날이 후회스럽습니다. 그러나 이제 추호도 건강에 대한 우려 없이 활기찬 인생을 살게 되었으니, 하늘의 축복을 받은 느낌이 들어 감사의 마음으로 이 글을 띄웁니다.

택시 기사는 한 마디로 반(反)건강적인 직업입니다.

저를 비롯한 거의 모든 운전사들은 생명있는 자연식과는 천리만리 떨어져 있는 식사를 하고 있습니다. 힘들고 피곤하니 영양있는 음식을 먹는다는 것이 돼지 고기, 닭 고기 등의 공해식이며 어느 식당에 가도 흰 쌀밥에 흰 밀가루, 흰 소금, 달착지근한 설탕 맛과 조미료 맛은 평준화되어 있습니다.

자신의 생명을 싣고 달리니 본능적으로 긴장하고 위험을 느낍니다. 게다가 도로에는 매연이 자욱하고 숨 막히는 무더위와 교통 체증, 차 안에 갇혀 있는 승객은 짜증의 덩어리고 아예 전투적으로 나오는 승객들도 많습니다. 그것뿐입니까, 불어나는 교육비와 전세금에 따른 생활고, 교통 체증으로 인한 수입의 감소 등 운전사는 결코 유쾌하지가 못하답니다.

운동이 안됩니다. 피가 돌지 않습니다. 산소가 부족합니다. 곤두서는 신경과 극심한 눈의 피로, 택시의 진동으로 인한 간헐적인 척추의 충격, 낮과 밤이 뒤바뀌는 엉망인 생체 리듬과 장시간의 중노동, 회사 안은 온통 위장병과 치질과 디스크와 입이 돌아가는 와사풍(?)의 공포에 짓눌려 있습니다. 건강하고 쾌활하던 저도 서서히 무너지기 시작했습니다.

눈은 한 자나 들어가고 얼굴은 코뼈만 앙상하게 남았습니다. 흐르는 땀에 안경은 흘러 내리고 극심한 피로는 주야가 없습니다. 입술은 하얗게 말랐으며 칼날같은 신경을 무디게 해보고자 한잔술을 마시면 곧바로 설사로 이어지고 코끝만 서늘하면 감기가 찾아왔습니다.

신경쇠약증이 생기기 시작했습니다. 몸은 핸들 앞에 앉아 있지만 생각은 흘러간 과거의 부질없는 회상과 불안한 미래의 우려 속을 헤매고 있었습니다. 새벽에는 쓰린 속을 달래려고 제산제를 비스킷 먹듯 하였습니다. 이곳 저곳 병원을 찾아 다녀 봐야 뚜렷한 병명도 없고 대장 검사는 얼마나 고통스러운지 없던 병도 생길 것 같았고, 정신과에서 주는 약은 사람을 무기력하게 만들었습니다. 없는 살림에 수십 첩의 한약을 쓰고 개소주 뱀장어 등 온갖 비방을 동원해 봤으나 피로와 잦은 설사와 신경쇠약에는 아무런 효험도 없었습니다.

▲ 그러던 중 천만다행으로 4년 6개월 전에 건강다이제스트를 만났습니다. 홍수같이 쏟아지는 건강 정보 중에서 특히 안현필 선생님의 건강 대학이 마음에 들었습니다. 진귀한 약재를 구해 먹으라는 것도 아니요, 기사회생하는 영물을 잡아먹으라는

것도 아니었습니다. 한 권 두 권 책이 쌓여 가자 저의 병은 의사나 약사로 해결되는 것이 아니며 그 원인이 바로 음식과 노동의 중압감과 운동의 부조화에서 비롯되었다는 사실을 깨닫게 되었습니다.

▲ 그러나 이치를 아는 것 만큼이나 실행 역시 어려웠습니다. 워낙 생활에 시달리는 터라 시간이 없었던 것이었습니다. 그러나 그 사이 개인 택시를 취득해서 다소 노동 조건이 완화되어 담배도 끊고 가끔씩 등산도 다녔지만 여전히 피로감은 가시지 않아 오후에는 목이 뻣뻣해지고 밤에는 시계 소리조차 신경에 거슬렸습니다. 고통의 세월은 계속되었습니다.

▲ 그러던 차에 제가 아끼던 죽마고우가 갑자기 병원에 입원했다는 통보를 받았습니다. 친구는 치질로 고생을 하고 있었는데 항문을 녹여 내기 위한 무슨 약을 잘못 넣었다던가 하여 얼마나 많은 피를 흘렸던지 화장실에서 기절하곤 넘어져 얼굴에 상처도 나고 병원에서는 마취가 깨어나지 않아 죽는다고 울고불고 야단이 났었습니다. 몸 안의 피가 수돗물처럼 쏟아졌다니 상상만 하여도 끔찍하였습니다. 친구는 창백한 얼굴에 수혈을 하고 있었고, 그의 처갓집에서는 수십만원 어치의 녹용을 보내 왔습니다. 저는 친구의 손을 잡고, "자네에겐 녹용, 개소주가 미역국 한 그릇보다 못하네."라면서 제발 내 말을 믿어 달라고 하였습니다. 그리고는 안현필 선생님의 자연식 국민 운동을 소개하고 이렇게 덧붙였습니다. "자넨 나처럼 노동에 시달리지도 않고 돈도 있으니 매우 쉬울 거라네. 보약, 강정식 다 중단하게나. 이제부터는 자연식하면서 함께 등산을 다니고 돌아오는 길에 생수도 열심히 길어다 먹으면 반드시 낫게 되니 나와 함께 등산을 다니세." 라면서 아주 간청을 하였습니다. 저는 그 친구가 좋았고 교

통사고 났을 때 도움을 받은 적도 있어서 반드시 신세를 갚고 싶었습니다. 더불어 이 기회에 제 자신 역시 본격적으로 자연식을 하여야겠다고 굳게 다짐을 하였습니다.

▲ 저는 4년 6개월분의 건강다이제스트를 전부 꺼내어서 며칠씩 걸려 다시 숙독하고, 특히 안현필 선생님의 '건강대학'을 모두 뜯어 내었습니다. 너무 복잡하면 친구가 읽지 않을 테니 요점만 뽑아서 책을 만들고 복사를 해서 친구에게 주었습니다. 그리고는 "지금 식자들 사이에 태풍을 일으키고 있는 책이니 제발 10번 이상 꼭 읽게나."라고 당부를 하였습니다.

▲ 그런데 그 과정에서 저는 안현필 선생님의 3위 1체 건강요법이 틀림없는 진리이며 저처럼 부분적인 실행으로는 별 효과가 나타나지 않는다는 사실을 깊이 깨달았습니다. 춤 잘 추고 술 잘 먹고 여자들에게 인기도 좋은 그 친구는 보약과 강정식에 대한 미련을 버리지 못하고, 저 또한 제 건강도 해결 못하는 주제에 자꾸 권하기도 이상해서 우선 제 자신부터 실행을 하고 모범을 보이는 수밖에 없다고 생각하여 드디어 실행에 들어갔습니다.

▲ 안식 된장을 만들기로 했습니다. 간장으로 우려낸 된장으로는 만들기 싫어서 집장(대구에서는 집장이라고 하는데 청국장, 막장과 같은 것임.) 만드는 법을 배워서 만들었습니다. 알고 보니 너무나 간단했습니다. 잠시 소개해드리면,

집장 만드는 법

㈎ 하룻밤 불린 메주콩을 헹구어 푹 삶는다.

㈏ 삶은 콩을 식지 않도록 빨리 건져서 물기를 빼고 면으로 싸서(옛날 광목 자루 같은 것이 좋음) 소쿠리(대나무이든 플라스틱이든 관계 없음)에 담는다.

㉔ 겨울에는 온돌방에, 여름에는 냉기가 올라오지 않도록 담요 등을 두껍게 깔고 많이 덮을 것.

㉕ 겨울에는 3, 4일 그리고 여름에는 2, 3일 정도 경과하면 콩이 발효한다.(너무 일찍 개봉하면 발효가 부족하고 여름에는 너무 늦게 개봉하면 신맛이 남.)

㉖ 찐득해진 콩을 적당량의 굵은 소금 가루(분쇄기에 빻아 놓은)를 뿌려 가며 절구통에 찧어 알맞은 용기에 담는다.

※ 콩 1되 정도는 볏짚이 필요없고 양이 많을 때는 볏짚을 수세미처럼 말아서 군데군데 찔러둘 것.

여기에다 안식 된장의 기본 재료인 콩가루, 김가루, 깨가루, 멸치가루, 마늘과 생강 다진 것을 넣고 고추장을 골고루 섞었습니다. 식초(우선 자연 식품 가게에서 현미식초 1.8리터짜리 한 병을 구입했음.)는 신맛이 입에 맞지 않아 적게 넣었습니다. 식초가 몸에 굉장히 좋다는 걸 알면서도 아직 제게는 구수한 맛보다 못합니다. 차츰 고쳐 나가야 하겠지요. 상추, 쑥갓, 오이, 풋고추, 당근 등을 찍어 먹으니 과연 그 맛이 일품이고 재래식 된장처럼 퀴퀴한 냄새도 나지 않습니다.

▲ 콩나물을 키우기 시작했습니다. 안 선생님께서 말씀하시는 '체'를 구하러 다녔으나 어떤 것을 말씀하시는지 몰라서 그냥 옛날 어머니들이 키우는 방식으로 키웠습니다. 저의 여러 가지 실행 과정에서 안 선생님의 지적이 있으시면 도움이 되겠습니다.

▲ 아울러 옆 공터에 텃밭을 일구기로 했습니다. 하루 종일 땀을 뻘뻘 흘리면서 상추, 쑥갓, 열무, 배추, 들깨를 심고 고추 모종은 번개 시장에 가서 구입했습니다. 난생 처음 흙을 일구고 씨앗을 뿌리니 상쾌했으며 무거운 흙덩이를 밀고 나오는 새싹들

을 보니 티끌같이 작은 씨앗의 생명력이 그저 경외스럽기만 하였습니다. 저에겐 아침, 저녁 새싹을 보는 것이 커다란 즐거움이었으며 떡잎과 본잎이 생기자 바로 솎아서 생식을 하였습니다. 그런데 조금 자란 열매와 배추에 벌레가 생기기 시작했습니다. 식초를 뿌리면 구충이 된다는 말만 듣고 분무기로 식초를 뿌렸더니 폭탄 맞은 꼴이 되어 거의가 말라 죽고 말았습니다. 참 바보도 여러 가지입니다. 안 선생님, 그래도 개인 택시 운전해서 사슴피 사먹는 사람보다야 백 배 낫지 않겠습니까?

▲ 쑥을 삶아 먹기 시작했습니다. 처음에는 약초상에 가서 쑥을 구입해서 사용했으나 요즘은 산야에 지천으로 깔려 있는 쑥을 뜯어서 사용합니다. 감초, 생강을 넣어서 밤새도록 끓여 반으로 줄어든 물을 걸러서 냉장고에 넣고 공복시 한 컵씩 마셨습니다. 과일즙 70%를 섞어 먹고 너무 많이는 먹지 말라는 안 선생님의 지시를 지켰습니다. 기르고 남은 쑥은 비실비실하는 고추 모종에 주었더니 당장에 싱싱해져서 실로 놀랐습니다. 쑥을 엮어서 방 안에 걸어 두면 모기가 없어진다는데 한 번 실험을 해 볼 작정입니다.

▲ 비번인 4일마다 등산을 꼭 다녔습니다. 금수강산 골골마다 약수터가 있고 높이 올라가면 사람도 없으니까 웃옷을 벗으면 삼림욕이 따로 없었으며 맑은 개울물에 몸을 담그면 산의 정기가 몸 속으로 스며드는 것 같았습니다. 단지 집사람도 친구도 이것을 싫다 하니 혼자인 것만이 유감일 따름이었습니다. 처음에는 정상을 정복한다고 비슬산, 팔공산, 금오산, 가야산 등을 기를 쓰고 올라갔습니다. 그러나 정상 등산은 건강에는 도움이 되지 않았으며 안 선생님 말씀대로 자기 몸에 알맞는 운동이 매우 중요하다는 것을 깨달았습니다. 전 그저 땀이 나도록 올라가는

것만이 좋았습니다.

▲ 생현미와 볶은 참깨와 볶은 콩을 수시로 먹었습니다. 등산을 하면서도 먹고, 운전을 하면서도 먹고 책상 옆에 두었다가 수시로 먹었습니다. 현미 잡곡밥은 짓기도 먹기도 어려워서 여러 번 실패했습니다. 그러나 현미식 없는 자연식은 사상누각이라는 안 선생님의 거듭되는 충고에 혼란이 생겼습니다. 그래서 저는 안현필 선생님의 건강 저서인 「공해시대 건강법」, 「체질개선 건강법」, 「불멸의 건강진리」를 구입하여 연구에 몰두한 결과 지금은 '현미 5되＋찹쌀 현미 1되＋검은 콩 1되＋팥 1/2되＋수수 1/2되'를 섞어서 현미 잡곡밥을 지어서 먹고 있습니다. 안 선생님께서 정확한 비율을 알려 주시면 더욱 좋겠습니다.

▲ '현미잡곡 미숫가루'를 만들었습니다. 처음에는 돈을 많이 들여서 쪄서 볶은 것으로 만들었습니다만 찐 것이 볶기만 한 것보다 영양이 떨어지고 값만 비싸다는 사실을 근래에야 알게 되었습니다. 자연식의 원리가 그것인데 미처 생각을 못했던 것입니다. 지금은 안 선생님의 방식대로 '현미 생가루 2＋볶은 콩가루 1＋볶은 깨가루 1＋누런 설탕 적당량＋멸치가루 약간'해서 물에 타지 않고 먹습니다. 아이들도 가루 그대로를 더 잘 먹습니다. 수천년 내려온 미숫가루 만드는 법과 물에 타서 마시는 인습이 지금 안 선생님으로 인하여 역사가 바뀌고 있습니다. 가루 믹서기를 구입하여 집에서 현미 생가루를 소량씩 제조하니 매우 편리했습니다.

▲ 현미 뻥튀기를 하였습니다. 검은 콩은 따로 튀겨서 섞었습니다. 레이건 대통령은 화분을, 이승만 대통령은 현미 뻥튀기를 간식으로 드셨다는데 화분은 요란하게 사람들에게 알려져 있으나 현미는 조용한 것을 보면 값비싸고 귀한 것이 하늘의 영약이

라는 인식이 얼마나 사람들 사이에 뿌리 깊은지 알 수 있겠습니다.

보약은 쑥보다 못하고 뱀장어는 붕어보다 못합니다. 또한 케일은 들깻잎보다 못하고 산삼, 녹용, 물개, 사슴피는 깊은 산 바위 밑을 흘러 내리는 한 컵의 생수보다 못합니다. 자가용 타고 가서 왕창 싣고 오는 그런 물이 아닙니다. 존경하는 안 선생님, 가난한 노동자이기 때문에 ① 공해 음식 차단 ② 생명 있는 자연식 ③ 알맞은 운동, 이상의 삼위일체 건강 진리를 깨달을 수 있었습니다. 삼복 더위에 에어콘도 없이 목이 타는 저의 동료 택시 버스 기사들은 그저 콜라니 사이다니 피로회복에 좋다는 무슨무슨 드링크제 따위를 막 마시고 다닙니다. 제가 미력하나마 그들에게 도움을 줄 수 있는 방법은 없겠습니까?

▲ 그 외, 여러 가지 생명있는 자연식을 하고 거창한 공사를 벌여서 현미 식초도 담아 놓았습니다.

그런데 불과 100일이 지난 지금 놀라운 변화가 일어났습니다

하얗게 바짝 마른 입술이 붉은 색으로 돌아왔고, 침을 바르면 금방 마르던 입술이 생현미를 씹으니 기름이 번드레하게 묻어 저녁까지 촉촉했습니다. 전 안경을 벗어 던졌습니다. 눈의 피로가 없어지니 의사의 난시 진단 쯤은 의미가 없어졌던 것이었습니다. 불면증이 사라지고 신경쇠약이 치료되었습니다. 잠을 짧게 자도 피곤하지 않으며 지금 이 편지도 새벽까지 끙끙거리며 쓰고 있는 중이랍니다. 전 같으면 밤을 새고 난 이튿날 영업은 엄두도 못 내었습니다. 감기란 놈은 천리 밖에 도망간 지 오래이고 대장 과민증에 필요한 유산균제니, 뭐니 하는 따위는 이제 아무 필요도 없게 되었습니다. 변을 보면 화장실에서 고소한 냄새가 날 지경이니까요. 정력도 새로 솟아나기 시작했습니다. 피로가 없어지고 기분이 상쾌하니 근사한 작품(?)을 만들 수 있게 되었습니다. 신체의 모든 기관이 맑은 피가 돌지 않아 약화되어 있는데 정력제 먹는다고 정력이 생기지는 않는다는 안 선생님의 말씀은 만고의 진리임에 틀림없습니다.

저는 현미-현맥 박사, 콩-된장 박사, 새싹-생식 박사, 쑥 박사, 생수 박사, 식초 박사, 멸치 박사, 마늘-생강 박사, 미역-김-다시마 박사, 제독 박사, 정신건강 박사, 산소운동 박사, 이상의 12천왕 박사이신 안현필 선생님의 삼위일체 건강법으로 환골탈태(換骨奪胎) 다시 태어났습니다.

존경하는 안 선생임, 부디부디 150세 청년으로 장수하셔서 병고에 시달리는 동포들을 많이많이 구제하여 주시기를 충심으로 기원합니다. 감사드립니다.

대구시 달서구 용산동 890-14

Tel. 053-554-1865(전화는 오전 9시~오전 11시 사이에만)

1990. 8. 2 구관모 올림

독후감

▲ ① '집장' 만들기에 관해서-

'부식'의 기초는 '소금'입니다. 소금은 '된장·간장'을 통해서 섭취하는 것이 제일 좋은 방법인데-구관모님이 보통 된장보다 나은 집장을 만드는 데 최우선적인 노력을 한 것은 지극히 현명한 일로 생각합니다.

▲ 목욕탕에서 들은 이야기인데-일본에는 고급 유료 양노원이 있어서-여기에는 돈 많은 부자 영감들이 입원한다는데-

'암, 고혈압, 심장병, 당뇨병, 중풍…' 환자들이 많답니다. 그들의 병을 치료하는 데 쓰는 제일 고급식품이 한국산의 된장과 보쌈 김치랍니다. 이 된장과 보쌈 김치는 공장에서 만드는 것을 피하고 특수 가정집에서 만드는 것을 선택한답니다. 상당히 비싼 대가로 수입해 가는데—보쌈김치 같은 것은 한 포기에 한국돈으로 1만원—이랍니다. 이 한국산의 된장과 보쌈김치가 '암'을 위시한 각종의 문명병(성인병)을 치료하는 최고의 약입니다. 생된장에는 암균을 90% 이상 소멸시키는 강력한 항암작용을 하는 사실이 과학적으로 확인되었습니다. 암뿐만 아니라 각종의 공해독을 해소시키는 최고의 약이니 매일 매끼에 생야채와 함께 꼭 먹기를 권장합니다. 약용으로는 생된장을 먹고 먹는 즐거움을 위해서는 된장국을 먹으십시요. 생된장에는 좋은 효소균이 100g당 약 1천억 마리 이상이나 들어 있기 때문입니다. 이 효소들은 100도 이상으로 가열하면 거의 다 죽어 버립니다. 그래서 된장국도 상당한 제독작용을 합니다. 일본인들은 매일 매끼에 된장국을 세계 제일로 많이 먹기 때문에 세계 제일의 장수국민으로 되었습니다.

▲ 구관모님은 정말로 현명한 일을 하셨습니다. 보통의 한국 된장은—짜고 쓰고—퀴퀴한 냄새가 나서 생으로 먹기가 힘들기 때문에—대구식의 집장에다가+安식 된장을 가미해서 맛있게 먹는 법을 연구해 냈습니다.

▲ 그렇습니다. 자연식을 하는데—첫째로 현미(또는 통보리)+콩—그 다음에 부식으로—생된장+생야채—인데—된장에는 꼭 굵은 소금(김장 소금)을 사용해야 하고, 보통 쓰는 정제염(가는 소금)을 쓰면 독약으로 변모한다는 것을 부디 명심하세요.

▲ 동시에 자연생수가 절대 필수조건입니다. 수돗물은 음식을 만드는 데는 엄금입니다. 구관모님은 물에 최고의 중점을 두고 있는 것으로 믿습니다.

▲ ② **텃밭 일구기 – 콩나물 기르기** – 참 잘하는 일입니다. 공지(텃밭)가 없는 분은 내 책에 따라 방 안에서 새싹과 콩나물을 길러 먹으면 됩니다.

▲ ③ **쑥 삶아먹기** – 참 잘하는 일입니다. '된장·쑥·식초'가 몸 속의 독을 최고로 몰아내 버리는 3총사입니다.

〈주의〉 쑥의 새싹을 딴 야채와 함께 된장에 찍어 먹는 것이 기가 막히게 좋습니다.

▲ **쑥 새싹 구하는 법** : 쑥이 많이 자라는 곳을 자기의 약초원으로 삼고는 – 뿌리 위의 부분을 잘라 내버리세요. 며칠 있으면 새싹이 솟아납니다. 그 새싹을 잘라 먹으면 그 자리에서 또 새싹이 나옵니다.

▲ ④ **비번인 4일마다 등산하는 일** – 참 잘하는 일입니다. 단 1시간이라도 좋으니 매일 하도록 노력하세요.

▲ ⑤ **'생현미＋볶은깨＋볶은콩' 먹는 일** – 최고로 잘하는 일입니다. 단 오전중은 – '물'이외는 절대로 먹지 마세요. 12시(정오)넘어 한 시간 동안에만 먹으세요. 그리고 수시로 먹어서는 안됩니다. 위장에 휴식을 주어야 하고 몸 속의 독을 없애기 위해서는 – 될 수 있는 한 공복기간을 길게 갖도록 하여야 합니다.

▲ ⑥ **현미밥을 지어 먹을 때의 잡곡과의 비율문제** – '콩'의 비율을 2되로 높이십시오. 딴것은 그대로 좋습니다. 주의할 것은 – 밥먹기＋생현미먹기 – 양쪽을 동시에 하면 과식으로 되기 때문에 안됩니다. 어느 한 끼는 밥만 – 또 어느 한 끼는 생현미만 먹으십시오. 1식의 양은 – 밥인 경우는 1홉(한 공기)이내 –

생쌀일 경우는 콩·깨와 합쳐서—반 홉(공기)이내입니다. 그 대신 된장국에 미역·야채·쑥 등을 넣어서 한 대접 먹고 배를 채우세요. 언제나 생된장＋생야채(무제한)는 먹고요. ▲ 그리고—밥 반＋생현미 반씩 먹어도 좋습니다. ▲ 그리고 밥을 먹지 말고 생현미만 먹는 것이 10배 이상 좋습니다.

▲ ⑦ 가루음식—준생식이기 때문에 아주 좋습니다. 단 밥먹고 동시에 가루를 먹으면 과식으로 되니 위와 같이 하세요. 양은 반 홉(반 공기) 이내입니다. 밥으로 하면 한 공기로 되니까요. 치아(이)가 성한 분은 가루보다 생현미를 먹는 것이 월등하게 좋습니다.

▲ ⑧ '현미뻥튀기＋볶은 콩＋볶은 깨＋물엿(또는 엿을 녹인것)'—아이들의 최고의 간식이며 어른들의 최고의 영양식입니다. 아이들은 간식으로 해도 좋으나, 어른들은 식사시에 밥 대신에 먹으세요. 밥과 이것들을 동시에 먹으면 과식이 됩니다. 과식이 병의 최고의 원인이란 것을 부디 명심하세요.

▲ ⑨ '현미식초'를 담갔다는데—기가 막히게 좋은 일을 하고 있습니다. 처음은 몇 번 실패하는 것이 보통입니다. 7전 8기의 정신으로 중단하지 말고 끝까지 지속해서 꼭 성공하세요.

◎ 이상까지 쓰고—다음에 무엇을 쓸까 하고 생각하는 순간에—비서가 구관모님의 편지를 가져왔어요. 정말 기적같이 신기한 사실입니다.

▲ 나는 며칠전에—구관모님께—'건강다이제스트'에 실겠으니—사진을 보내 달라—그리고 구관모님은 택시 운전기사이므로 외출이 많아서 전화걸기가 힘드니—전화를 통화할 수 있는 시간을 알려 달라고 부탁을 하는 편지를 냈더니—그 답이 바로 이 순간에 날아 왔던 것입니다.

존경하는 안 선생님께 ──────────────

　배움이 짧은 노동자의 글을 감명깊게 읽으셨다니 영광스럽습니다. 편지는 5월 6일자로 등기 우송하였습니다. 전화는 오전 9시부터 오전 11시까지 언제든지 받을 수 있습니다. 저는 택시회사 노동조합장 출신이라 저임금과 중노동에 허덕이면서 건강을 망쳐가는 노동자들의 아픔과, 땀이 튀는 현장의 생리를 잘 알고 있습니다. 저들 손에 안현필의 「불멸의 건강진리」가 쥐어져야 하며 저들의 입에 5백식품이 사라지고 현미 잡곡밥이 씹혀져야 합니다. 추후 전국 운수노동자 공장노동자들에게 안 선생님의 복음을 전하는 글을 쓰겠습니다. 사진을 동봉합니다. 안 선생님은 혼자 몸이 아니시니 절대로 200세 이상 장수하셔야 합니다.
1991. 5. 10 구관모 올림

　▲ 전에 부산 연수를 할 때의 이야기인데—
　연수를 막 시작하려고 하니까—어떤 60쯤 보이는 늙은 부인이 27쯤 되는 젊은 여성을 부축해서 들어오더군요. 이 젊은 여성은 극단적인 위무력증으로 밥을 단 한 숟가락도 소화를 못시키기 때문에 그 친정어머니가 부축해서 연수를 받으러 온 것입니다. 연수를 받는 동안도 몇번이고 그 젊은 여성은 기운이 없어서 쓰러지는 것을 어머니가 부축을 해서 강의를 듣게 해주더군요. 이 젊은 여성은 연수를 받기 전에—세상에 좋다는—한약·양약 다 먹어 보고 병원에도 몇 번 입원했으나 증세가 더욱 악화될 뿐이라서 절망의 심연에서 허위적 거리다가 나의 소문을 듣고 최후의 수단으로 연수를 받게 된 것입니다. 연수가 끝난 후에 집에서 연수받은 대로 열심히 실행하니까—살이 무려—30kg까지

빠졌답니다. 그 친정어머니는 — "세상에 살이 빠져도 이렇게까지 빠지다니! — 이거 安선생이 잘못 가르친 것 같다 — 安선생 건강법 거둬 치우고 — 전과 같이 조반 먹고 — 쇠고기, 우유, 계란, 보약, 개소주…도 먹자"라고 몇 번이고 야단을 쳤답니다. 그러나 그 젊은 여성은 굳은 신념으로 나의 건강법을 엄격하게 실천해 갔어요. 하두 친정어머니가 매일 와서 야단치기 때문에 — "어머니, 병이 나을 때까지 오지 마세요."라고 냉정하게 대했답니다. 그래도 그 어머니는 매일 와서 야단치더라는 것입니다.

▲ 그 후 3개월만에 병이 완치되어 식욕이 무럭무럭 솟아나고 살도 찌게 되어서 — 결혼 후 처음으로 임신까지 해서 옥동자를 분만하여 100일이 지나자 — 나의 연수장으로 — 그 친정어머니, 그 젊은 여인이 번갈아 가면서 그간의 치병 체험담을 말하더군요. 나는 한없이 눈물을 흘리면서 하나님께 감사하고 감사했습니다.

▲ 어떤 분이 나의 연수를 받고 '위암'을 고쳤어요. 그런데 이분이 병이 나았는지를 과학적으로 확인받기 위해 그전에 다녔던 병원으로 갔더니 — 의사가 그분을 보자마자 — "당신 왜 그렇게 수척해졌소?" — "자연식을 했습니다." → "구식 할아버지들이 하는 말을 곧이 듣고 그따위 케케묵은 짓을 하니까 그꼴로 되어 버린 것이요. 당신의 지금 꼴은 그야말로 피골이 상접한 해골이요. 지금부터라도 쇠고기, 우유, 계란 — 같은 고칼로리 식품을 섭취해 사람 꼴로 되시요." 그 친구는 영어선생인 구식할아버지보다도 현대의학박사의 말을 신봉해서 — 그 오랫동안 먹고 싶었던 — 고칼로리 식품을 약 1개월 동안 사정없이 막 처먹었더니 소원 성취해서 볼품이 좋은 뚱보로 되어서 기뻐했는데 — 유감천만인 것은 1개월 후에 죽어 버렸어요. 아니 그래도 이 불쌍한 安서

방보고―"내나 그 소리가 아닌가! 진절머리가 난다!"고 하겠느냐?―이 바보 멍청아! 그래서 나는 늘 "바보는 죽지 않으면 못고친다!"라고 외치는 것이다. 진정한 스승은 실행을 안하는 제자의 뒤를 쫓아다니면서―"너 왜 실행 안하느냐? 너 왜 실행 안하느냐?"라고 무수히도 같은 잔소리를 하고 때로는 매로 때려가면서도 실행시키려고 애쓰는 법입니다. 건강에 관한 일은 '성경, 불경'을 매일 읽고 외우듯이 같은 것을 매일매일 수없이 반복해서 읽고는 마귀의 유혹을 물리쳐야 합니다. 나의 책을 한두번 읽고 사장시켜 버리는 것은 지극히 어리석은 일입니다. 매일 몇 페이지씩 계속해서 읽고는 마귀의 유혹을 물리치세요. 나 자신도 매일 아침에―성경 1페이지, 나 자신의 책 10페이지씩을 읽습니다. 성령의 인도로 썼기 때문에 나 자신이 쓴 책도 읽을 때마다 감동을 새로이 하고 마음을 가다듬습니다. 그러기 때문에 마귀가 내 마음에 침입할 수가 없습니다.

▲ 현대의학과 영양학은 무공해시대에 크게 발전한 것입니다. 지금은 무공해가 아니라―그와는 정반대로 극심한 공해시대입니다. 무공해시대에 최고의 영양식으로 삼았던―영양식은 공해가 극심한 오늘에 있어서는 영양식이 아니라 공해독의 덩어리!! 살인식으로 되어 있어요. 그래서 온 세계에서 그런 영양식을 가장 많이 먹어온 미국에서는―전국의 큰 병원에 약 2천 500여만명의 중환자들로 만원이 되어 있고―또 미국의 뒷꽁무니를 따라다니기를 좋아하는 우리 사람들도―'암, 심장병, 고혈압, 당뇨병, 정신병…'등에 걸려 종합병원마다 초만원이고 유명한 병원은 입원하기는 고사하고 진찰받기도 힘들게 되었어요. 어디 그런 하이칼라 영양식을 안했던 시절(2차대전이 일어나기 전―즉 1939년 전)에 그런 일이 있었느냐 말입니다. 바보는 그래도

안 믿어요. 그래서 나는 또 "바보는 죽지 않으면 못 고친다!"고 외치는 것입니다. 그래서 옛날에 "선생의 똥은 개도 안 먹는다"고 한 것입니다. 그래서 이 安서방이 살이 안 찌는 것입니다.

▲ 내가 연수 때에 그렇게 신신당부 했는데도ー병이 나아 수척해졌기 때문에ー병이 나은지 3개월만에 보신탕을 먹고 죽은 사람이 있어요. 병이 나아서ー1년 동안은ー내가 먹지 말라는 것은 먹지 말아야 합니다. 1년 후쯤부터는 1주일에 한 번쯤은 먹고 싶은 것은 먹어서 식도락을 해도 좋아요. 단 1주일에 딱 한번만.

▲ 어제 미국에서 친구가 찾아왔어요. 그 친구가 그전에 다녔던 곰탕집으로 가자고 하기에 졸졸 따라가서 곰탕을 3개월만에 먹게 되었어요. 곰탕 두 그릇이 왔기에ー나는 한 그릇 더 가져오라고 했죠. 그러니까 그 친구는 "난 한 그릇 이상 더 못 먹겠어요."→"아니 내가 먹을 것이니 걱정마시오." 나는 곰탕 한 그릇에다가 '식초'를 밥숟가락으로 3숟갈 치고ー자연염(굵은 소금 볶은 것)과 볶은 깨를 쳐 먹었지요. 내 가방 안에는ー물병(빈 드링크병에 담은 자연생수)＋굵은 소금 볶은 것＋누런 설탕＋양조식초＋참깨 볶은 것…으로 가득차 있어요. 그 중 '식초'는 동물성의 지방과 독을 녹이는 최고의 구실을 하고 입맛을 돋구는 최고의 약입니다.

상대방이 곰탕을 3분의 1쯤 먹을 무렵에 "남은 곰탕에 이 식초를 쳐 먹어 보고 맛이 없으면 새로 가져오는 곰탕을 먹고, 먹다 남은 것은 나에게 주시오"→"참 맛이 있네요. 처음부터 식초를 쳐 먹을 걸!" 그래서 둘이서 새로 가져온 곰탕을 반 그릇씩 맛있게 나눠 먹었어요.

▲ 식후에 상대방이 커피를 마시고 싶다니까 다방으로 들어갔지요. 나는 3개월만에 커피를 마시게 되었는데ー커피의 해독

을 막기 위해서 가지고 다니는 "누런 설탕＋약간의 식초＋볶은 깨"를 쳐 먹게 되었는데—상대방도 그렇게 하겠다기에 쳐 주었어요. 그러니까 상대방은—"참 진미의 커피네요!"하면서 감탄하더군요. 다방에서 흔히 쓰는 백설탕은 사람을 병들게 하는 독입니다. 내가 갈 때마다 늘 그러니까—그 다방은 아예 누런 설탕만 일반 손님들에게 제공하게 되었어요. 그 다방 마담 왈—'누런 설탕을 치는 것이 커피 맛이 더 좋아요.' 맨끝에 커피잔에 '자연 생수＋식초＋깨＋소금'을 혼합한 것을 한잔 대접했더니 상대방이 맛이 있다면서 감탄을 하더군요. 식초는 실로 신기한 놈입니다. 동(식)물성의 지방을 용해 제독하고 커피의 독도 제거합니다. 일본 사람들은 매일 매끼에 식초 식품을 먹고 심지어는 밥에까지 쳐서 초밥을 만들어 먹습니다. 그래서 세계 제1의 장수국민으로 되고 세계 제1의 경제대국으로 되었습니다.

▲ 거듭 주의합니다. 모든 지방(동물성, 식물성)은 단독으로 섭취해서는 안되고, 반드시 '식초, 마늘, 된장, 깨, 생강…'을 함께 먹어서 용해, 제독, 중화 작용을 시켜야 합니다. 그 중 '식초'가 최고의 구실을 하기 때문에 나는 언제나 가방 안에 담고 다닙니다. 일반적으로 동물성의 지방은 진득진득해서 피를 흐리게 하고 혈관벽에 달라붙어서 혈액순환을 둔화시키니 보통은 먹지 말고 간혹 먹을 때는 반드시 '식초, 마늘, 된장, 깨, 생강…'과 함께 먹기를 바랍니다. 그리고 식물성의 지방(대표=참기름, 콩기름)은 몸에 좋으나—이것들도 반드시 '식초, 마늘, 된장, 깨, 생강…'과 함께 먹기를 권합니다. 왜냐하면 공기접촉 때문에 대개는 산화되어 있기 때문입니다. 심하게 산화된 식물성 지방은 동물성의 것과 같이 피를 흐리게 하고 혈관벽에 달라 붙어서 혈액순환을 둔화시킵니다.

현대과학이 밝히는 '쑥'의 효능

'쑥'은 만약의 왕초

쑥은 '약'임과 동시에 '식품'이다 ────────

① 나는 '약' 전문으로 쓰는 모든 물질을 증오한다. 부작용과 습관성이 무섭기 때문이다. 먹어서 살과 피로 됨과 동시에 ─ '약'으로 되는 것이 진짜 약이다.

② 우리 몸에 이로운 물질은 대개 어떤 독특한 냄새를 풍긴다 ─마늘 냄새, 깨 냄새, 생강 냄새, 인삼 냄새……등을 맡아 보라. 그 중 '마늘' 냄새만은 고약하지만─이놈은 냄새만 맡아도 저절로 식욕이 일어난다. 또 이것들은 각각 독특한 맛을 지니고 있다. 나는 '쑥' 냄새와 맛을 천성적으로 좋아한다. 그래서 깨고 물이 든 '쑥현미송편'─쑥된장국을 얼마나 좋아하는지─생각만 해도 군침이 돈다. 또 그 오랫동안 앓아 왔던 만성 위장병도─ 쑥을 달여 먹음과 동시에 '복부지압법'으로 완치시킨 경험이 있다. 그래서 나는 쑥하고 인연이 깊기 때문에 이 글을 쓰게 된 것이다.

③ 쑥 냄새는 사람의 병을 고치는 고마운 일을 하나, 이것을 맡은 모기 같은 해충은 멀리 도망가 버린다. 쑥을 먹으면 몸 속의 나쁜 벌레와 병균들도 멀리 도망가 버린다.

④ 우리 민족은 단군 이래 수천년동안 쑥으로 뜸을 뜨면서 만

병을 치료해 왔다. 약초도 많은데─왜 하필 '쑥'으로 뜸을 떠 왔을까? 다음에 말하는 놀라운 약리작용이 있기 때문이다.

⑤ 쑥은─연기─증기─즙─냄새─모두 약효가 있다. 쑥을 태워서 그 연기를 몸 속에 흡입시키는 일─즉 뜸을 뜨는 일─또 그 즙을 피부에 바르는 일─만으로도 만병을 치료한다는데─쑥 자체를 먹으면 얼마나 좋을까! 아예 한꺼번에─뜸 바르기─먹기를 다 해버리면 위대한 효과를 발휘할 것이다.

⑥ 쑥은 무공해 식품 겸 약이다─화학비료와 농약이 필요없이 산야에 자생하기 때문이다.

⑦ 현대인은 산성 식품을 즐겨 먹고 산성 체질로 되어 병으로 앓고 있다. 쑥은 강력한 알칼리성 식품이므로 이것을 먹으면 현대인의 체질이 개선된다. 또 산성 식품에 쑥을 첨가하면 산성 독이 많이 중화된다. 가령 〔돼지고기＋쑥＋된장＋생강＋마늘〕 등으로 된장국을 끓이면 돼지고기의 산성 독이 '쑥, 된장, 생강, 마늘'로 많이 중화되어 맛도 좋다. 돼지고기 대신에 '쇠고기, 고등어, 굴……' 등을 사용해도 좋다. 단, 환자는 함부로 먹어서는 안된다.

쑥의 놀라운 작용

① '위장'을 강화시킨다

좋은 약의 특징은 첫째로 인체의 뿌리인 '위장'을 다스려 가면서 병을 고친다. 현대의학에서 사용되는 거의 모든 약에는 위장을 해치는 부작용이 있다. 이와 같은 약을 쓰는 것은 마치 나뭇가지의 병을 고치기 위해서 나무의 뿌리를 잘라 없애 버리는 격으로 되어서 병을 고치는 약이 아니라 사람을 죽이는 약으로 되는 것이다.

▲ 내가 쑥에 미치게 된 것은 ─ 쑥은 첫째로 인체의 뿌리인 '위장'을 강하게 하면서 ─ 다음과 같이 만병을 원인적으로 치료하는 약리작용이 있기 때문이다. 즉 인체의 자연 생리기능을 강화시키고 체질을 개선시키면서 만병을 치료하기 때문이다.

② 강한 정혈작용(淨血作用＝피를 깨끗하게 하는 일)

병은 피가 탁하기 때문에 생긴다. 쑥은 딴 어떤 약초보다도 피를 깨끗이 하기 때문에 과거 수천년동안 뜸을 뜨는데 사용해 왔다. 피가 깨끗해지기 때문에 순환이 잘 되어서 만병이 치료되는 것이다.

③ 백혈구를 증강하고 병균을 살균한다.

즉 병균을 잡아먹는 '백혈구'의 수를 증가시키고 식균력을 강화시키는 것이다.

④ 강력한 해독(解毒)작용을 한다.

우리 몸 속은 ─ 담배·술·약·공해식품 등의 독이 충만하여 병균의 소굴로 되어 있다. 쑥은 이 독들을 분해해서 몸 밖으로 몰아내 버리니 ─ 쑥이야말로 공해독으로 앓고 있는 현대인에게는 위대한 구세주이시다.

⑤ 진통, 소염, 지혈, 이뇨, 해열, 구충작용을 한다.

⑥ 식욕을 촉진시킨다.

식사 초에 '쑥된장국'을 약간 먹으면 식욕이 일어난다. 뜨끈 뜨끈한 쑥된장국에 ─ 마늘 다진 것＋파 썬 것을 첨가하면 생각 만 해도 군침이 돈다.

⑦ 악취(나쁜 냄새)를 제거하고, 공기를 정화시킨다.

방안에 무슨 냄새가 나면 ─ 창문을 닫고 쑥을 태워 연기를 가득차게 하라. 방안에 있는 모기, 파리놈들이 나 살려주시오, 하며 도망가려고 야단을 칠 것이다. 쑥은 사람에게는 약이 되나, 해충에게는 독이 되기 때문에 구충제로 사용되는 것이다. 현대인은 공해식품, 술, 담배, 약 등으로 속이 썩어서 입과 몸에서 냄새가 난다. 다음에 말하는 쑥약을 먹고 그 악취를 몰아내 버려라. 쑥냄새를 싫어하지 말아라-참으로 신기한 것이-쑥은 '연기' 뿐만 아니라 '증기'-심지어는 '냄새'까지도 공기를 정화시킨다.

⑧ 현대의학에서 사용되는 거의 모든 약은-'부작용' 또는 '습관성'이 있어서 인체의 자연생리 질서를 망쳐 버린다-농약이 '농토'를 망치는 것과 같이. 그러나 쑥은 그와는 정반대로 인체의 자연생리 기능을 왕성하게 한다. 즙을 짜낸 쑥찌꺼기를 화초에 주어도 화초가 성성하게 자라는 것은 이 모든 사실을 증명하기에 충분할 것이다.

쑥의 성분

쑥=뜸을 뜨는 약-으로만 생각하는 것은 큰 오판이다. 다음과 같이-비타민, 미네랄 기타 각종의 영양분을 풍부하게 포함하는 우수한 식품이다. 즉 '쑥'은 몸에 영양을 공급하면서 병을 고치는 '식품 겸 약'이다. 요즘의 거의 모든 식품-특히 '한약'까지도 공해독으로 오염되어 있는데-쑥은 화학비료와 농약없이 산야에서 자생하는 식물이다.

▲ 다음은 '농촌진흥청'과 '일본과학기술청'에서 만든 식품표준성분표에 의거해서 만든 쑥 성분표이다.

쑥의 성분(생쑥 100g당)

▲ 수 분 : 81.4g ▲ Vt C : 22mg ▲ 당 질 : 4.0g

▲ 단백질 : 7.7g ▲ 지 질 : 0.8g ▲ 칼 슘 : 140mg

▲ 섬 유 : 3.7g ▲ 회 분 : 2.0g ▲ Vt A : 7,940IU

▲ 인 : 70mg ▲ 철 : 10.9mg ▲ 나이아신 : 1.5mg

▲ Vt A₁ : 0.12mg ▲ Vt B₂ : 0.23mg

【주의】 위에서 보는 바와 같이－쑥은 Vt A가 100g 당 무려 7,940IU가 들어있다. 비타민A＝시력(視力)을 강화한다＝눈을 밝게 한다→피부가 강해진다→병에 대한 저항력이 강해진다. 성인의 1일 소요되는 비타민A의 양은 1일에 약 2,000IU.

▲ 위와 같이 쑥에는 각종의 비타민과 미네랄이 풍부하기 때문에 위장병에 좋고, 또 비타민A가 딴 식품보다 두드러지게 많기 때문에 쑥을 먹으면 병에 대한 저항력이 강해져서 만병이 치유되는 것이다. 그래서 쑥이 모든 약의 왕초가 되는 것이다.

쑥 사용법

새싹－또는 어린 생잎

주로 봄철에 채집할 수 있으나－지역에 따라 여름, 가을에도 채집할 수가 있다. 가정에서 재배할 경우에 사시사철 얻을 수가 있으니 취미와 관상삼아 재배하기를 바란다. 새싹을 자르면 자른 곳에서 또 나오고 또 나오고 하므로 참 재미가 있다. 단, 야생물이 월등하게 좋으니 봄에는 가족들과 함께 소풍삼아 채집하러 가거라.

▲ 생으로 먹는 것이 비타민C가 파괴 안되고 기타의 성분이 소실 안되니－파, 당근, 배 등과 함께 사라다로 해서 먹으라.

▲ 생즙을 만들 때는 쓴 맛을 중화시키기 위해서 사과·배·당근·감초 등을 배합하라.

[쑥 3 : 기타 7]의 비율을 지켜라. 좋은 약도 양이 많으면 몸에 해롭다. 공복시에 보통 크기의 컵 한 잔 이내만 복용하라.

▲ 몸이 추울 때는 달여서 뜨끈뜨끈한 것을 마셔라.

▲ 나는 된장국에 쑥의 새싹과 어린 잎을 넣어 먹는 것을 지극히 좋아한다. 어떻게 만드는고 하니 [된장＋마늘＋생강＋고추장＋참기름＋누런 설탕＋옥파＋시금치(기타 야채)＋멸치가루＋다시마가루…]—로 된장국을 끓여 놓고—최후에 '쑥 새싹' 또는 '어린 잎'을 넣어 약 5분간 가열하고는 불을 끌 것.

[주의] '멸치가루' 대신에 —'굴, 조개, 미꾸라지, 잉어, 조기, 도미, 고등어…' 등의 생선을 넣으면 더 맛이 있다. 부산에 가면 경상도 아주머니들이 '재치국사이소!'라고 외치고 다니는데—고놈이 몸에 얼마나 좋다구—그 [재치＋경상도 막된장]에다가 위의 각종의 재료를 넣어서 끓인 것이 천하 제일의 진미이다. 생각만 해도 군침이 돈다. 지금이 오전 11시 15분인데 아직 아침을 안 먹고 있거든. 나는 또 부산 '복국'을 지극히 좋아하는데—이 '복국'에 쑥의 새싹 또는 연한 잎을 넣어 먹는 것도 진미이다.

▲ 새싹과 연한 잎으로 떡, 송편 등을 만들 때는 절구통으로 찧어서 떡, 가루와 함께 반죽하면 된다. 하기가 귀찮으면 떡방앗간에 부탁하면 된다. 단, 반드시 '현미'를 사용하도록.

[주의] 쑥의 새싹과 어린 잎에 제일 영양분이 많고, 약효가 있으니 새싹과 어린 잎이 많은 봄철에 채집해서—위와 같이 사용하고, 또 다음 방법으로 저장해 두었다가 사용하라.

▲ (가) 쑥쨈—압력 밥솥에—쑥 반, 약수(山에서 길어온 물)

반을 담아 ─ 약한 불로 3시간 이상 달이면 걸죽한 죽으로 된다. 이것을 작은 약병(드링크병이 좋음)에 담아 마개를 잘하여 비닐봉지에 싸서 냉장고의 맨 아랫단 또는 서늘한 곳에 저장해 두어라.

[주의] 새싹 또는 어린 잎을 구하지 못할 경우에는 큰 잎을 사용하라.

[쑥쨈 사용법] '사과, 배, 당근' 등으로 생즙을 만들어 ─ 쑥쨈 3 : 생즙 7 비율로 혼합해서 복용하라. 환자가 추워할 때는 이 모든 것을 적당량의 감초·생강과 함께 뜨끈뜨끈하게 달여서 먹도록 하라. 공복시에 보통 크기의 컵 한 잔 이내만 먹어라.

[주의] 이 쑥쨈을 된장국 끓일 때에, 또 떡반죽을 할 때에 적당량 사용해도 좋다.

▲ (나) 쑥가루 ─ 쑥을 그늘에 말린 것을 가루로 만들어 두면, 1년 내내 사용할 수가 있다. 될 수 있는 한 새싹 또는 어린 잎으로 만들어라. 큰 잎으로 만든 것은 약용으로만 쓰는 것이 원칙이고 식용으로 쓸 때는 소량을 쓰되 ─ 쓴맛을 딴 식품으로 중화시켜야 한다. 가루로 만들 때는 ─ 잎·줄기·뿌리 ─ 전체를 사용하라.

[쑥가루 사용법] 약탕기에 ─ 쑥가루 반·약수 반+감초·생강의 적당량을 넣어, 물이 반으로 되도록까지 달여라(약한 불로). 별도로 '사과·배·당근' 등으로 생즙을 만들어라. 쑥즙 3 : 생즙 7 비율로 혼합한 것을 보통 크기의 컵 한 잔 이내만 공복시에 복용하라. 이 쑥가루를 식용할 때는 적당량을 딴 식품에 배합하면 된다. 가령 된장국을 끓일 때에 쑥가루의 적당량을 첨가하면 된다. 떡을 만들 때는 물에 적당량의 쑥가루를 타서 ─ 이 물로 떡가루를 반죽하면 된다.

큰 생잎

장기간 사용으로는 위와 같이 '쑥쨈, 쑥가루'를 만들어서 사용하라.

▲ 큰 생잎을 바로 사용하는 방법─[가] (약용)─약탕기에, 쑥 반, 약수 반과 감초·생강을 적당히 넣어서 약한 불로 약 30분간 달여라. 별도로 '사과·당근·배……'의 생즙을 만들어라. 양자를 합친 것을 1회에 보통 크기의 컵 한 잔씩만 공복시에 마셔라. 비율은─쑥즙 3 : 생즙 7 정도로. 욕심사납게 쑥즙을 많이 먹었다간 혼난다.

〔장기 보관용─생쑥농즙〕 압력 밥솥에─큰 생잎 반과 약수반＋감초·생강 적당량을 넣어 약한 불로 약 3시간 이상 달여서 헝겊으로 짜 드링크병에 담아 마개를 하고 비닐봉지로 싸서 냉장고 또는 서늘한 곳에 보관해 두었다가 사용하라. 사용할 때는─별도로 '사과, 배, 당근…'으로 생즙을 만들어─쑥즙 3 : 생즙 7 비율로 합해서 복용하라. 1회에 보통 컵으로 1컵 이내만 복용하도록. 환자의 체온이 높을 때는 냉한 것을─체온이 낮아 추워할 때는 펄펄 끓인 것을 복용하라.

▲ 큰 생잎을 식품으로 사용하는 방법─[나] (식용)─우선 약수만 펄펄 끓여라─이 끓는 물에 큰 생잎을 넣어 약 5분간 삶은 후에 바로 찬물로 식혀서 물에서 건져 내라. 물에 오래 담가 두면 영양분이 소실된다. 또 5분 이상 가열해도 영양분이 감소된다. 이것으로 된장국을 끓여 먹는 것도─새싹, 어린 잎 다음에 가는 진미이다.

▲ 위의 '생쑥농즙'을 떡반죽물에 적당량을 혼합해도 좋다.

말린 쑥잎

〔말린 쑥잎〕집에 말려 놓은 것이 없으면 ─ 한약방에서 구하라. 가루로 만들어 두면 1년 내내 편리하게 쓸 수 있는데 ─ 이에 관해서는 앞에서 말했으니 복습하라.

▲ 〔가〕(약용) ─ 쑥 반 : 물 반＋감초·생강 적당량 ─ 을 약탕기에 담아서, 약한 불로 약 1시간 달여라. 별도로 '사과, 당근, 배, 기타 과일'의 생즙을 만들어라. 쑥즙 3 : 생즙 7 비율로 해서 공복시에 1회 1컵씩 복용하라. (진짜 꿀이 있으면 좀 타서 마시면 더욱 좋아요)

▲ 〔나〕(식용) ─ 위와 같이 달인 쑥즙을 된장국, 떡가루 등에 적당히 넣으면 된다.

〔주의〕〔장기 보관용 ─ 말린 쑥농즙〕

압력 밥솥에 ─ 말린 쑥잎 반＋약수 반＋감초·생강 적당량을 넣어 약한 불로 3시간 이상 진하게 달인 즙을 헝겊으로 짜서 드링크병에 담아 마개를 한 뒤에 비닐봉지에 싸 냉장고 또는 서늘한 곳에 보관하라. 사용법은 위에서 말한 생쑥농즙과 같다.

병은 내외 양면으로 공격해야 한다

이상은 입으로 마시고 먹어서 몸의 내부를 다스리는 쑥의 약제 또는 식재(食材)를 만드는 법에 관해서 말했다. 병을 철저히 치료하기 위해서는 ─ 몸의 안쪽 뿐만 아니라, 몸의 바깥쪽도 다스려야 한다. 즉 병으로 아프거나 덩어리진 곳을 내외 양면으로 공격하라는 것이다. 즉 안으로는 쑥을 입으로 마시거나 먹어서 다스리고, 밖으로는 쑥을 빻아서 짓이긴 것 ─ 또는 그것을 짜낸 즙, 또는 쑥을 삶아서 우려낸 즙을 환부에 발라서 약의 성분을 환부의 내부에 침투시키거나, 또는 쑥을 태우거나 삶아서 생기는 연기 또는 증기를 환부의 내부로 흡입시키는 일이다.

▲ 쑥은 정말로 놀라운 식물이다. 쑥 자체는 물론 태워서 생기는 '연기' 뿐만 아니라, 태워서 남은 찌꺼기인 '재(炭)'까지에도 약효가 있다─그래서 나는 쑥에 미친 것이다. 즉─종기 또는 상처가 나서 진물이 날 때는 쑥의 잿가루를 뿌려 주고, 진물이 안날 때는 잿가루를 참기름에 개어 발라도 효과가 있으니 말이다. 물론 진물이 날 때는 잿가루가 아니라 쑥가루 자체를 뿌려 주는 것이 더 효과가 있다─'재'보다 자극이 심하다. 또 진물이 안날 때도─'잿가루'보다도 '쑥가루＋참기름'─또는 쑥의 생즙을 바르는 것이 더 효과적이다.

▲ 쑥으로 더욱 철저히 치병하는 법을 알려 주지 ─

쑥을─마시다, 먹다, 바르다, 흡입하다─등의 작업을 하는 것외에 아예 뜨거운 쑥물로 목욕을 해 버려라. 방법은 뒤에서 말하겠다.

몸에─만성적으로 아픈 곳 또는 덩어리진 곳이 있으면─환부를 가제로 덮고 그 위에─쑥·생강을 빻아 짓이긴 것, 또는 생강을 빻아 짓이긴 것에 쑥가루를 첨가한 것─등을 얹어 놓고는 거즈 몇 장으로 덮어라─그리고는 붕대로 고정시켜 놓아라. 그 위에다가─볶아서 뜨끈뜨끈한 굵은 소금을 담은 주머니를 얹어 가열하라. 소금이 식으면 또 다른 뜨거운 소금주머니로 대치해야한다. 이 소금주머니 대신에 전기 드라이어를 사용해도 좋다.

〔주의〕 만성이 아니고, 급성으로 부어 열이 있는 곳에 찬것그대로 사용하라.

▲ 뜸을 뜨는 것은─쑥을 태워서 그 연기를 환부에 흡입하는방법인데─효과가 좋기 때문에 과거 수천년동안 전래해 온 것이

다. 경혈(經穴＝뜸자리)을 잘 알아서, 탄 자국이 생기지 않도록 기술적으로 떠야 하는데 ― 이 방법만 알리는 데도 수백 페이지의 책이 필요하다. 앞으로 깊이 연구한 후에 발표할 예정이다.

▲ '의료기구상'에서 '온구기'(溫灸器)를 구할 수가 있다. 이것은 누구든지 손쉽게 시술(施術)할 수 있으니 활용하기를 바란다.

쑥에 관한 보충 사항

① 한약에 관해서 제일 유명하고 권위있는 책이 ― 중국에서는 '李時珍' 선생이 쓴 '本草綱目'이며, 우리 나라에서는 '許浚' 선생이 쓴 '東醫寶鑑'이다.

▲ '本草綱目'에서는 ― 「쑥은 속을 덥게 하여 ― 냉을 쫓으며 ― 습을 덜어 준다.」 아닌게 아니라 ― 오늘 아침에 마른 쑥잎을 달인 즙을 한 컵 마셨더니 말이다 ― 뱃속이 따뜻하고 아주 편하구나. 이 위에 쑥탕까지 하면 기가 막힐 것이다. 그 책에는 이렇게 쓰여 있어요.

"쑥잎과 쌀가루를 함께 찧어서 가루로 하여 먹거나 약으로 쓰면 효과가 있다."(쌀은 물론 '현미'라야)

그렇지 않아도 나는 생리적으로 '현미 쑥송편＋(깨고물)'을 지극히 좋아하는데 앞으로 더욱더 많이 먹어서 기어이 150 이상 살고 말겠다. 단것을 좋아하는 사람들은 ― '꿀, 조청, 누런 설탕' 등을 첨가하라. 나는 요즘은 단것이 싫어졌다. 어디 현미밥을 싫어하는 사람들 ― '현미 쑥송편'도 싫은가? 이런 걸 싫어하는 사람은 꼴도 보기 싫으니 저리 꺼져 버려라.

▲ 우리 나라의 '東醫寶鑑'에는 대략 다음과 같이 쓰여 있다.

「쑥은 독이 없고 모든 만성병을 다스린다. 특히 부인병에 좋고 자식을 낳게 한다.」

부인들 대개는 배의 아랫부분이 차갑고 무슨병 무슨병, 병도 많다. 이런 분들은 앞에서 말한 대로 뜨거운 쑥즙을 마시고 쑥탕을 하기를 권한다. 집에 목욕탕이 없으면 물통 2개를 준비해서 ─A통에는 냉수─B통에는 다음의 물을 담아라. 큰 솥에 쑥주머니 몇 개를 넣어 물을 펄펄 끓이고서는 냉수로 온도 조절을 하면서 B통에 온수를 만들어야 한다. A통→B통→A통……10회 가량 하반신을 온수에 담갔다가 냉수로 식히는 일을 반복하면 혈액순환이 좋아져서 병놈들이 도망가 버릴 것이다. 부인뿐만 아니라 남성들도 아랫배가 시원치 않은 사람은 부인과 번갈아 가면서 오락가락하라. 뭐 부끄럽다구?─내외간인데 무엇이 부끄럽노? 너는 온탕─나는 냉탕─식으로 번갈아 가면서 하라.

▲ 아랫배가 인간의 부뚜막이다. 이 부뚜막이 차가운 사람은 손·발도 차다. 위험신호이니 큰일 나기 전에 내말 들어요. 물이 식으면 따뜻한 물로 대치하도록─아예 큰 솥에 물을 계속해서 끓여요. 쑥주머니를 많이 만들어서 B통에도 몇 개 넣으시오.

▲ 쑥은 음력 3월 3일~5월 5일 쯤에 채집하여 그늘에서 잘 말리는 것이 좋다는데 아무 때라도 좋고, 한약방에서도 구할 수가 있다. 그리고 해안(바닷가)이나 섬에서 나는 쑥이 약효가 좋아서 '강화도'나 '인천 자월도' 산이 유명하다. 그러나 어느 곳의 것도 좋으니 걱정 말아라. 그리고 종래에 '약쑥'으로만 사용해 온 쑥도 식용으로 사용해도 무방하나, 앞에서 말한 비율과 양을 엄수하여야 한다. 약용으로만 사용하고 식용으로는 사용 못하는 모든 물질은 우리 몸에 해로우니 접근하지 말아야 한다. 즉, 식용으로 사용할 수 없는 것은 약용으로 사용하지 말아야

한다. 즉 먹어서 피와 살로 되고 동시에 약으로 되는 것을 섭취
해야 한다.

　▲ 쑥의 냄새를 싫어하지 말아라 – 냄새를 많이 맡으면 건강
에 좋다.

　▲ 쑥의 쓴맛은 독이 아니고 약이다. 쓴맛을 없애는 것은 먹
기 좋게 하기 위함이다. 주의할 것은 – 쓴것은 약이지만 과하면
독으로 되니 주의하라.

　▲ 몸이 차가울 때는 생즙말고 뜨거운 즙을 마셔라. 아픈 곳
이 부어서 열이 있을 때는 생쑥과 생강을 빻아 으깬 것 또는 그
짜낸 즙을 사용하라.

　▲ 쑥을 달일 때는 감초·생강을 적당히 넣으면 쓴맛이 많이
부드러워지고 약효도 좋다.

오판하지 말아라

　이상 말한 대로 쑥을 열심히 먹어도 병이 낫지 않는 경우가
많다. 만일 쑥만 먹고 만병이 다 치료된다면 이 세상에는 병원·
약방 다 필요없게 될 것이다.

　▲ 우리의 '몸'을 만드는 것은 무엇인가?→'음식물'이다. 나
쁜 음식물을 먹으면 – 몸에 병이 생긴다. 나쁜 음식물을 먹으면
'피'가 흐려져서 돌지 않기 때문에 병이 생기는 것이다.

　▲ 쑥을 먹고 뜸을 뜨면 – 또 '침'을 놓거나 '약'을 먹으면 병
이 일시는 낫지만 얼마 있으면 또 도져 버린다. 웬 일일까?→나
쁜 음식물을 여전히 먹기 때문에 '피'가 흐려져서 돌지 않기 때
문이다. 따라서 나쁜 음식물을 먹는 한 병은 영원히 근치(根治)
안되는 것이다.

피부가 고와지고 백발이 검게 되는

참깨

'깨' 라는 식품은

① 고소해서 맛이 좋아요.
② 고소한 향기가 납니다.
③ 동시에 만병통치약입니다.

「산삼」이 좋다지만 어디 위의 세가지 조건이 구비되어 있나요? 음식물을 먹되−「피」와 「살」로도 되고 동시에 「만병통치약」으로 되는 것을 먹으세요? 「깨」가 「만병통치약」이라니?!→ 다음을 읽으시면 내 속을 아실 것입니다.

미식(美食)−강정식(強精食)의 종주국인 중국의 참깨속담

1 '참깨'를 100일 먹으면 모든 병이 완치된다.
2 1년을 계속해서 먹으면 피부에 광택이 나서 아름다워지고 배가 안 고파진다.
3 2년을 계속하면 백발이 검게 된다.
4 3년이면 빠진 치아(이)도 재생된다.
5 4년이면 수화(水火)의 해도 입지 않는다.
6 5년이면 달리는 말도 따라갈 수가 있다.
7 그 이상 계속하면 반드시 장수한다.

중국 사람은 하도 「대포」를 잘 쏘기 때문에 보통의 경우는 함부로 믿을 수 없지만 위와 같은 속담은 충분히 고려할 가치가 있다. 나는 대체로 위의 속담의 약 70%는 확실한 것으로 보고 '깨'를 부지런히 먹는다.

인생 80여 년을 살아온 경험으로 볼 때에 「현미, 콩, 깨, 마늘, 야채, 해조류(미역, 김, 다시마……」를 먹고 있는 한 영양에 관해서는 전혀 걱정할 필요가 없다. 그래서 나는 '깨'를 볶아서 가지고 다니면서 부지런히 먹는다. 고소해서 맛이 좋아요. 무엇보다도 소화시간이 불과 30분 정도이므로 위부담의 걱정이 없어서 좋다.

그 때문인지 나는 오늘 현재에 「안경」은 무도로 되어 버리고 쓰던 돋보기도 「저리 가라」로 되어 버렸어요. 그리고 글을 읽고 쓰는 머리 활동도 30대와 같고―아마 「현미＋콩＋깨＋마늘」이 합작한 공로임에 틀림없다고 생각한다. 지난번 생일 때에 큰 딸이 「아버지 생신에 무엇을 사드릴까요?」라고 하기에 「'검정깨'가 장수약이란다.」라고 하니까 한 보따리 사왔다. ―아마 내년 생일 때까지는 넉넉히 먹을 거야.

▲ 위의 ①은 왕대포―병을 예방, 치료하는 데 지대한 효과가 있다고 쯤 생각하세.

▲ ② 는 진짜 사실 ▲ ③ 을 위해서는 평소에 '현미'와 '검정깨', '검정콩'을 부지런히 먹고, 검정깨기름 600g＋마른 뽕잎 300g(한약방에 있음)을 달인 즙을 밤에 잠자기 전과 아침에 잠이 깬 후에 머리의 피부를 손톱으로 긁어가면서 바르고 마찰하면 확실히 효과가 있다. ▲ ④ 는 가능성이 있는 것으로 생각하나 아직 확증을 못 얻고 있다. ▲ ⑤ 수(水)는 가능하나, 화(火)는 초인간만이 가능한 일 ▲ ⑥ 은 50세 미만의 건강한 사

람이 5년간 '참깨'를 먹으면 가능한 일 ▲ ⑦ 은 확실함.

	참 깨	검 정 깨	들 깨
열 량	594cal	5.67	650
단 백 질	19.4g	19.4	18.5
지 질(지 방)	50.9g	49.3	55.0
당 질(당 분)	14.2g	11.5	14.0
섬 유 소	2.9g	11.7	28.0
칼 슘	630mg	1100	441
회 분	5.3g	4.3	4.3
철 분	16.0mg	16.0	10
인	650mg	570	570
비 타 민 A	0	35IU	0
비 타 민 B₁	0.5mg	0.5	0.5
비 타 민 B₂	0.1mg	4.8	0.11
나 이 아 신	4.5mg	4.8	3.1

위의 3가지의 성분이 대동소이한데, '들깨'에는 '섬유'가 많
다. 또 '검정깨'에는 '칼슘'이 두드러지게 많고, 딴 것에 없는
비타민A가 있다. ─그래서 한방에서 '검정깨'를 '약깨'로 치는
것이다.

▲ '들깨'에는 '섬유소'가 두드러지게 많으므로 변비 환자에
게 좋다. (어떤 학자는 들깨의 '껍질'에는 독성이 있으므로 벗겨
서 먹으라는데, 나는 그 섬유가 아까워서 그냥 볶아 먹었는데 아
무런 탈이 없더라.)

음식물 속에 들어 있는 소소한 독성은 그 음식물 속에 들어 있는 딴 요소가 그 독성을 약으로 변화시킨다. 그리고 우리가 늘 '현미'를 먹고 있으면 —농약이 든 「독포도주」를 마셔도 배독해 버리는 「휘친산」이 「현미」속에 들어 있다.

따라서 우리는 늘 '현미'만 먹고 있으면 시장에서 파는 일반 야채를 먹어도 걱정이 없다. 그리고 '현미'를 2개월 이상 착실히 먹으면 '암' 같은 무서운 병도 예방된다. —피와 살이 바뀌지기 때문이다. —아니, '깨' 강의를 하다가 어느새 '현미' 강의로 되어 버렸네. —그 만큼 나는 현미에 미치고 있다. 어쨌든 두 달 이상만 꾸준히 먹으면 모두 나와 같이 미치게 될 것이다.

▲ '검정깨'에는 '칼슘'이 많고, 비타민A가 있기 때문에 약효가 있다는 이유로 '참깨'보다 몇 곱이나 값이 비싸다. 내 경험으로는 돈없는 사람이 일부러 비싼 '검정깨'를 먹을 필요가 없다고 본다. 왜냐면 '칼슘'은 우리가 흔히 먹는 싸구려 '미역, 김, 콩, 시금치, 참깨, 들깨…' 따위로 충분히 보충되고, 비타민A는 —성인(成人)의 1일 필요량은 2000IU인데 '검정깨'의 35IU로는 간에 기별도 안 간다. 비타민A는 —시력, 간 기능, 병에 대한 몸의 저항력 —을 강화시키고 성장을 촉진시키는 중요한 영양소이다.

'김' 100g 중에 비타민A가 무려 22,000IU가 들어 있으므로 하루에 '김' 한장만 먹어도 계란 두 알을 먹는 것과 맞먹는다. 기타 '시금치, 쑥갓, 무우잎, 고추잎, 당근' 따위에도 비타민A가 많아요.

좌우단간 '김'은 식탁에서 빼지 말아라. 이놈이 말이야 비타민A와 '칼슘'의 보고임과 동시에, 비타민B1, B2, C, D 뿐인가 —정력의 원천인 '당질'이 무려 29%, 단백질이 40%, 기타 '화분, 섬유, 철분'도 많아요.

우리가 '깨'를 먹어야 하는 절대적인 근본 이유는 ─────

옛날 중국의 '진시황'의 사자가 우리나라에 와서 불로장수의 영약으로 구해 간 것은 바로 '김'이었고 일본에서도 장수식품으로 꼽힌다. 아이구 또 '김' 강의로 되어 버렸네 – 미안해요.

수분(水分)이 – 참깨에 7%, 검정깨에 3.8%, 들깨에 17.8%인데 – 100g 중에서 '수분'을 빼고 남은 성분 중에

'지질(지방)'이 무려 –

참깨→50.9g 검정깨→49.3g 들깨→55g

[비고] '콩'의 지방은→17.6g '현미'는→2.5g 빌어먹을 놈의 '백미'에는→0.4g 밖에 없다. 그러니 '백미'를 먹는 사람은 말하자면 '솜'과 '종이'를 태워가면서 살아가는 인생이다. 거기에서 무슨 놈의 에너지가 발생하느냐 말이다. 병에 안 걸리면 그야말로 진짜 기적이다.

▲ '콩'은 말이야 – '지방'이 많다고 해서 기름을 짜는 대표급의 식품인데 –

▲ 그 '콩'보다도 '깨'에 '지방'이 근 3배나 있으니 – 이게 보통일이냐? 그와 동시에 기름의 질도 콩기름의 3배 이상이니 내가 '깨'에 안 미칠 도리가 있느냐 말이다.

▲ '지방'면으로 볼 때는 – 제일 싸구려 '들깨'가 왕초이구만. '들깨'는 남성에게, '참깨'는 여성에게 좋다지만 – 나는 여성에게 좋은 '참깨'가 좋아요 – 내 입에는 '참깨'가 더 맛이 있거든.

▲ '검정깨'가 좋다기에 – 이 놈을 볶아서 드링크 병에 담고 다니면서 먹었더니 말이야 – 그 검은 찌꺼기가 이 사이에 끼어

서—그래서 집에서만 먹는다.

앞으로는 집에서는 '참깨'—밖에서는 '흰깨'가 있다는데 구해 봐야 되겠어.—좌우단간 '깨'는 보약 중의 보약이라고 확신하기 때문에 부지런히 먹으려고 애쓴다.—위에서 말한 중국의 그 오랜 역사의 전통적인 속담을 결코 무시할 수가 없어서.

▲ '깨'는 일반 보약보다 값이 싸서 좋다. 진짜 보약이란—'식품' 겸 '보약'이라야 한다—즉 '약'이 되는 식품이라야 한다.

일반 보약은 식품으로는 못 쓰고 약전문이라서 나는 경원한다. 보약을 포함한 모든 약은 연용하면 인체의 자연 생리기능이 마비되기 때문에 나는 싫다.

누군가 '녹용'을 선사해 주길래 나는 그것을 '깨'와 바꾸어 먹었다. 나도 앞으로 「약이 되는 식품」을 많이 연구할 생각이다.

'깨'의 지질(지방)은 왜 좋은가

먼저 물어 보자

왜 추운 겨울에는 지방을 많이 취하여야 하고, 더운 '여름'에는 기름기가 없는 삼빡한 것이 먹고 싶어지는가?

혼자서 곰곰히 생각하다가 다음을 보라. 모른다고? 그럼 힌트를 주지.

[힌트] 옛날 우리 조상들은 솥에 물을 담고 솥 밑에서 '장작'을 때었다. 장작이 잘 말라 있고 '기름'기가 없으면 빨리 타 버려서 솥의 물이 잘 끓지 않을 것이다. 더군다나 장작 대신에 '종이'나 '솜'을 때었다간 물은 끓을 꿈도 안 꿀 것이다.

▲ 만일에 말이야.—그 장작에 '기름기'가 많으면 훨훨 잘 타

서 높은 열을 내기 때문에 솥의 물이 빨리 끓을 것이다. 그럼 위
의 물음에 답해 봐요.

[답] '백미'는 '마른 종이'나 '솜'과 같아서 지방이 없기 때
문에 빨리 타 버려서 '솥'의 물이 끓지 않습니다. 즉 몸 속에서
에너지가 발생 안됩니다. '백미' 100g에는 지방이 0.4g밖에 없
는데, '현미'에는 2.5g, 참깨에는 50.9g이나 들어 있으므로 솥
의 물－즉 몸 속에서 잘 타서 높은 에너지를 발생하고 몸도 따
뜻해집니다.

▲ 여름에는 더워 죽겠는데… 그래도 몸을 위해서는 간간히
…그래서 '보신탕'이 존재하게 되었습니다.

[安] 맞았어－그 머리 쓸만 하군.

그럼 또 물어보자

'우지'(牛脂＝쇠고기의 지방＝동물성 지방의 대표자)와 '참
기름'(식물성 지방의 대표자)이 있다－이것들이 몸 속에 들어
가면 어떤 효과가 나타날까?－그 차이를 말해 보라. 우선 몸 밖
에 있을 때의 차이부터 생각해보라.

[답] '우지'는 보통 온도에서는 덩어리지다가－온도가 낮으
면 아예 고체로 되어 버리고－100도 이상 가열하여야 녹는데,
'참기름'은－보통 온도에서는 물론 영하 7도까지 내려가도 액
체 그대로 맑습니다.

[安] 맞았어, 머리가 좋은 위에 영양학 공부도 좀 했구만. 그
런데 말이야－이것들이 몸 속에 들어가면 어떻게 되지?

[답] 몸 밖에서 '우지'는 진득진득하나, '참기름'은 그 반대
입니다. 이 진득진득한 '우지'가 몸 속에 그대로 들어간다면 진
득진득해서 '피' 속을 흐르지 못하므로－'위, 장, 간'이 합작해

서 '피' 속을 잘 흐르도록—즉 덜 진득진득하게 합니다.

그러나 원래 진득진득한 성질은 반쯤은 남게 됩니다. 더군다나 과도하게 또는 연속적으로 육식을 하면 '위, 장, 간'이 지쳐 빠져서 병들어 가동을 못하게 되는 점도 감안해야 합니다.

▲ 우리 몸의 보통 '체온'은 37℃이므로, 100℃이상에서만 녹는 '우지'는 몸 속에서도 덩어리진 채로 남아있기 때문에—좁은 혈관 속을 '중유'(重油)가 흐르는 격으로 되고, 그 진득진득한 것이 혈관 벽에 달라붙어서 혈관이 좁아지게 되므로 피의 순환이 잘 안되어서 '고혈압'을 위시한 온갖 병이 유발됩니다.

이에 반해서 맑은 액체인 '참기름'은 모세혈관(실핏줄)까지 쏙쏙 잘 통해서 몸의 모든 세포에 영양이 골고루 공급되기 때문에 몸의 건강이 유지됩니다.

혈관 속을 '중유'가 흐르다가 중지되고('육식'을 중지하고), 맑은 물(=참기름)이 흐르면—혈관 속이 아직도 덜 막혀 있으면—좁은 혈관이 차츰 청소가 되어서 피의 순환이 잘 됩니다. 더군다나 '참기름'(딴 식물성유도)은 혈관 벽에 달라붙은 것과 핏속의 진득진득한 것(=콜레스테롤)을 녹이는 화학적 성분도 있습니다.

〔安〕아, 그 머리 기가 막히구나! 언제 그런 공부를 했지? 그런데 말이야. '우지'(기타 동물성 지방)에는 또 나쁜 성질이 있어요.—무엇이지? 우선 몸 밖의 상태에서부터 말해 봐요.

〔답〕동물성 지방은 빨리 산화 부패해 버리나, 참기름(기타 식물성유)은 좀처럼 산화 부패하지 않습니다. 더군다나 '참기름'은 마개만 잘해 두면 몇 달이 가도 끄떡 없습니다.

〔安〕척척박사이구나, 그런데 그것들이 몸 속에 들어가면 어떻게 되지? 몰라? 그럼 시간이 없으니 내가 답해 버리지.

▲ '참기름'은 소화시간이 불과 30분간인데, '우지'는 3시간 이상-위장이 나쁜 사람은 그 이상-더군다나 참기름에는 '장' 안의 나쁜 균의 침해를 막아내는 성분이 있으나 ① '우지'는 그 나쁜 균의 침해를 막아내는 성분이 없다. ② '우지'는 소화시간이 3시간 이상이다. ③ '우지'는 원래가 부패하기 쉬운 성질이다.

그래서 장 안에서 썩고 썩어서 '독'을 만들고 이 '독'이 전신에 돌아서 만병을 유발시킨다. 그 중에서 어떤 악질의 '독'은 '적혈구'를 파괴하고 드디어는 '패혈증'→'암'→그리고는 안녕.

가장 알기 쉬운 증거는-동물성 지방을 취하면, 수면 시간이 길고 뒷날은 온종일 골치가 아프다.-독이 전신에 특히 '머리'에 돌기 때문이다.

또 알기 쉬운 증거는-동물성 지방을 취하면 종기(부스럼), 여드름 따위의 피부병이 잘 생기는데, 육식을 중지하면 이것들이 싹 기어 들고 또 육식을 하면 또 나온다.-이것들이 말이야, 그 '독'의 덩어리야. 알았어?-그러니 먹질 말어.

뭐? 우유, 쇠고기 먹으면 키가 크고 뚱뚱해져서 건강하게 보인다구? '소'는 2년쯤 되면 뚱뚱한 어른'소'로 되어 버려요. 그러나 그들은 15년 내지 20년 밖에 못 살어.-즉 쇠고기의 단백질은 빨리 성장시키는 고성능 단백질이지만 유감인 것은 '단명(短命)'이 아니면 병균이 기분좋게 살 수 있는 '온상'을 조성할 따름이다.

물어보자

우리의 치아(이)의 종류와 수는? 총 합계는? 각각 무슨 일을 하나?

[힌트] '어금니'-'앞니'-'송곳니'-각각 몇 개? 무슨 일을

하지?

[답] ▲ 어금니=20…주로 '곡식'을 씹어 먹는 데 쓴다. '어금니'는 주로 '곡식'을 씹지만 딴것을 씹는 일도 도와준다.

▲ 앞니=8…주로 '야채, 과일'

▲ 송곳니=4…주로 '쇠고기'등의 질긴 것을…

※ 치아의 총수=32개

'불멸의 건강진리'란 무엇인가?

[답] 하나님은 애당초에 인간을 창조하실 때에 섭취하는 음식물의 비율을 딱 마련해 놓으셨다.

또 그와 동시에 소화기능도 위의 비율에 맞도록 마련해 놓으셨다.

만일 위의 비율을 어기면 병이 생기게끔 딱 마련해 놓으셨다.

인간은 하나님이 만드셨다. 따라서 하나님의 명령에 순종하지 않으면 천벌을 받는다.

▲ 자동차는 인간이 만든다. '휘발유'를 써야 할 자동차에 '디젤유'를 쓰면―그 자동차를 만든 사람의 명령에 순종하지 않았으므로 그 자동차에 병이 생긴다.

▲ 인간 바보들아? 그래도 내 말을 알아 듣지 못하겠느냐.

▲ '쇠고기'의 단백질이 고성능 단백질이라서 현대의 영양학자가 최고의 영양식이라고 권장하지만―쇠고기, 우유를 매우 배부르게 먹어 온 미국사람들과 우리 나라의 부자들을 보라―미국의 인구의 반 이상이 문명병(암, 고혈압, 심장병…) 환자라는 이 엄연한 사실을 보고서도 최고의 영양식이라고 권장할테냐?

대학을 나오고 박사까지 된 사람들이 왜 그렇게 철이 없을까?

그들의 그 '선입관'과 그 철없는 머리를 가지고 말이야. ─내가 근 60년간 갖은 인생의 풍파를 겪으면서 연구 경험해 만들어 낸 「아침 굶고 현미 2식하는 건강법」까지 반대하니 기가 막혀서 말이 안 나온다. 그들 자신이 문명병에 걸려 죽을 고생을 하고 난 다음에야 내 말이 곧이 들릴 것이다.

▲ 그리고 '송곳니'가 4개라고 해서─4의 비율로 육식을 하려고는 아예 생각지도 말아라. 지금의 '소'를 위시한 가축들이 무엇을 먹고 있는지를 살펴 보라. ─자연사료가 아니고 인공배합 사료이다.

그 배합 사료에는─병을 예방하고 살찌게 하는─화학 성분이 들어 있다. ─그리고 생식(生食)이 아니고 화식(火食)이다. 그러니 병에 안 걸릴 도리가 있느냐 말이다. 그 병신의 고기를 먹고 사람이 무사하겠느냐?

게다가 '우유'에도 말이야. ─검사에 합격하기 위해서 '살균제'를 치고 있다. 그 '살균제'가 사람의 몸 속에 들어가서 무슨 장난을 칠 지 짐작 못하겠느냐?

고 놈의 '우유'를 말이야 송아지에게 먹였더니 2개월도 못 가서 죽어 버리더란다. 우유를 지극히 좋아하는 미국사람들이 말이야. ─인구의 반 이상인 1억여명이 병신이 되어 있어요. 그래도 정신을 못 차리겠느냐?

우유업자들은 나를 못 살게 굴 생각을 말고 일치단결해서 우리 국토의 70% 이상을 점령하는 야산을 개발하고 뉴질랜드와 같이 목초지를 조성하여 가축들에게 자연식을 시키고 자유천지에서 운동을 하도록 노력을 하여라.

그와 같은 고기나 젖을 4비율로 먹으면 사람의 몸에 보약으로 된다. '닭'에도 자연사료를 주고 자유로이 운동을 시키고 병아

리를 깔 수 있는 알을 낳게 하여라. ─그런 계란을 '자연란'(＝
유정란)이라고 해서 보통 계란보다도 비싸게 팔아서 수지를 맞
춰라 ─ 불가능은 없다 ─ 하면 된다.

'깨'에 관한 과학적인 고찰 ─────

　[1] 식물성 지방의 성분인 '리놀산'은 '신경세포'를 구성하는
중요 성분이다. '리놀산'은 '참깨'에 많다.
　▲ 따라서 ─ 이것이 부족하면 '머리'가 나빠지고 각종 신경질
환 ─ 나아가서 신체 각 부에 병이 생긴다.
　▲ 따라서 ─ 지식인, 정신노동자, 학생들은 '리놀산'이 많이
든 '참깨'를 부지런히 먹을 필요가 있다.
　[2] '리놀산'은 '피'와 '살'을 맑게 하고, 혈관(핏줄)을 청소
해준다.(어렵게 말하면 '콜레스테롤'을 제거한다.)
　▲ 따라서 ─ 만병을 예방, 치료할 수 있는 것이다. 그래서 「참
깨를 100일 먹으면 모든 병이 완치된다.」는 중국 속담이 생겨난
것이다.
　▲ 여성에게 최고로 기쁜 소식은 살결이 아주 고와지고 기가
막히게 예뻐진다는 것이다. '현미'를 먹어도 그런데 '참깨'까지
먹으니 그야말로 '양귀비'로 되어요.
　이와 같이 '현미, 참깨'를 먹고 속으로부터 예뻐져야지, 공연
히 겉으로 칠하는 헛수고를 말어 ─ 돈만 낭비하고 피부도 점점
망쳐 버려요. 제일 기초는요 ─ 과거에 몸 속에 누적된 '체독'을
없애 버려야 해요 ─ 그러기 위해서는, 매일 아침을 먹지 말고 때
때로 하루 종일 자연수 이외의 것은 먹지 말아야 해요(1주에 하
루 정도는).

건강미인 제조법

검버섯·기미·주근깨 예방·치료법

검버섯, 기미, 주근깨 예방·치료법

여인의 진정한 화장법

몇년 전 사람들이 나를 보고—"安선생님은 나이가 77세인데 '검버섯'이 없군요—나이가 60이 넘으면 누구나 거의 다 '검버섯'이 있는 법인데 安서생님의 비결을 '건강다이제스트'에 공개 해주시면 좋겠습니다."라고. 또 밖에서 일을 보고 집으로 돌아오는 길에 아는 어떤 여인을 약 30년만에 만났어요. 그런데 그 여인이 나를 보고—"安선생님 입술에 혹 '루우즈'(입술연지)를 바른 것이 아닙니까? 왜 그렇게 빨갛지요?"—그래서 나는 휴지로 입술을 닦아—그 여인(애인이 아니고—주름과 검버섯 투성이의 할망구)은—"아니 安선생님은 지금 나이가 몇살인데 얼굴에 '잔주름'과 '검버섯'도 없고 얼굴색이 그렇게 불그스름하십니까?"—77세(1989년)입니다. 그 여인은 막 놀라면서 그 비결을 말해 달라고 막 졸라대더군요. 그래서 나는 "'건강다이제스트' 8월호를 보시오."라고 했지요.

그 비결은요
'살'과 '피'를 맑게 하는 음식물을 먹고—그 맑은 '피'를 순환시키는 운동을 하는 것입니다. 얼굴은—아침, 저녁 2회 '올리브유'로 마사지를 해야 합니다. 그러면 주름도 막을수가 있어요. 그 일을 열심히 하면요—덤으로—병마놈이 다 도망가 버리고 77노인도 30대 이상으로 일할 수가 있어요. 빨리 늙어 죽고 싶거든요→내 말을 곧이 듣지 마세요.

[주의] '올리브유'는 국산은 없고 수입품뿐입니다. 자연식 식당에서 '식용 올리브유'를 구해서 쓰세요. '머리'를 감고 마른 다음에—손톱 끝으로 긁어가면서 '올리브유'를 바르면 '비듬'놈들이 싹 도망가 버려요. 이 일을 오래 하면 탈모·백발을 방지합니다. 얼굴에 약간 칠해서 세게 눌러가면서 비비면—마사지하면—'검버섯·주근깨·기미'들을 예방하고—현미 중심의 자연식을 하면서 오래 계속하면—전에 생긴 것들도 살살 도망가 버려요.

[주의] 1년에 사이다병 하나로 충분(값은 참기름 값 정도)—나 자신은 사이다병 하나로 2년 이상 씁니다. 많이 바르지 말고—조금씩 말라서 막 비비고 문지르세요. 나는 '식용 올리브유'를 쓰는 탓인지 얼굴색이 검지 않아요.

[특별주의] 이상은—현미 중심의 자연식을 하는 것이 절대 선결조건입니다.

인생의 참진주

▲ 얼마 전에 나는 어느 온천장에서 온천목욕을 하면서 원고를 썼어요. 그런데 어느 일요일 날에—목욕탕 손님이 어찌나 많은지—샤워하는 곳과 앉아서 때미는 곳에 하나도 빈곳이 없었어요. 빈곳이 하나 있긴 한데—수건과 비누가 들어 있는 물바가지

가 놓여 있는 걸 보니-주인공이 잠깐 볼 일 보러 나갔는가 봐
요. 나는 거기 땅바닥에 앉아서 때를 밀고 있노라니까 어떤 국민
학교 아동(5, 6학년 정도)이 '의자'를 가지고 와서 "이 위에 편
히 앉아서 하세요."라면서 그 수건 비누가 들어 있는 물바가지
를 가져가 버리더군요. 나는 참 기특한 애라고 생각했어요-자
기 자리가 빼앗긴 것에 화내지 않고 오히려 '의자'까지 갖다 주
니 말입니다. 한 15분쯤 지난 후 그애 생각이 나서 찾아다녀도
없었어요. 나는 그 아이 비슷한 5, 6명의 아이들을 보고-"너-
내 아니?"하고 물어도 허탕-그 아이는 탕 밖으로 나가버렸던
것이었어요. 나는 그 아이를 만나서 학교의 담임 선생을 만나 집
안 형편을 알아보고 내가 도울 수 있는 일이 무엇인지를 알아보
려고 했는데-"참진주를 놓쳤다!"고 개탄했어요. 그래요-화
를 내어야 할 경우에, 화를 내지 않고 오히려 상대방에게 봉사하
는 정신-정말 "동심은 천심이다."입니다. 이런 정신으로 살아
가야 우리는 참행복을-느낄 수 있다고 이 노인이 그 어린 소년
으로부터 배웠던 것입니다.

▲ 가만 있거라-내가 뭘 하려다가-이렇게 탈선해 버렸지?
아-그래 그래-

여인들의 진정한 화장법

여인들의 현황-프랑스제의 고급화장품만을 쓴다는 부자집
마나님이 아침에 일어나서 화장을 하기 직전의 꼴을 좀 구경해
보세요-우선 '머리'로부터 말하면-제비집과 같이 곱슬곱슬
지진 그 꼴-아니 머리털에 무슨 죄가 있다구 그렇게 막 지지고
볶아 버렸나요? 머리숲에도 자연보호 운동을 하면 좋겠습니다.

자연 그대로가 제일 고상하게 보이는 것입니다. 지지고 볶지 않아도 고상하고 예쁘게 꾸민 여인을 만날 때마다—나는 "아아, 저 여인의 마음도 틀림없이 고상하겠구나!"라고 느껴집니다. ▲ 그 다음에 '눈썹'—아이구 다 빠져 버렸네요—그려야 되겠군요. ▲ 그 다음에 '양 뺨'을 위시한 얼굴 전체의 '살갗색'—아이구 다 썩어 버렸네요. ▲ 그 다음에 그 입술—거 왜 그렇게 허옇지?—나이 84노인은 아무 것도 칠하지 않아도 빨간데—역시 입술 연지로 더덕더덕 칠해야 되겠어요. 사내놈이란 귀여운 여자를 보면 뽀뽀하고 싶은데 입술 연지로 더덕더덕 페인트칠한 여자를 보면—뽀뽀는 고사하고 천리길을 도망가 버리고 싶어요—결론적으로 말하면—아침 일어난 직후의 여인의 꼴은 그야말로 상도깨비 귀신입니다. 게다가—왜 손톱은 그렇게 길게 해서 빨갛게 칠해 놨지? 그 여인의 머리를 위시한 얼굴 꾸밈이 바로 그 여인의 마음을 나타내는 것입니다. 어이구—여인들의 흠을 너무 꼬집어 말해서 참 죄송해요. 그렇다고 해서 나를 미워하지 마세요. 나는요, 여러분을 예쁘게 하기 위해서 그러는 거예요.

　▲ 프랑제의 고급 화장품을 쓴 여인들이 그 꼴로 된 근본 원인은? 한참 생각하다가 다음을 보세요.

　[힌트] 우리는 왜—3분 내지 5분 동안만 공기를 안 마셔도 죽나요. 우리 몸에는 왜 '체온'(몸이 따뜻한 것)이 있나요? 한참 생각하다가 다음을 읽으세요. 생각하지 않고 스쳐지나가는 식으로 읽는 독서는 무효입니다. 그럼 왜 그런지 생각하다가 다음을 보세요.

　[모르겠다구요?—그럼 힌트를 드리죠] 옛날 할머니들이 솥으로 밥을 지을 때는 솥밑에 장작을 때었어요. 그런데 잘 타지를 않아요—어떻게 하면 되죠?—부채질을 해야 하지요? 왜? 공기

중의 '산소'가 들어가야 잘 타기 때문이죠. 무엇이든 탈 때는 꼭 '산소'가 필요해요. 만일 그 잘 타는 장작불 위에 도라무통 반 조각짜리를 덮어 씌우면? 불이 당장에 꺼져 버리고 타다 남은 것도 3분 내지 5분이면 다 꺼져 버립니다.

　▲ 그럼 왜 우리는 3분 내지 5분만 공기를 안 마셔도 죽나요? 그리고 왜 '체온'이 있나요? 또 우리 몸의 세포의 수는? 한참 생각하다가 다음 답을 보세요.

　▲ 〔답〕 우리들의 세포의 수는 약 60억이 아니라─자그마치 60조입니다. 이 무수한 각 세포안에 있는 '미토콘드리아'(=mitochondria)라는 부분에서 우리들이 먹은 음식물로 생긴 영양분이 '산소'와 결합해서 연소(타다) 작용을 합니다─그 탈 때에 생기는 '에너지'의 힘으로 인간이 살아가는 것입니다─마치 자동차에서 가솔린＋산소가 연소해서 차가 달려가듯이 타기 때문에 열이 생겨서 우리 몸에 '체온'이 있게 되는 것입니다.

　〔주의〕 ① '종이·솜·백미' 같은 내용물이 빈약한 것이 탄다면 당장에 타 없어져서 '열'을 안 내나, '지방, 단백질' 기타의 내용물이 풍부한 '현미' 등이 탄다면─오래 타고 열이 많이 생기는 것을 알겠지요? 그래도 종이나 솜 같은 '백미'를 먹을테야 ─이 바보야! ▲ ② 60조나 되는 세포 각각에 '산소'가 충분히 들어가야 잘 타는데─그 막대한 '산소'를 도대체 어디 어디에서 공급하지요? 호흡만으로 충분해요? 그 60조나 된 세포에서 어떤 것이든 타면 '탄산가스'가 나오는데─그 60조 세포에서 배출된 탄산가스가 몸 밖으로 안 가고 몸 속에 쌓이면 병으로 되는데 ─호흡만으로 완전히 배출되나요? 호흡도 운동을 하면 '산소'가 많이 들어오고 '탄산가스'가 많이 나가는데─요즘 사람들은 운동을 자기자신이 안하고 '차'에다가 시키니─「병이 안 걸림」

그거야말로 초기적입니다. 자아 호흡하는 것만으로는 산소흡입
량과 탄산가스 배출량이 태부족인데ー딴 곳 어디어디에서 산소
가 들어오고 탄산가스가 나가나요? 그래 그래ー피부의 그 무수
한 땀구멍 털구멍 기타 구멍을 통해서 그 일을 해요. 그러기 때
문에ー만일 우리 몸 전체를 페인트로 더덕더덕 칠하면 피부가
호흡 못하므로 죽게 되는 것입니다.

▲ 그런데 그 피부의 무수한 구멍들이ー무엇인가로 인해서
'산소흡입'과 '탄산가스배출'을 잘 못하고 있어요. 무엇 때문이
죠? 우선 얼굴은?→화장 때문에 그 무수한 구멍들이 막혀 버려
서→세포에 산소 공급이 안되고 탄산가스 배출이 안되기 때문에
세포들이 죽어서 그 무덤으로 '검버섯·기미·주근깨'들이 생기
는 까닭을 이제도 깨닫지 못할 정도의 바보는 아니겠지요? 그리
고 '얼굴' 외의 '몸'은 무엇 때문에 산소흡입과 탄산가스배출이
잘 안되는가요?→'화학 섬유'로 짠 옷을 입기 때문이란 것을 몰
라요. 그럼 우리가 늙어 병들어 죽는 이유를 깨달을 수가 있겠지
요. 게다가 운동을 하면서 호흡을 잘하여 코로 '산소'가 들어오
고, '입'으로 탄산가스를 많이 받아 내야 하는데 운동도 안해서
편히 쉬고만 있으니 그야말로 병에 안 걸리면 초기적 중의 초기
적입니다.

▲ 결국 현대인의 문명병의 제일 큰 원인은ー① 나쁜 음식 먹
기 ② 산소 공급·탄산가스 배출 부족인데ー병 고치기 위해서는
ー[A] 위의 ① ② 때문에 몸 속에 '독'이 쌓여서 병이 생겼으
니까 우선 그 독을 없애 버려야 한다ー즉 '제독'(除毒) ▲[B]
제독하고 난 다음에 몸 속에 독이 안 생기는 깨끗한 음식 즉 '자
연식'(自然食) ▲ [C] 자연식을 하면 '살'과 '피'가 맑아지는
데, 그 맑은 '피'도 돌지 않으면 썩어서 병을 만드니까ー그 피를

병든 곳까지 순환시키는-'치병운동'(治病運動=병을 고치는 운동=기준치 운동)=① 제독 ② 자연식 ③ 운동=즉 3위1체식으로 해야 완전 건강·치병되는 것입니다. 현대 '의학'에서는 이 중에서 어느 한가지도 실행 안하기 때문에 문제는 영원히 해결 안되어 지금 이 순간에도 일생 피땀 흘려 번 돈을 약과 병원에 고스란히 바치고 무수히도 죽어가고 있는 중입니다. 나는 현대 '의학'과는 정반대의 길을 60여년 걸어왔기 때문에 현대의학과는 정반대인 이상의 3원칙을 발견한 것입니다.

화장을 하는 구체적인 방법

　▲ 우선 몸 속을 깨끗이 하는 음식물을 먹는 것이 제일 첫조건입니다. 속이 깨끗해야 겉이 깨끗하고 예뻐지는 것입니다. 지금까지는 몸 속을 더럽히는 음식물을 먹었기 때문에 겉도 더러워져서 추하게 보이게 되어-그것을 감추기 위해서 화장을 하게 되는 것입니다.-그래서 화장을 지우면 상도깨비 귀신으로 되어 버리는 것입니다. 화장을 하면 피부가 호흡을 못하므로 피부 자체를 망쳐 버릴 뿐만 아니라-몸 속으로 산소가 못들어가고 몸 속의 탄산가스가 배출 못하므로 몸 속까지 더러워져서 그 죽은 세포의 무덤이 바로 '검버섯·기미·주근깨'입니다. 인간은 이렇게 해서 늙어 죽어가는데, 사람이 죽으면 '검버섯'이 전신에 퍼져서 전신이 완전히 검어집니다. 따라서 지금 얼굴에 나타나고 있는 '검버섯'은 무덤의 입구에 들어선 것을 신호하는 것입니다.

　▲ 몸 속을 깨끗이 하는 음식물을 먹으면-차츰 겉의 피부도 깨끗해지고 예뻐집니다. 화장을 하면 '피부'가 호흡 못하기 때

문에—'산소'가 못 들어가고 탄산가스가 배출 못합니다. 그러면 몸 속을 깨끗이 하는 음식물을 먹어도 소용이 없게 됩니다. 따라서 앞으로는 피부가 호흡을 못하게 하는 화장을 하지 마세요.

▲ **피부를 호흡시키는 화장법**—얼굴을 깨끗이 씻고 물기가 마른 다음에, '올리브유'로 마사지하세요. '올리브유'를 약간 손바닥에 발라 얼굴 전체를 세게 마사지하세요. '올리브유'를 진득진득할 정도로 많이 바르지 말고—소량을 발라—세게 눌러 가면서 비비세요—한쪽 방향으로만 편중해서 하면 주름이 생기니 주의하세요. 그 '올리브유'를 닦아내지 말고 그대로 두되—예쁘게 보일 필요가 있을 때만—그 위에 살짝 '분'을 바르세요. 외출해서 집으로 돌아오면 당장에 세수하고—또 '올리브유'로 마사지하세요. 아침에 남편이 나가기 전까지는 분칠해서 예쁘게 보여주세요. 남편이 나가면—언제 보았더냐 하고—재빨리 세수해서 또 '올리브유'로 마사지하세요. 예쁘게 보일 필요가 없을 때는 분칠을 하지 마세요—'분'도 구멍들을 막기 때문입니다. '올리브유'는 구멍을 막지 않고 피부에 영양을 줍니다. 1년에 사이다병 하나 정도면 쓰다가도 남으니 화장품 값으로 사용한 돈의 몇 10분의 1도 안될 것입니다. 그 돈을 남편 몰래 저금했다가 남편의 정년 퇴직금과 합쳐서 노후의 생활 안정을 기하셔야 합니다. 그리고 잊어서는 안될 것은 그 10분의 1 정도는 꼭 불쌍한 사람들을 구제하는 사회사업에 쓰세요. 그래야 하나님이 복을 내려 주시나이다. 화장을 해서 조금이라도 피부가 아름다워지면 내가 뭣 때문에 이런 잔소리를 할 것입니까? 과거 어떤 때에요—여학교 졸업반 학생들에게 위와 같은 강연을 했더니 학생들이 어찌나 웃는지 한참 동안 강연이 중단되었어요. 강연이 끝나서 그 중 어느 학생에게—"너희들 아까 왜 그렇게 막 웃었

니"하고 물었더니—그녀 왈—"어제는 어떤 화장품 회사원이 와서 화장을 해야 예뻐진다는 강연을 했어요."라고.

▲ 그렇게 해서 몇달 계속하면—빠졌던 눈썹이 다시 생겨나고 허옇던 입술이 빨개지고—얼굴색이 기가 막히게 예뻐져서 그야말로 양귀비처럼 되어 사내놈들이 막 치근거려서 몹시 고생하게 될 거예요.

▲ 뭐니뭐니 해도—하나님이 만드신 원 그대로가 최고의 '미'입니다. 아무런 꾸밈이 없는 어린 아이의 얼굴이 그 인간으로서는 최고의 '미'입니다. 하나님은 참 잘도 만드셨습니다. 만일 우리에게 눈썹이 없으면~꼴이 어떻게 되죠? 입술이 빨갛지 않고 희거나 검으면 어떻게 보일까요? 손톱색은 하나님이 만드신 색이 가장 고상하게 보이는데 왜 빨갛게 칠해서 망쳐 버리느냐 말입니다. 머리는 될 수 있는 한 하나님께서 만드신 그대로, 아니면 약간의 가공만 하는 것이 제일 아름답고 고상하게 보입니다. 제비집 같이 막 지지고 볶으면 보는 사람의 정신이 어지러워져요. 실로 그 사람의 머리, 얼굴의 꾸밈, 옷차림이 그 사람의 마음의 거울입니다. 교양이 있는 여인의 머리, 얼굴의 꾸밈, 옷차림이 바로 하나의 걸작인 예술 작품입니다.

▲ 그래요—살과 피를 맑게 하는 음식물을 먹는 것이 '미인'으로 되는 첫요건입니다. 부식보다 몇 곱이나 더 중요한 것이 주식인 '현미'입니다. 이 '현미'를 철저히 먹으면 부식을 약간 탈선해도 그 해독을 막을 수가 있습니다. 그러니 '현미'가 '미'와 '건강'을 창조하는 주동적 역할을 하는 것입니다.

'현미'를 올바르게 먹는 법

첫 2개월간만—내 말대로—철저히 실행하면—틀림없이 건

강미인으로 되나이다 — 덤으로 — 병마놈들이 다 도망가 버려요. —

만일 그렇게 안되면 — 무엇인가 꼭 시행착오가 있는 것이니 — 다음을 주의 깊게 읽어서 — 반성하고 반성하세요 —

지금까지 '현미'를 먹었는데도 효과가 없는 사람은 다음을 주의 깊게 읽어서 반성하세요.

건강 식사법

① 건강인은 — 아침을 굶고 — 점심, 저녁 2식주의로 할 것.

▲ 환자는 점심 1식주의로 할 것.

② 절대 선결 필수조건은 — 현미 중심의 자연식을 할 것.

▲ 백미, 흰밀가루 음식을 하면서 — 2식, 1식을 하면 영양실조로 되어 병이 생김.

③ '밥'만 먼저 100번 이상 씹어 넘긴 후에 — 반찬, 국물을 먹을 것 — 비벼먹기, 말아먹기 엄금. 한 공기를 먹는 데 근 1시간 소요함. 2개월간만 이 노력을 꾸준히 하면 위장병이 근치되므로 — 덜 씹어도 소화됨. 2개월간도 실천 못하는 의지박약자는 이 세상에 살 자격이 없음.

④ 입맛이 없을 때에 — 억지로, 의무적으로, 습관적으로 먹는 음식은 몸 속에서 썩어서 병을 만드니 입맛이 없을 때는 한끼를 굶을 것. 배가 고파도 다음 식사시까지 꾹 참을 것. 간식 엄금.

⑤ 밥은 될 수 있는 한 딱딱한 고들밥으로 지어서 꼭꼭 씹어 먹을 것. 생쌀을 씹어 먹는 것이 밥보다도 10배 이상의 영양이 있음.

입맛을 나게 하는 법 ──────────

① 반드시 ─ 먹은 것을 소화시킬만 한 운동을 하여야 합니다. 한 끼의 식사를 맛있게 먹기 위해서는 최소한 1시간 이상 빨리 걷는 정도의 운동을 하여야 합니다. 걸을 수 없는 사람은 앉아서 하는 운동 '복부지압'을 해야 합니다. ─ 운동하지 않고 ─ 약과 술기운으로 먹는 음식물은 사람을 죽이는 독을 만듭니다. 이 일이 오래 계속되면 '암'과 같은 무서운 '병'으로 진전하나이다. 하나님은 인간을 창조하실 때에 ─ '이마'에 땀을 흘리고 일하여 먹고 살도록 의도하셨습니다. 따라서 ─ 일을 하거나 운동을 하는 외에 ─ 입맛을 나게 하는 다른 마땅한 방법은 없습니다. 만일 입맛이 없다고 해서 소화제를 연용하면 그 사람에게는 반드시 비극이 옵니다.

▲ 육체 노동을 안하고 앉아서만 일하는 사람들에게 ─ (특히 수험생들에게)

① 일하거나, 공부하는 사이사이에 ─ 꼭 '줄넘기 운동' 또는 '속보' 운동을 하세요. 한 시간 일(공부)하면 ─ 10분~15분간 꼭 운동을 하셔야 합니다.

② 너무나 바빠서 운동할 여유가 없는 사람은 1일 1식(점심만)주의로 하세요. 반드시 현미 중심의 자연식을 하셔야 합니다. 만일 ─ 백미·국수·빵 식을 하면 영양실조로 큰 문제가 생깁니다. [현미 : 7─콩 : 3] 비율의 밥을 한 공기 이내만 먹어야 합니다. [현미콩밥] 한 공기의 영양가는 백미밥 100공기 이상의 영양가가 있으니 영양걱정은 추호도 하지 마세요. ▲ 저녁 때에 집으로 와서 배가 고파 막 먹고 싶으면 ─ [된장＋야채(해초)＋현미가루 약 3숟가락(＋콩가루, 깨가루 하면 더욱 좋음)]

으로 국을 끓여 홀짝홀짝 천천히 먹으세요. 맛이 있다고 해서
왕창 먹어 버리면 왕창 망해 버리니 — 많아도 2공기 이내로 합시
다. — 먹는 것에 제동을 걸 수 없는 인간은 망합니다.

　③ 이상과 같이 식사를 하면 — 5~6시간 자도 머리가 개운해
요. 나 자신은 8시에 자서 2시에 일어나 조반도 안 먹고 12시까
지 전심 전력 — 오후는 자유 — 그러나 꼭 운동을 합니다. 2시부터
12시까지의 10시간 중 — 운동시간 약 2시간 빼면 — 8시간 — 조반
을 안 먹으면 보통 사람의 약 3배의 능률→8×3=24시간이다.
보통 사람은 아침에 일어나서 직장(학교)로 지각이나 안하고
가면 천만다행 — 그래서 12까지(9시 시작이면) 겨우 3시간 동안
가물가물 하다가 — 의무적으로 점심 — 직장에서 돌아오다가 대
포 한 잔→콜콜 잠 — 그런 인간은 그대로 가다간 일생 인생낙오
자로 됩니다.

　④ 직장(학생)인은 — 새벽 2시부터 7시까지 공부하는 것을
철칙으로 삼으세요. 최하 4시간은 공부할 수 있어요 — 그러면 —
4×3=12시간 — 남이 잠자는 사이에 12시간 공부하는 것으로
되니 지가 성공하지 않을 수가 있느냐 말입니다.

　⑤ 갑자기 생활습관을 바꾸지 말고 서서히 하세요. 이때까지
늦게 자고 늦게 일어난 사람은 — 첫날을 — 15(30분)분씩 일찍
자고 일찍 일어나세요 — 약 3일간 단련하고 난 후에 또 15~30
분씩 일찍 자고 일어나세요 — 이렇게 순리적으로 서서히 해서 나
와 같이 8시~2시 습관으로 하세요.

아무리 자연식＋운동을 잘해도 건강할
수 없는 경우가 있다

신앙과 건강-1

(☞) 아무리 자연식＋운동을 잘해도 건강할 수 없는 경우는
다음의 ①이 결여되어 있기 때문이다
－ 완전 건강의 필수요건 －

① 정심(正心)＝신앙을 토대로 하는 올바른 마음
② 정식(正食)＝하나님이 주신 그대로의 식품－인간의 손
　　으로 가공한 식품은 사람을 죽인다.
③ 정동(正動)＝피를 전신(특히 병든 곳)에 골고루 돌게
　　하는 기준치 운동

무슨 종교를 믿어야 하나

▲ 여러분은 다음 글을 읽고－이놈의 安서방이 기독교 선전
을 하는구나면서 나를 경원하는 사람이 틀림없이 있을 것입니
다. 나에게도 생각하는 자유가 있어요. 내가 생각하는 바로는－
'그리스도, 석가, 공자, 소크라테스(＝세계4성)는－모두가 하

나님의 훌륭한 아들이라고 생각합니다. 우리는 이 하나님의 아들들의 안내로 하나님을 충실하게 믿기만 하면 된다고 생각합니다.

▲ 말을 바꾸어서 말하면 – '기독교, 불교, 유교…' 아무 것이라도 좋으니 하나님을 충실하게 믿기만 하면 된다고 합니다. 특히 나는 공자님이 말씀하신 다음 진리를 굳게굳게 믿나이다.

> 순천자존(＝順天者存＝하나님에게 순종하는 자는 산다.)
> 역천자망(＝逆天者亡＝하나님에게 거역하는 자는 망한다.)

▲ 그리고 나의 처세 제1 신조는

> ◎ 사람을 상대로 말고 하나님을 상대로 살아가거라

이글을 쓰게 된 동기

전에 우리 가족이 다녔던 어느 천주교 성당에 외로운 할머니가 있었어요. 이 할머니는 신앙심이 보통 사람보다 깊어서 자진해서 그 성당에서 무료봉사했지요. 아침부터 밤까지 – 청소, 세탁, 부엌일 등에 몸을 아끼지 않고 열심히 일을 했습니다.

▲ 그런데 그 신앙심이 깊은 할머니는 어느날 갑자기 중풍에 걸려 앉은뱅이로 되어 일도 못하고 오히려 이 할머니의 병 시중을 드는 사람이 필요하게 되었어요. 남편은 세상을 떠난 지가 오래고 자녀도 없었지요. 결국은 먼 친척집에 신세를 지게 되었습

니다.

▲ 이 틈에 많은 신자들과 나 자신도 믿어 봤자 소용없다고 생각해서 교회를 외면해 버렸어요.

▲ 나 자신도 50세 때에—고혈압과 중한 심장병으로 단 100m도 숨이 가빠서 걸을 수가 없고, 가끔 졸도하는 일이 있었기 때문에 오늘 살다가도 내일 죽을지도 모르는 인생 최악으로 전락해 버렸습니다. 그때에 英語저서가 수백만권이나 나가고 종로복판에 고층건물을 지어 한국 제일의 학원을 운영하는 천하의 갑부가 되어 있었지요. 그때의 나의 참심경은

◎ 천하의 갑부나 대통령도 병에 걸리면—먹을 것을 구하기 위해 길을 헤매다니는 건강한 거지보다도 못하다.
◎ 천하를 얻어도 건강을 잃으면 무슨 소용이 있겠는가?

이었어요.

▲ 그래서 나는 중국의 진시황과 같이—돈을 아끼지 않고 천하 제일의 불로장수약을 찾아 온 세계를 헤맸지요. 병으로 죽으면 그놈의 돈 다 무슨 소용이 있는가? 하고 생각하고는 그 당시의 그 많은 재산을 다 바칠 생각이었어요. 즉 거지가 되어도 좋으니까 몸만 건강하는 것이 나의 간절한 소원이었어요.

▲ 세계 제일의 약을 일부러 수입까지 해다가 먹어도 병세는 점점 악화의 일로를 걷고 공연히 막대한 돈만 낭비했다는 것을 통감했어요. 그리고 이조 역대의 왕들도 한국 제일의 의사의 처방으로 한국, 중국 제일의 한약(그때는 완전 무공해 한약)을 달여 잡수셨지만 결국 수명이 40 안팎에 불과했다는 사실을 생각하게 되었어요. 결국 인간이 만든 어떤 종류의 약도 소용없다.

-내 병은 내가 연구해서 고쳐야 된다-고 절감한 나는 잘 되는 사업을 부하직원들에게 맡겨 버리고 시골로 내려가서 무수한 책을 읽으면서 건강연구를 했지요.

영감으로 신앙을 되찾다

50부터 70까지 근 20년간 연구했는데, 최종단계에 이르는 무렵에 나에게 문득 영감이 떠올랐어요. 그것은-휘발유(가솔린)를 써야 할 자동차에 중유(디젤유)를 쓰면 틀림없이 그 차에 병이 생긴다-즉 그 차를 만든 사람은 분명히 휘발유를 쓰라고 했는데 이에 거역해서 중유를 사용하면 병이 생긴다는 것입니다.

▲ 그럼 인간 자신은 누가 만들었느냐? 하나님이 만드신 것만은 틀림없다-그럼 하나님은 우리 인간에게 무엇을 먹고 살라고 했는가? 만일 하나님의 의도에 거역해서 딴것을 먹으면 병이 생기는 것은 뻔한 일이다. -라는 것을 절감하게 되었어요. 그래서 나는 신앙을 되찾아서 교회에 열심히 나가고 성서를 처음부터 끝까지 3회 숙독했어요. 창세기 1장 29절을 보면 -

> 이제 내가 너희에게 온 땅위에 낱알을 내는 풀과 씨가 든 과일나무를 준다. 너희는 이것을 양식으로 삼아라.

▲ 즉, '곡식, 채소, 과일'을 야생동물들처럼 하나님이 주신 그대로 먹으면 불로장수하는데-이 하나님이 주신 것 그대로는 맛이 없다면서 온갖 가공을 하여 불로 생명을 완전히 죽여서 먹고, 또 하나님이 금하신 육식(=자동차의 중유)을 하기 때문에 병이 유발되는 것입니다.

▲ 또 고린도전서 3장 16~18절을 보면

> 너희가 하나님의 성전인 것과 하나님의 성령이 너희 안에
> 거하시는 것을 알지 못하느뇨. 누구든지 하나님의 성령을
> 더럽히면 하나님이 그사람을 멸하시리라. 하나님의 성전은
> 거룩하니 너희도 그러하니라.

[**특별주의**] 야생동물은 하나님이 주신 것을 그대로 먹기 때
문에 병이 없는데―인간자신은―하나님이 주신 것 그대로는 맛
이 없다면서 온갖 가공을 한 위에 불로 생명을 완전히 죽여서 먹
고, 또 하나님이 금하시는 것을 먹습니다. 이것은 완전히 하나님
에게 불순종하는 일입니다.

▲ 이와 같이 하나님에게 불순종하면서 하나님을 믿거나 병
낫게 해주십사 하고 기도를 올리는 것은 완전히 바보가 하는 짓
입니다.

▲ 위의 고린도전서의 글을 또 읽어 보세요. 누구든지 하나님
의 성전을 더럽히면 하나님이 그 사람을 멸하시리라.―'누구든
지'―는 가령 신부님이든, 또는 앞에서 말한 성당의 앉은뱅이
할머니든, 기타 어떤 사람을 막론하고―란 뜻입니다.

▲ '하나님의 성전'이란 것은 우리 몸(육신)을 말하고, '더럽
히다'는―하나님이 주신 것이 맛이 없다면서 가공을 한 식품을
먹고, 또 하나님이 지정하신 식품이 아닌 것을 먹고 몸을 더럽힌
다는 것을 뜻하나이다.

▲ 또 다음과 같이 해도 하나님의 성전인 우리의 육신을 더럽
히게 됩니다.

하나님은―우리가 손발을 부지런히 움직여 일하면서 먹고 살

도록 우리의 육신을 만드셨습니다. 만일 손발을 부지런히 움직이면서 일을 하지 않으면 피가 돌지 않고 썩어서 병→죽음으로 되게끔 만드셨습니다. 따라서 일하지 않고 편히 놀면서 먹고 사는 것은 하나님의 성전인 우리의 육신을 더럽히는 것입니다.

병을 고치는 하나님의 의술

나는 나 자신의 병인 고혈압과 심장병을 고치기 위해 무수한 책을 읽으면서 건강연구를 했어요. 그 연구 결론은—하나님의 창조물인 우리 인간의 병은 인간 꼬마들이 만들어낸 약으로는 병을 고치기는 커녕 오히려 병을 악화시킨다는 것입니다. 약만 안 먹었더라면 이 병은 얼마든지 고칠 수가 있겠는데 하고 한탄한 일이 너무너무나 많아서 이 말을 하는 것입니다. 길바닥에 밟고 다닌 풀 한 포기도 못 만드는 인간꼬마가 어찌 저 위대하신 하나님의 대표작인 인간의 병을 고칠 수가 있단 말입니까?

▲ 내가 연구하고 연구해 보니까—하나님의 병을 고치는 의술은 우리들의 본능(本能)을 통해서 계시하고 계십니다.

▲ **본능이란?** 하나님은 우리 인간을 위시한 천지만물을 창조하셨다.

'본능'이란—하나님이 인간이나 동물을 창조하실 때에, 육체를 만드심과 동시에 부여하신 것이다. 이 본능의 특색은 무의식 중에 발로한다는 것이다.

▲ 우리가 무엇에 부딪혀 아프면—인간적으로 무의식 중에 그곳을 비빈다. 아무도 가르쳐 주지 않는 타고난 본능이다. 비비면 혈액순환이 좋아져서 백혈구가 달려와서 병을 예방·치료하는 것이다. 닭이 알을 품고 병아리를 까는 일—어미닭이 가르쳐

주었는가? −아니다 −아무도 가르쳐 주지 않은 본능이다. '거미'가 줄을 쳐서 벌레가 줄에 걸리면 잡아먹는 일 −그 줄을 치고 벌레를 잡아먹는 광경을 나는 처음부터 끝까지 지켜본 경험이 있다. −야, 참으로 신기하더라 −이것도 하나님이 주신 본능이다.

▲ 야생동물에게는 병이 없으나, 사람이 기르는 개(犬)는 사람과 같이 가공을 한 식품을 화식(火食)하기 때문에 병이 생긴다. 그들은 인간이 억지로 약을 먹이지 않는 한 −마루밑 등 사람이 안 보이는 곳에 숨어서 몇날 며칠을 굶어 버린다. 아무리 맛좋은 것을 주어도 거들떠보지도 않는다. 이것은 분명히 하나님이 동물과 인간에게 부여하신 본능이다. 굶으면 피가 맑아져서 백혈구의 수가 증가하고, 식균력(병균을 잡아먹는 힘)이 강해지기 때문에 병이 치유되는 것이다.

▲ 일본의 현대의학자들이 합동해서 연구한 바에 의하면→1주일 굶을 경우에 −백혈구의 수가 2배로 늘어나고 식균력이 20배나 강해진다는 것이 과학적으로 명백하다는 것이다.

▲ 본능이 마비 안된 개(犬)는 약을 안 먹고 하나님에 순종해서 병을 고치나, 본능이 마비된 인간은 굶는 고통 대신 편히 누워서 약을 먹는다. 인간 꼬마가 만든 약은 병세를 악화시켜서 죽음을 초래할 뿐이다. 그래서 천하의 갑부들인 '오나시스, 카네기, 포오드, 록펠러…'도 돈을 아끼지 않고 천하 제일의 약을 구해 먹었으나 결국은 병으로 죽고만 것이다. 내가 인생 80년 동안 산 경험으로는 −

① 약으로 병이 일시 낫는 일이 있으나 반드시 병이 도진다.

② 약은 인간의 자연 생리기능을 마비 약화시킨다. 약을 연용하면 연용할수록 점점 자연 생리기능이 마비 약화되어 끝내는

죽음을 초래한다. 그래서 천하의 갑부들이 천하 제일의 약을 연용하다가 결국은 약을 못 먹는 가난한 사람들보다도 빨리 죽은 것이다.

▲ 이상 말한 바와 같이 우리는 하나님에게 완전히 순종하기만 하면 무병 장수한다. 불순종하면—반드시 병이 생기는데, 병이 생길 경우에도 인간 꼬마들의 잔꾀로 만들어낸 약에 의존하지 않고 하나님의 의술로 병을 고쳐야 완치된다.

결국 우리 인간들의 건강을 유지하는 최고의 방법은 하나님에게 완전 순종하는 데 있는 것이다. 그래서 '안현필건강연구소'를 '순천(順天)건강연구소'로 개칭하기로 결심했다.

▲ '순천'이란 말은—인명, 지명에도 쓰여 있지만—나의 건강법에는 100% 적합한 말이라고 생각한다. 앞으로는—하나님에게 완전히 순종하는 방법과 하나님의 의술을 더욱 철저히 연구해 나갈 결심이다.

신(=神=하나님)은 존재하는가

▲ 우리가 아무리 '자연식 운동'을 철저히 해도 건강할 수 없는 경우가 너무너무나 많다는 것을 인생 80을 사는 동안에 많이 목격했다.

완전 건강의 필수 기본조건
① 정심(正心=신앙을 기초로 하는 바른 마음가짐)
② 정식(正式=하나님이 주신 것을 가공하지 않은 자연 그대로의 것을 먹는다)
③ 정동(正動=피를 전신에 골고루 돌게 하는→병든 곳

까지 돌게 하는 운동)

▲ 몸 속에 독이 축적되어서 병이 생겼으니까-몸 속의 독을 없애고 난 다음에 또는 없애면서-이상 3대 요강을 철저히 지켜야한다.

　▲ 이상 3대 요강 중에서-① 정심(신앙을 기초로 하는 바른마음)이 제일 중요하다.

　▲ 우리는 의지가 약하기 때문에 술, 담배가 치명적이란 사실을 알면서도 끊지 못하여 고생하고 있다. 그리고 인생고의 대부분이 '교만과 허영심'에서 발생하는데…. 이것들이 만병의 최고의 원인이란 것을 확신하고 확신하노라.

　▲ 나 자신은 신앙심으로 술, 담배를 끊고 '교만심과 허영심'을 많이 죽여서 오늘 80까지 장수하고 앞으로 150 이상으로 살아 보려는 욕망에 불타고 있다. 현재 병이 없기 때문에 -앞으로 '교만과 허영심'만 신앙으로 완전히 죽여 버리면 천재지변이 없는 한 나의 소원은 무난히 성취되리라 확신한다.

덮어 놓고 믿어서 진실한 신앙을 가질 수가 있을까 ─────

의심하지 않는 신앙은 죽은 신앙이다.(우나무노)

나는 나 자신의 성격-즉 좋은 까닭을 알아야만 실행한다-결코 덮어 놓고 실행하지는 않는다는 성격-에 따라 종교문제에 관해서도 학생시절부터 종교 전문가를 괴롭힌 일이 한 두번이 아니었다. 내가 꼬치꼬치 따지면 으례히 "종교는 따지면서 믿는 것이 아니다-덮어 놓고 믿는 것이다"라고 하면서 도망쳐 버리더라. 신의 존재를 마음속으로부터 확신하기 전에는 결코 진실한 신앙이란 있을 수가 없다. 다만 형식상의 신앙 그것뿐이다. 더군다나 요즘 젊은이들은 매사에 따지기를 지극히 좋아한다. 날이 갈수록 생존경쟁이 심해져서—일반 성인들은 물론 젊은이들의 범죄가 날로 격증하여 가는 이 마당에서—매사에 따지기를 좋아하는 그들에게 '덮어놓고 믿어라'는 식의 안이한 설교로는 —추상적인 종교설로는 근본적으로 문제가 해결 안된다.

어렵게 추상적으로 말하지 말고 좀 비근한 예를 들어 가면서 그들에게 신의 존재를 확인시키는 것이 무엇보다도 중요하다고 생각한다.

▲ 나는 종교전문가가 아니다. 따라서 어려운 말은 할 수가 없고, 또 할 필요도 없다. 나는 어려운 소리를 하는 학자들은 지독하게 싫어하는 사람이다. 쉬운 말로 하여도 들을까말까 한데 왜 어려운 소리를 하느냐 말이다. 나는 영어책도 그런 식으로 썼고 쓰고 있는 중이다.

▲ 요즘 젊은이들 이상으로 매사에 따지기를 좋아하는 나 자신이 신앙을 갖게 된 것은 다음과 같은 논리적인 이유에서이다. 제군들 중에는 나보다 머리가 좋은 사람이 많을 것이다.

제군이 더욱더 생각하고 연구해서 이 나의 의견에 많은 수정을 가해서 완성하고는 후배들에게 신의 존재를 확신시켜 주기를 바란다.

신(神)이 존재하는 이유—(1) 외적고찰(外的考察)

▲ 나는 지금 책상 위에서 이 글을 쓰고 있다. 이 책상은 결코 저절로 여기에 있는 것이 아니다. 즉 사람이 만들어서, 그것에 힘을 가해서 이 자리에 갖다 놓았다. 이 책상은 천재지변이 없는

한, 또 만일 사람의 힘이 가해지지 않는다면 영원히 이 자리에 가만히 있을 것이다. 이것을 물질의 타성(惰性＝게으른 성질)이라 한다.

　▲ '자동차'라는 물체가 있다. 이 자동차란 물질이 저절로 존재할 수가 있느냐? 반드시 사람이 만들어야 한다. 이 자동차는 저절로 움직일 수가 있느냐? 반드시 운전수가 발동을 걸어서 운전하여야 한다. 그런데 운전하다가 운전수가―별안간 심장마비로 죽는다면 그 자동차는 어디로 가야 하나?

　▲ 여기에 '지구'라는 물체가 있다. 누가 만들었느냐? 누가 움직이느냐?

　물질의 '타성'에 따라 혼자서 움직일 수가 없지 않은가? 공중에 뜨고, 그 위에 바다가 있고 사람과 온갖 생물이 있는데도 아래로 떨어지지 않고 뺑뺑공과 같이 회전한다. 그 회전 속도는 가장 빠른 로케트보다 몇 배나 더 빠른 속도로―그리고 몇 만년 동안 일초 일분도 어김없이―이거 신기하다고 생각하지 않는가? 그 위에 공기가 있어서 생물이 호흡하면서 살도록, 또 햇빛이 비쳐 주어서 건강하게 살도록―아니 이것 신기하다고 생각 안하는가?

　▲ 뭐! 신(神)이 죽었다고? 그럼 운전수가 죽었으니 이 지구는 어디로 가야 하나? 뭐 인력(引力)이…한다고? 그럼 인력은 누가 만들었느냐? 무엇이 있으면 만든 자가 있어야 될 것 아니냐? 이 세상에 있는 어떤 것도 '우연히' 존재할 수가 없다. 그러므로 신(神)이 존재하는 것만은 이 세상의 어떤 천재학자도 다 인정하고 있다. 그럼 그 존재를 의심하는 귀하께서는 그 천재들보다도 더 우수한 천재란 말인가?

　▲ '공자(孔子)', '김유신 장군'이 존재했다는 것만은 누구나

믿는다. 하나님의 아들이신 예수 그리스도께서 이 세상에 태어
나신 해를 서기 1년으로 삼아 온 세계의 국가 - 우리 한국도 그
연호를 사용하고 있는 이 마당에 '공자', '김유신 장군'의 존재
는 믿으면서도 예수 그리스도의 존재를 의심하다니 말이나 되는
소리인가요? 서기 1년으로부터 오늘에 이르기까지 죽거나 살아
있는 신자의 수는 - 오늘의 온 세계 인구의 몇 십배나 될 것이
다. 그럼 그분들이 귀하보다 더 바보라서 예수 그리스도를 믿
고, 그 신앙 때문에 순교했단 말인가?

신(神)이 존재하는 이유 - (2) 내적고찰(內的考察)

마음의 즐거움이 건강의 근원이다

인간은 선인, 악인을 불문하고 누구나 다 남에게 의지하지 않
고 혼자 힘으로 살 능력이 있게 될 때에 마음의 평화를 느낀다.
또 나아가서 자기의 가족을 부양할 수 있는 능력이 있게 될 때에
더욱더 큰 즐거움을 느낀다.

또 나아가서 가난하고 불행한 이웃을 도울 수 있는 능력이 있
게 될 때에 최고로 참다운 즐거움과 행복을 느끼지 않는 자는 없
다. 이것은 인간공통의 본능이다.

▲ 또 하나님은 인간에게 '양심'이란 본능을 주셨다.

옳고 그른 것을 '양심'이란 척도로 판단해서 살아 가고 정신
과 육체의 건강을 유지하도록 하셨다. 그런데 인간은 이 양심이
란 본능마저 외면하고서는 온갖 범죄를 범한다. 그리고서는 정
신과 육체의 건강을 해친다. 인간은 하나님에 대한 반역자다. 이
반역을 계속하는 한 인간은 영원히 그 정신과 육체의 질병고로
부터 해방될 수가 없을 것이다.

▲ 그러면서도 인간은 무슨 급한 일을 당하면 무심코—"엄마! 어머니! 어머니!"라고 외친다. 이것은 순간적인 본능의 발동이다.

즉 그가 그 엄마의 자식이란 것을 입증하는 것이다. 그런데 인간이 바로 막 죽어야 할 최대의 위기에 직면할 때는—결코—"엄마! 어머니!"라고 안하고 뭐라고 하지?

무심코 순간적으로 튀어나오는 말이 뭐라고? 바로—

"하나님! 저를 도와주소서—살려주소서!"

라고 외친다. 이 일을 누가 가르쳐 주었는가? 이 일은 무엇을 뜻하느냐? 바로 우리 인간이 하나님의 아들과 딸이란 것을 스스로 인정하는 것이다. 이것도 하나님이 우리에게 주신 본능이다. 그래도 하나님의 존재를 의심하는가? 진정코 그대는 천하 제일의 바보이다.

그래 '바보는 죽지 않으면 못 고친다'더라. 급할 때는 '하나님'이라고 외치고, 편할 때는 하나님을 외면하니 그게 바보가 아니고 무엇인가? 하나님은, 급할 때만 자기의 도움을 요청하는 자에게는 외면을 하신다.

평소에 하나님을 믿고 하나님의 뜻에 따라 살아라. 그래야 정신과 육체의 건강을 얻으며 진정한 행복을 누릴 수가 있다.

행복은 어디에 있느냐?

우리는 바보 천치가 아닌 이상 신의 존재만은 인정할 것이다.

▲ 그런데 신의 존재를 인정하면서도 인간은 의심을 한다. 즉 하나님이 하시는 일—즉 '섭리(攝理)'를 의심하는 것이다. 그 주원인은 악한 자가 부와 건강을 누려서 행복하게 살고, 선한 자가 질병과 가난으로 시달리면서 사는 일이 많기 때문이다. 또 재산이 있으면 건강이 없고, 건강이 있으면 재산이 없는 일이 너무

나 많기 때문이다. '행복하다'고 느끼는 자는 누구이냐? 본인이 느끼는 것이냐? 보는 사람이 느끼는 것이냐? 인간 행복의 90% 이상은 본인이 느끼는 것이 아니라 남이 그렇다고 상상하는 것이다. 본인 자신은 행복을 가장할 따름이다. 즉 자기자신을 속이고 있는 것이다. 즉 부자는 남보기에는 참 행복하게 보인다.

▲ 그래서 누구나 다 부자로 되기를 갈망한다. 인간활동의 주목적은 90% 이상이 부와 명예를 얻는 데 있으며, 10% 이내가 기타를 위한 것이다. 그 90% 이상 중에서도 '부'가 단연코 우의를 차지한다. 그 부와 명예를 얻기 갈망하는 사람 중에서도 불과 10% 미만의 사람이 소기의 목적을 달성한다. 그런데 그 소기의 목적을 달성한 장본인에게―"당신은 행복합니까?"라고 물어 보아라. 부자 중의 90%까지는 "No"라고 할 것이다.

▲ 이 글을 쓰고 있는 나 자신도 함께 일하던 동료들보다는 눈에 띄게 부자도 되었다. 그 옛 동료들은 모두 나를 부러워했다. 심지어는 나 때문에 가정불화도 많이 생겼다. 즉 아내되는 사람이 남편보고 "安선생은 저렇게 잘 사는데 당신은 뭐요?" 하면서 싸웠다는 것이다. 나는 그 옛 동료들을 위로하기 위해서 몇 번이고 초청을 하고 대접했다. 어떤 때에 들놀이로 초청했는데 그 중 한 분이 "安선생, 부자가 된 기분이 어떻소?"라고 묻더라. 나는 아무 생각없이 "나는 당신들과 함께 일할 때보다 100곱 이상이나 더 고생하고 불행하오"라고 답했더니 모두가 의아스럽게 생각하더라.

▲ 나는 그들에게 "옛날 여러분들과 함께 일했던 그 가난한 시절에 선생님들과 함께 술을 먹고 이야기한 시절이 지금보다도 몇 곱이나 더 행복했습니다. 앞으로 나와 함께 술을 먹고 이야기하면서 놀고 싶을 때는 언제나 집단적으로 나를 습격하시오"

라고 했다. 그 중에 '조병화(趙炳華)'라는 유명한 시인이 있었다. 왈 "딴 분들은 부자가 되고 지위가 높아져도(장관, 대학총장, 거부…) 아무 소리도 없는데 安선생님만은 부자가 되어도 옛날 동료들을 잊지 않으니－나는 그래서 安선생님을 좋아합니다."라고 하더라.

▲ 오늘날 우리나라에 두드러지게 부자인 사람들이 몇 있다. 그들 하나하나에게 물어보라－"당신은 행복하오?"라고. 그들에게는 대개는 3조 이상의 빚이 있다. 빚을 청산하면 마이너스 상태이다. 그 이자돈을 버느라고－수만명의 부하직원을 먹여 살리느라고, 재산관리를 하느라고, 아침부터 밤까지 쉴 사이 없고 밤잠도 제대로 못 잔다. 입맛은 길거리를 헤매어 구걸하는 거지의 몇 분의 1도 없다. 그게 사실이다. 그것이 행복이냐? 그들의 고통은 가난으로 시달리는 고통보다 몇 곱이나 더 크다.

▲ "설마 그럴 리가"라고 할 것이다. 경험자가 사실 그대로 말하고 있는 중이다. 그러니 괴로움과 고통은 누구에게나 다 마찬가지이다. 그러니 하나님의 섭리를 보고 의심하지 말아라－그리고 원망하지 말아라. 행복은 보이는 데 있는 것이 아니다. 그 고통 속에서 자기자신이 느끼는 데 있는 것이다.

가장 행복한 사람은 하나님을 진심으로 믿음으로써－

▲ 고통 속에서 행복을 느낄 줄 아는 사람이 가장 행복한 사람이다.

▲ 가장 행복하고 가장 부유한 사람은 자기가 가진 것으로써 만족할 줄 아는 사람이다. 욕망에 제동을 걸 수 있는 사람이다.

▲ 마음과 몸이 건전하여 남을 도울 수 있는 사람이 가장 행복한 사람이다.

▲ 진정한 행복은 남이 상상하는 것이 아니라, 자기가 느끼는

것이다.

   ▲ 행복은 보이는 곳에 있는 것이 아니라, 남에게 안 보이는 마음속에 있는 것이다.

   ▲ 겉보기에 행복하게 보이는 것은 본인에게는 최대의 고통인 경우가 너무너무나 많다.

   ▲ 가난하면서도 마음과 몸이 건전한 사람은─마음과 몸이 불건전한 억만장자보다 억만 곱이나 더 행복하다.

   이 7개 사항을 다시 한번 더 자세히 생각하면서 읽어 보라. 인생 80년간 갖은 풍파를 겪고 나서야 진심으로 깨닫게 되는 것들이다. 우리가 배우는 궁극적인 목적은 우리자신이 행복하게 되는 데 있다. 그렇다면 인생 80까지 기다릴 것이 아니라 일찍 배우고 일찍 깨달아서 헛된 세상을 덜 사는 것이 보다 현명한 일이다.

80노인의 피눈물의 경험담
신앙과 건강-2

나의 피눈물나는 경험담이오니 열심히 읽어서 건강 행복
하시기를 충심으로 비옵나이다.
　▲ 요즘 사람들은-성질이 급해서-결론부터 먼저 말하
라! 고 호통치는 분들이 많군요.
그런 분들은-이글 끝부분에 있는-
　① 요즘 내가 실행하는 생식
　② 돈이 없다고 절망마세요.
를 몇 번 숙독한 후에 다음을 읽으세요.

신의 섭리(攝理)

　앞서 말한 바와 같이 무엇이 있으면 반드시 그 무엇을 만든
자가 있는 법이다. 그러나 우연히 존재한다고 생각하는 것은 크
나큰 망상이다. 앞서 책상과 자동차를 예로 들었다. 책상은 사람
의 생각으로 만들어진 것이다-즉 사무 보기에 편리하게끔 만들
어져 있다. 분명히 사람이 생각해서 만든 것이란 것을 알 수가
있다. 자동차도 타고 다니기에 편리하게끔 사람은 생각으로 만

들어진 것이 분명하다.

또 책상·자동차와도 같은 물체인 '지구'를 생각하여 보자. 우선 사람을 중심으로 해서 생각하여 보자. 책상이 공부나, 사무보기에 편리하게끔 사람의 생각으로 만들어진 것과 마찬가지로 이 지구도 참으로 사람이 살기에 편리하게끔 만들어져 있다. 하나 하나를 생각하여 보라−공기·물·태양과 광선·흙·달·바다−▲ 시간을 알 수 있게끔→"꼬꼬!"하고 우는 닭−▲ 해충에 시달림을 받지 말도록→거미−▲ 도둑놈을 지켜 주라고→개−쥐를 잡아먹어 주라고→고양이−▲ 깨끗한 공기를 마시고, 집과 가구를 만들어 살라고→나무−▲ 아름다운 것을 보고 즐겁게 살라고→꽃−▲ 새벽 2시에 일어나서 약 2시간 동안 여기까지 쓰고는−약 30분간 조깅운동을 한 후에 영어참고서를 쓰려고 하니까−정말 우연의 일치로 다음 문제를 만났다.

(영어를 공부한 분은 다음 글의 뜻이 무엇인지를 잘 생각한 후에 답을 보세요).

The air and water absorb and retain the heat of the sun, moderating its intensity by day, preventing its too rapid escape by night, and maintaining over nearly the whole face of the earth such a temperature as plants and animals require.

위대한 하나님의 섭리

공기와 물은 태양열을 흡수 유지하여, 낮에는 그 태양열이 강렬함을 완화시키고, 밤에는 그 태양열이 빨리 식는 것을 방지하고서는 지구의 거의 전면에, 식물과 동물이 요구하는 온도를 유지한다.

▲ 예를 들자면 한정이 없다. 이 모든 것과 온 우주를 관찰할 때에 모두 사람과 같이 생각을 하는 무슨 존재가 의도적으로 계획을 해서 만든 것이 틀림없다. 마치 인간이 빨리 여행하기에 편리하도록 차, 비행기를 일정한 계획 하에서 인간자신이 만든 것과 마찬가지로, 이 사람과 같이 생각하는 무슨 존재가 바로 신(神)이시다—즉 하나님이시다. 자동차란 물체가 움직이는 한 그 안에는 정신이 있고 생각을 하는 운전수가 운전을 하고 있다. 그는 죽지 않고 살아 있다. 만일 운전수가 죽으면 그 차는 어딘가에 가서 박살이 난다. 지구는 가장 빠른 로케트보다 더 빠른 속도로 몇 만년동안 1분 1초도 어김없이 돌고 있다. 자동차란 물체는 운전수가 없이는 달릴 수가 없듯이 이 지구란 물체도 운전수가 없이는 결코 돌 수가 없다. 앞서 말한 바와 같이 여하한 물체에도 '타성＝惰性＝게으른 성질'이 있어서 그 자체의 힘으로는 절대로 움직일 수가 없다. 이 지구의 운전수가 바로 하나님이시다. 만일 그가 죽으시면 그 순간에 지구도 동시에 죽는다. 자동차가 한참 달리다가 운전수가 별안간 심장마비로 죽을 때와 마찬가지로, 지구가 존재하는 한 하나님은 살아계셔서 지구를 운전하고 관리하신다—이것을 '신의 섭리'라 한다.

전지전능하신 신의 위대한 힘—인간의 힘

신은 이 광대무변한 우주를 창조하셨다. 제군! 이 광대무변한 우주의 크기를 얼마쯤이라고 생각하는가? 빛(光)의 속도로 달려서 1년 걸리는 것을 1광년(光年)이라 한다. 이 우주는 너무나 커서 인간 지식으로는 정확히 그 크기를 알아낼 수가 없어서 보통은 다만 '광대무변한=廣大無邊한=끝이없도록 넓은' 우주라고 한다. 과학자들은 약 690억 광년이라고 추산한다. 690 광년이 아니라 690억 광년이라고 하니?!!

▲ 지구, 수성, 금성, 목성, 토성 등이 태양의 주위를 돌고 있는데, 이와 같은 태양이 온 우주에 수백만 개나 있다니!!! 그러니 690억 광년으로도 부족한 것이다.

▲ 우리가 살고 있는 '지구'의 크기는 온 우주 중에서 계란 한 개의 크기 만큼도 못하다. 그 중에서 '한국'은 한 개의 콩알 만큼도 못하는 크기이다. 그 콩알의 반 크기 만큼도 못하다는 남한이란 땅에서, 모래알의 크기 만큼도 못하는 인간꼬마들이 서로 네가 잘났네 내가 잘났네 하면서 싸우고 온갖 희비극을 연출하면서 살고 있다. 그 광대무변한 우주를 창조하시고 전지전능하신 신의 섭리를 이 모래알 만큼도 못한 꼬마들이 시야비야 비판하고 의심하면서 살고 있다.

의심은 우리 인간의 힘이 너무 미약한 데서 나오는 것이다.

우리 인간 지혜의 최고 생산물이 기껏 컴퓨터나 우주비행기다. 길바닥에 박힌 풀잎 하나도 못 만드는 너, 인간―'암'이란 병 하나도 못 고치는 너, 인간이 감히 어찌 저 위대하신 하나님의 섭리를 의심할 수 있단 말인가? 그 위대하신 하나님은 모래알 크기의 꼬마 인간들이 생각하는 10년을 1일로 보실런지도 모르고, 100년을 1년으로 보실런지도 모른다. '하나님은 사실을 아신다. 그러나 기다리신다.'―

(Tolstoy : God sees the truth, but waits)

의심이 나면 '그것은 전지전능하신 하나님의 섭리이시다―미

약한 우리 인간의 머리로서는 도저히 이해할 수가 없다'라 하면
서 믿어라.

믿는 가운데서 영감으로 터득하여라.

나는 덮어놓고 믿으라는 말에는 불복이다. 70%쯤은 논리적
인 확신, 30%쯤은 덮어놓고 믿어서 영감으로 터득하는 주의이
다. 다 덮어놓고 믿으면 신앙에 동요가 온다. 종교는 눈으로 볼
수 없는 영적 문제에 관한 것이다. 우리 인간의 미약한 힘으로는
논리적으로 다 따지면서 해결할 수가 없으므로 30%쯤은 덮어
놓고 믿는 가운데서 영감으로 터득하라는 것이다. 그러니까 '믿
어라'라는 말을 쓴다.

2+3=5로 되는 것을 '믿어라'라고 하느냐?

돈·명예·병

인생고의 대부분은 '돈·명예·병(정신·육체의)'에 기인하고,
나머지는 이 세가지만 해결되면 대부분이 해결된다고 본다.

▲ (1) 어제까지 '돈'이 많아서 남의 부러움을 받아가면서 살
던 사람이 갑자기 망해서 오늘 아침에 거지로 되었다면─남들이
동정을 해? 참 잘 망했다고 속에서 박수를 칠 것이다. 생활비가
떨어져서 친한 사람에게 구걸하러 가면 대개는 외면을 하거나
한 번은 선심을 써줄 것이다. 그러나 두 번은 ⋯. 몸은 정신의
고민으로 극도로 쇠약해지고 날품팔이도 못하여 그저 죽고 싶은
생각 그것뿐일 것이다. 나 자신이 몸소 그와 같은 경험을 하고
난 다음에 이 말을 하고 있는 중이다.

▲ (2) 오늘 무슨 장관을 하던 사람이 장관을 그만 두면 그
사람을 누가 상대하여 줄줄 알아? 어제의 장관─오늘은 너나 나

나 마찬가지이다.

▲ 그 아침 안개와 같이—물거품과 같이 사라지고 마는 '돈·명예'를 얻기 위해서 거의 모든 인간이 아침부터 밤까지 고투하고, 그 10% 미만의 인간이 천신만고 끝에 얻기는 했는데 이것을 놓치지 않기 위해서 고생고생하다가 결국 놓쳐 버리고 만다. 돈과 명예는 잠깐 인간의 손안에 앉았다가 반드시 사라지고 만다. 아무리 붙잡으려고 애써도 결국은 도망쳐 버리고 만다.

그 잠깐 앉은 동안의 고통은 가난한 사람의 고통보다도 몇 곱이나 큰데 가난한 사람은 그저 부자를 부러워하기만 한다.

▲ 영원히 남는 것은 무엇이냐? 몸과 정신—두가지인데—이 두가지가 온전히 남아있느냐? 그 물거품과 같이 사라지고마는 돈·명예를 얻기 위해서, 또 유지하기 위해서 지칠 대로 지쳐 버려서 무덤의 입구에 거의 들어서 있다.

▲ 이 영원히 남는 몸과 정신을 위해서 그들은 그 돈과 명예로 소비한 정력의 몇분의 몇을 과연 소비했을까?

명예

진정한 명예는 남을 위해서 일하는 중 남이 억지로 떠맡긴 것이라야 한다. 결코 이를 일부러 추구해서 노력함으로써 얻어서는 안된다. 양자 다 사람을 괴롭히지만 후자는 100곱 이상 괴롭히고 허무하게 사라져서 남는 것은 쓰디쓴 맛 그것뿐이다.

돈

돈은 하나님이 인간에게 일시 맡기신 위탁물이다. 자만심이

야심을 만족시키기 위해서 돈을 쓰면 하나님은 노하신다. 필히 천벌을 내리신다. 돈은 주린 자에게 음식을 주는 데, 벗은 자에게 옷을 주는 데, 배움에 주린 자에게 방편을 주는 데 사용하여야 한다.

돈은 억압을 받는 자에게 방패가 되어야 하며, 앓는 자의 건강의 수단이 되어야 하며, 믿지 않는 자에게 복음을 전달하는 수단이 되어야 한다.

정신·육체의 병

신은 우주를 창조하심에 있어서 '천리'(＝天理＝자연원칙)를 만드시고 이에 따라 인간이 살아가면서 정신과 육체의 건강을 얻도록 꾸미시었다. 동시에 인간에게 이 '천리'를 깨달을 수 있는 지혜를 주시었다.

적어도 남이 깨달은 것을 이해할 수 있는 능력을 주시었다. 또 선악을 판단하는 척도인 양심과 10계명 등의 가르침을 주시었다.

> 따라서 이 '천리'에 배반하는 자에게는 수하를 막론하고 병이란 천벌을 내리시기로 마련하셨다.
> 독실한 신앙자도 이에 배반하면 일단은 병과 죽음의 고통을 내리시기로 마련하셨다.

하나님은 일단은 이 천리에 따라 모든 일을 집행하시고, 최후의 심판으로서 최종결정을 내리신다. ─이 엄격한 신의 섭리에 불평을 하거나 또는 신의 존재마저 부인하는 자에게는 더욱더 큰 천벌을 내리신다. 이와 같은 일은 논리로서가 아니라 다만 믿는 가운데서 영감으로 터득하는 것이다.

고 난

하나님은 한 인간에게 위대한 사명을 내리시기 전에 — 그를 질병과 빈곤의 용광로에 집어 넣으시고 시련하신다. 이 하나님의 위대한 시련을 극복한 자에게만 그의 위대한 사명을 내리신다.

— 위대한 인생교육 —

(영어를 독해할 수 있는 독자는 다음 답을 가려서 혼자 힘으로 해석하려고 노력하기를 바란다.)

The greatest thing for us to keep in mind when a life storm breakes is that, no matter how violent, it is only temporary, and that behind the clouds the sun is always shining.

— 하나님의 시련 —

인생의 폭풍(=고난)이 돌연히 일어날 때에 우리가 명심하여야 할 위대한 일은 그 폭풍이 아무리 맹렬할지라도 그것은 다만 일시적인 것에 불과하다는 것과, 구름 뒤에는 언제나 햇빛이 쪼이고 있다는 것이다.

정신의 건강—육신의 건강

과거에는 '건전한 신체에 건전한 정신이 깃든다.'고 했는데, 지금은 시대가 바뀌어서 '건전한 정신이 건전한 신체를 만든다'로 되어 버렸다. 현대인은 자기 자신이 만들어 놓은 문명으로 인해서, 또 인구증가로 인한 격심한 생존경쟁으로 그들의 정신이 너무나 지치고, 너무나 쇠약해져서, 그 결과 몸마저 극도로 쇠약해졌다. 현대인의 육신의 병을 고치기 위해서는 우선 정신부터 건전하게 하여야만 된다.

▲ '전분＋향료'로 만든 가짜 약도 효과가 있다고 믿기만 하면 효과가 있다. '굶으면 죽는다고 생각하면 죽고, 굶으면 몸 속의 독이 빠져서 건강해진다고 굳게 믿으면 건강해진다.' 즉 정신이 육체를 지배하기 때문이다.

▲ 이 정신의 건강을 위해서는 하나님을 믿고 그 보호 아래에서 살면서 마음을 즐겁게 하여 정신의 건강을 유지하고, 그가 우리 인간에게 부여하신 자연요법으로 육신의 병을 치료하는 길 이외에는 아무 것도 없다.

▲ 이상은 나자신의 지혜로써 말한 것이 아니라, 다만 나 자신이 처한 환경에서 그때그때 떠오른 영감을 기록했을 뿐이다.

결 론

마음의 즐거움이 최고의 영약이니라.
하나님의 사랑과 보호 아래에서 감사하고, 즐거워하고, 겸손하고, 친절한 것—이것들이 우리의 마음과 몸의 건강을 가장 잘 유지시켜주고 우리를 가장 행복하게 해주느니라.

부자의 치병법

옛날 중국의 진시황을 위시해서 천하의 갑부들인 '오나시스, 카네기, 포오드, 록펠러'−심지어는 한국의 꼬마부자인 '안현필'도 죽으면 그 돈 다 무슨 소용이 있느냐고 생각하면서 돈을 아끼지 않고 천하 제일의 약을 구해 먹었으나 병세는 더욱 악화일로를 걸을 뿐이었다.

▲ 나의 병인 고혈압과 심장병은 현대의학으로는 절대로 못 고친다−내병은 내가 연구해서 고쳐야 된다고 확신하게 된 나는 그 잘되는 사업을 부하직원들에게 맡겨 버리고 시골로 내려가서 60세까지 10년간 죽을 고생을 하면서 연구단련한 결과 드디어 병이 완치되어 사업에 다시 열을 내려고 했다. 그런데 유감천만인 것은 별안간에 부도가 나서 이번은 또 큰 거지로 전락해 버렸다. 자기가 직접 운영하지 않는 사업이 부도가 나는 것은 당연한 일이다.

▲ 60세까지 내가 연구한 것은 주로 자연식과 자연환경에 관한 것이었다.

▲ 현대의학을 창시한 그리스의 의성인 히포크라테스는 2천 300년 전에 하나님의 계시를 받고−

히포크라테스의 불멸의 명언
음식물을 당신의 의사 또는 약으로 삼으시오. 음식물로 고치지 못하는 병은 의사도 고치지 못하오.

50세부터 60세까지 10여년간 나 자신의 병을 고치기 위해서 필사적으로 연구한 나의 건강진리를 1973년 3월 1일에 발행한

나의 영어저서인 '삼위일체 영어 강의 - P.771'에 발표했는데

안현필의 건강진리

현대인의 암을 위시한 각종의 문명병은 음식물을 잘못 먹고 오염된 환경하에서 살기 때문에 일어나는 것이다. 이 병들을 예방·치료하기 위해서는 - 이런 병들이 없었던 우리들의 조상들이 먹었던 것과 같은 음식물을 먹고 그들이 살았던 것과 같은 무공해 환경에서 살아야 한다.

즉 나는 히포크라테스에 비해서 자연식뿐만 아니라 환경도 중시한 것이다.

▲ 미국의 인구 약 2억3천여만명중에서 - 중병으로 병원에 입원하고 있는 환자가 무려 약 2천500여만명 - 병원에 입원 안하고 있는 환자까지 합치면 인구의 거의 3분의 2 이상이 환자이고 성한 사람은 약 300만명이란 무서운 현실에 직면한 미국상원에서는 - 현대인의 병을 현대의사들에게 맡겼다가는 나라가 망한다고 생각해서 전세계의 3백여명의 권위학자(조수까지 합치면 1천여명)에게 약 3년간 연구시켰는데 그 결론이 -

미국 상원보고서의 결론

현대인의 암을 위시한 각종의 문명병을 예방 치료하기 위해서는 20세기초(지금부터 90년 전후)의 식사로 되돌아가라.

이상 - '히포크라테스, 안현필, 미국상원보고서'는 자연식이

란 점에서는 완전히 일치하나, 안현필은 자연식뿐만 아니라 환경도 중시해야 된다고 했다.

▲ 모두가 뚜렷한 문서상의 증거가 있으므로 호언장담한다. 주의할 것은―안현필은 이상의 진리를 1973년 3월 1일에 발표했는데, 미국상원보고서는―그보다도 4년 후인 1977년 1월에 완성한 것이다.

자연식만으로는 병이 도진다

60 백발노인이 부도가 나면 인생 일장춘몽극의 막이 내린 것이다. 취직은 고사하고 막노동을 할 기력도 없기 때문이다. 게다가 부도난 몸이라 피신해야 되고 잡히면 감옥살이를 하지 않으면 안되기 때문이다. 이런 경우에는―가족, 친척, 아는 사람들을 만나는 것이 제일 괴롭고, 하루 빨리 그들의 시계를 벗어나서 죽어야 된다고 생각했다. 설상가상으로 '고혈압, 심장병'이 다시 도져서 죽음을 재촉했다. '죽어도 가족에게 괴로움을 주어서는 안된다.―아무도 시체를 못 찾게 흔적없이 죽어 버리자'는 생각으로 산중의 동굴로 들어가서 다량의 소주와 치사량 곱 이상의 수면제를 복용했다. 그런데 하루 종일 콜콜 잤더니 죽지 않고 다시 살아났다. 이 순간 나에게 문뜩 영감이 떠올랐다―즉 '죽기는 왜 죽어! 다시 건강을 회복해서 학원에서 강의를 하고, 책을 쓰면 다시 일어설 수가 있지 않으냐?' 그래서 건강회복을 위해서 전심전력하기로 결심했다. 70세까지 10년간 다시 건강연구를 한 결과 드디어 건강의 참진리를 깨닫게 되었다.

▲ 현대의학을 창시한 히포크라테스와 미국상원보고서를 작성한 세계 최고 의학자 300여명은―자연식만 건강할 수 있다고

했고, 또 나 자신도 50세부터 60세까지 연구한 결과 이와 같은
결론에 도달한 것이다.

▲ 그런데 나 자신이 60세 때에 부도가 남과 동시에 병이 다
시 도진 후에 70세까지 10년간 연구한 결과 자연식만으로는 완
전 건강할 수가 없고 병이 다시 도진다. 완전건강을 위해서는─

▲ ① 제독 ② 자연식 ③ 운동─삼위일체식─즉 건강을 종합
적으로 관리해야 완전 건강할 수 있다는 것을 확신하게 되었다.
이에 관한 자세한 것은 여러 번 말했고 또 앞으로도 되풀이할
것이다. 너무너무나 중요하기 때문에.

진리와 돈 ─ 어느 쪽을 택하겠느냐

부도나기 전의 나의 총재산은─지금 돈으로 환산해서 약 1천
억으로 추산한다. 서적의 판권과 저작권은 영구히 계속할 것이
고, 학원건물, 기타 부동산과 동산까지 합쳐서 그렇게 되는 것이
다.

▲ 그 1천억이란 수업료를 물고 나는 오늘의 '불멸의 건강진
리'를 터득한 것이다.

▲ 만일 지금 내 앞에 그 돈 1천억과─내가 터득한 '불멸의
건강진리'가 있어서─그 중에서 어느 하나만 택하라고 하면 나
는 서슴치 않고 1천억을 버리고 그 불멸의 건강진리를 택하겠
다. 아아 하나님이시어─감사하고 감사하나이다. 나를 이토록
까지 사랑하시고 시련시키신 후에 나에게 이 위대한 사명을 내
려주셨으니!!! 실로 나는 부도가 나서 망했기 때문에 오늘의 내
가 존재하게 된 것이고 부도가 안 나서 호위호식했더라면 오래
전에 죽은 사람이다. 인생 80에서 나의 주변을 살펴보고 '과연

인생은 일장춘몽이구나!'를 절감하면서 이 말을 하노라.

가장 행복한 사람-가장 불행한 사람

▲ 1천억-아니 그 만 배의 돈을 주고서도 건강을 살 수가 없다.

▲ 왜 너는 돈 때문에 근심, 걱정을 하느냐? 1천억의 만 배 이상의 값어치가 있는 건강을 가지고 있는데! 너는 병으로 신음하고 있는 백만장자보다 행복하지 않으냐!

▲ 근심, 걱정이 그 귀중한 건강을 최고로 해친다.

▲ 물욕에는 한정이 없다.(바다는 메워도 사람의 욕심은 못메운다.) 그 아침 안개와 같이 사라지고 마는 돈을 벌려고, 또 그것을 유지하려고 근심걱정하는 것이 건강을 최고로 해친다.

▲ '웃으면 복이 와요.' 웃으면 혈액순환이 좋아지기 때문에 건강에 최고로 좋다.

▲ 가장 행복한 사람은 하나님이 주신 몫에 만족해서 항상 미소를 지으면서 사는 사람이다. 그리고 남을 도울 줄 아는 사람이다.

▲ 가장 불행한 사람은 물욕에 제동을 걸 수 없는 인간이다. 그들은 아침부터 밤까지 돈, 돈, 돈 하다가 지쳐 죽어 버린다.

요즘 내가 실행하는 생식

내가 요즘에 중점적으로 실행하는 건강법 중의 하나는-생현미를 물에 담겼다가 생으로 지근지근 씹어 먹는 것이다. 반찬으로는-安식 생된장에 생쑥과 쑥의 사촌동생인 쑥갓, 깻잎, 상추, 기타 여러 종류의 생야채를 찍어 먹고, 자연생수를 마신다. 그리고 보온과 식도락을 위하여 뜨끈뜨끈한 된장국을 맛이 있게 끓여서 한 대접 먹는다. 생쌀의 양은 반 홉(반 공기) 이내로 억제한다. 생쌀과 생야채의 소화시간은 화식의 3분의 1도 안되고 영양은 만점이다. 생쌀이 소화가 안된다고 생각하는 것은 크나큰 오판이다. 소화작용을 하는 효소는 섭씨 30도 내지 40도 내에서 가장 활발하게 활동하고, 40도가 넘으면 서서히 약화되어서 100도가 넘으면 완전 사멸하고 만다.

▲ 야생동물이 병이 없는 것은 가공하지 않은 자연식품을 생식하기 때문이다.

▲ 비타민C는 무슨 구실을 하지?→피부를 강하게, 아름답게 하고, 병균에 대한 저항력을 강하게 한다. 그리고 피를 만들고 탁한 피를 정화해서 모세혈관까지 잘 돌도록 한다. 따라서 혈압환자에게 크게 도움을 주고 암을 예방하는 구실도 한다. 또 IQ를 높여 주고 신진대사를 왕성하게 하는 구실도 한다. 이와 같이 우리 인간에게 절대 필요한 비타민C는 열을 조금만 받아도 사멸하고 심지어는 밭에서 부엌으로 옮기는 동안에도 약화된다. 이제도 생식을 하는 야생동물에게는 병이 없고 화식을 하는 인간에게 병이 있는 이유를 깨닫지 못하겠는가?

▲ **공해 현미를 생식하면**─처음 약 15일간은 설사하는 사람이 간혹 있으나 15일이 지나면 예사로 되어 버린다. 단 무공해 현미는 처음부터 설사를 안한다.

▲ 잘 씹어 먹지 않으면 설사를 하니 잘 씹어 먹기를 바란다. 백문이 불여일견이오─압력밥솥으로 지은 현미밥과 생현미의 소화시간을 비교 확인하면 당장에 알아버릴 걸 웬 놈의 잔소리가 그리 많으냐 말이다.

▲ 사람은 먹는 재미로 산다. 생현미에 양념을 잘하면 밥보다 더 맛이 있게 된다.

▲ **나 자신이 요즘 실행하는 방법은** — 생현미를 하룻밤 물에 담궜다가 아침에 바구니에 건져서 약 10분간 물기를 완전히 뺀다. 깨를 현미의 약 3분의 1가량 혼합한다. 깨는 처음은 볶아서, 나중에는 생으로 참기름, 식초와 벌꿀, 그리고 볶은 콩가루를 약간 탄다. 진자 벌꿀에 없으면 누런 설탕 또는 물엿을 사용하라. 처음은 밥 반, 생쌀 반 먹다가 요즘 완전히 생쌀만 먹는다. 어쩌다가 압력밥솥으로 지은 현미밥을 먹으면 소화가 안되어 혼이 난다. 이(치아)가 성하지 못한 사람은 현미를 3일 이상 물에 담근 것을 먹되 침으로 오랫동안 녹여서 삼키면 된다. 침은 놀라운 연화 작용과 소화 작용을 한다. 그 질긴 오징어·쥐포도 녹여 소화시켜 버리니 말이다. 그러니 이가 나쁜 사람은 침을 최대한 활용하라. 그래도 안되면 내 책에서 말하는 가루음식을 먹어라. 틀니(인공치)를 사용하면 3일간 물에 담근 현미를 얼마든지 씹어 먹을 수가 있는데, 가루보다도 생쌀이 더 효과가 있다. 가루는 제분과정과 시일경과로 영양분이 많이 소실된다.

돈이 없다고 절망마세요

미국의 '필라델피아'의 감리교병원 원장인 Sattilaro 의학박사 자신이 전립선암에 걸려 — 두개골, 늑골, 어깨, 흉골로까지 번진 말기(4기)암을 — 16개월간 현미식을 꾸준히 한 결과 완치된 사실을 미국의 세계적인 잡지인 LIFE가 보도하고(1982. 8 월호 p. 62), 이어서 우리나라의 조선일보(1982. 8. 1)와 한국일보(1982. 8. 3)에도 보도된 사실이 쓰여 있습니다.

▲ 의학이 세계에서 제일 발달된 나라인 미국에서―미국의 유명한 병원 원장인―의학박사가 말기의 암을 순 현미식으로 완치시켰다니―현미의 놀라운 효과에 감탄하지 않을 수가 없습니다. 우리의 천더기 현미가, 세계 제1로 약학이 발달된 미국에서 사용하는 어떤 약보다도 효과가 있다니 말입니다. 약은 인간 꼬마들의 잔꾀로 만들어지는 것이고, 현미는 전지전능하신 하나님이 만드신 것이기 때문입니다. 인간 바보들은 그런 것도 깨닫지 못하고 비싼 약만 사먹다가 죽어버리니! 그러니까 이 安서방은 "바보는 죽지 않으면 못 고친다?"고 입버릇처럼 외치는 것입니다.

▲ 그런데 이 安서방은 '달나라를 여행하는 초고속시대에―16개월은 너무 길지 않느냐? 3개월 내지 6개월로 단축하는 법이 없을까?'하고 연구에 연구를 거듭했더니―'현미식'만으로는 16개월이 소요되는데―

▲ ① 제독(除毒＝몸속의 독을 빼다)
▲ ② 자연식(피와 살을 맑게 하는 현미＋기타의 천연식품)
▲ ③ 운동(병든 곳까지 맑은 피가 돌게 하는 운동)

이란 3위1체식의 건강법을 철저하게 실행하면―3개월 내지 6개월로 단축할 수 있다는 것을 확신하게 되었습니다. 그리고 현미식만으로 고친 병은 다시 도지는 일이 있으나 3위1체식은 뿌리부터 근치(완치)되는 것은 확실합니다. 현미식으로 수많은 인명을 구조하신 '정사영' 박사님도 자기자신의 병인 '신부전증'을 현미로 고쳤으나 다시 병이 도져서 세상을 떠나신 것도 3위1체식의 치병법을 실천 안했기 때문입니다.

[주의] 이 3위1체식 건강법은―현대의학에서 사용하는 '약, 주사'를 일절 사용하지 않습니다. 만일 사용하면 인체의 자연생

리기능을 마비 약화시키기 때문에 병세가 더욱 악화됩니다. 만일 '약, 주사'로 고칠 수 있다면—왜 천하의 갑부들인 '오나시스, 카네기, 록펠러, 진시황…'들이 병으로 죽었나요? 그들이 돈이 없어서 약 못 사먹고 죽었나요?

▲ 이상 3위1체식의 건강법을 실행하는 데는 돈이 필요없고 식비가 많이 절감되기 때문에 오히려 돈을 저축할 수가 있습니다. 앞에서 말한 바와 같이 나의 건강법은 순천(順天)건강법입니다. 즉 하나님의 건강법, 치병법이기 때문에 돈이 필요한 것이 아니라 오히려 돈을 저축할 수가 있습니다. 인간 꼬마들의 잔꾀로 만들어낸 약, 주사 등의 의료수단으로는 하나님의 대표작인 인간의 병을 고치기는 커녕 오히려 악화시키고 돈, 생명 양쪽을 망쳐 버립니다. 나의 건강법, 치병법은 현대의학의 의료행위와는 정반대인 하나님의 건강법, 치료법입니다.

▲ 돈하고 관계가 없기 때문에—속일 필요가 없고 속을 필요도 없다는 것을 부디 명심하십시오.

▲ 믿는 곳에 진리가 있습니다. '전분＋향료'란 가짜 약도 효과가 있다고 굳게 믿기만 하면 효과가 있는데, 가짜가 아닌 진짜의 약(＝하나님의 약＝자연식, 천연식품)을 먹으면 그야말로 진짜의 효과가 있다고 굳게 굳게 믿어서 투병하세요. 긴가 민가 하고 의심하면 진짜의 약도 아무런 효과가 없습니다.

나의 고민
나의 국민운동을 방해하는 일

▲ 현대의학에서 버림을 받은 말기의 중환자들 중에서—자연식의 양분을 전혀 소화 흡수할 수 없는 분들은 위의 3위1체식

건강법으로도 치료 불가능합니다. 이 분들에게는 아무리 좋은 건강법도 조금만 잘못하면 생명이 위험합니다. 이분들은 과거에 오랫동안 너무나 많은 약을 먹어서 생리기능이 극도로 마비·약화되어 있기 때문에 여하한 자연식도 소화·흡수할 수가 없습니다. 이 분들은 과거에 갖은 방법을 다 해봤으나 소용이 없어서 부득이 최종수단으로 자연식이란 종착역에 도달한 것입니다. 그마비 약화된 소화기능으로 자연식, 단식, 1식을 잘못하면 생명이 위험합니다. 만일의 경우에 "너의 책을 읽고, 너의 연수를 받아서 이꼴로 되었다"고 원망을 할 사람은 나의 책을 읽거나 연수를 받기를 엄금합니다. 원망은 과거에 복용한 약을 보고 할 일이지 왜 죄없는 나를 보고 한단 말입니까?

　▲ 나 이 安서방은요-보통 의사들과 같이-약 먹이고 주사 놓아서 돈 받는 사람이 아닙니다. 나는 그와는 정반대로, "약 먹지 말고 주사 맞지 말고-모든 병은 음식물을 잘못 먹고 생기니-올바른 음식(즉 자연식)을 하여라-그러면 식비가 절약되어서 돈을 쓰는 것이 아니라 오히려 저축할 수가 있다"고 말(글-연수 때에)과 글(文-책으로)로 구구절절하게 충고하는 이 80 노인을 원망하면 그야말로 천벌을 받습니다. 그런 사람이 가끔 있기 때문에 이 잔소리를 늘어놓게 되었으니 양해하여 주십시오.

위장기능을 부활시키는 최고의 방법

자연식의 양분을 100% 섭취하기 위해서는-위장기능을 강화시켜야 합니다. 위장기능을 강화시키는 데는 단식이 최고인데-1주일, 10일의 장기단식은 잘못하면 위험하고 후유증이 심합니다. 그래서 나는-2식→1식→1주 1일 단식

—즉 점진적으로 시킵니다. 이렇게 순리적으로 시켜도 말기의 중병환자는 조금만 잘못하여도 위험상태로 빠지는 일이 있어서 간혹 이 불쌍한 安서방을 공격하는 일이 있기 때문에 이 잔소리를 늘어놓는 것입니다. 그래서 나는 "바보는 죽지 않으면 못 고쳐!"라고 입버릇처럼 외치는 것입니다. 좌우단간 "선생의 똥은 개도 안 먹는다!"가 참 옳은 말씀입니다.

명현(暝眩)이란 — 무엇이오

과거 어느 때에 지방으로 출장갔다가 집으로 돌아오니까— "연수를 받은 어떤 사람이 1일 1식을 하다가 중태에 빠져서 병원에 입원했다"는 전화가 1주일 전에 왔다는 것이다. 그 당시 나는 '명현'을 알면서도 실지 경험이 없는 상태였다. 그래서 나는 건강에 관한 모든 일을 다 때려치우고 시골로 내려가서 농사나 지어먹고 살자고 결심해서 막 짐을 꾸리려고 하고 있으니까 전화소리가 따르릉 울렸다—왈 "덕분에 병이 완치되어 퇴원하게 되었습니다—감사합니다"고. 여기에서 나는 그 사람이 '명현'에 걸린 것을 알게 되었다. '명현'이란—병이 낫기 직전에 병균이 몸 밖으로 빠지기 위해서 발광하기 때문에 일어나는 현상이다. '눈앞이 갑자기 깜깜해지고, 정신이 어지러워져서 졸도하게 된다.'이 '명현'이 일어날 때는 환자를 그 자리에 가만히 눕히고 깨어날 때까지 절대안정을 시켜야 한다. 만일 병원으로 운반해서 약, 주사를 투여하면 생명이 위험하다. 그 외의 원인으로 졸도할 경우도 마찬가지이다. 자연생수 이외는 절대로 주어서는 안된다. 그런 환자에게 약, 주사를 투여하면 그 마비·약화된 생리기능을 더욱 약화시켜 사람을 죽이는 것이다. 그 경우의 최고의 약은 자연생수뿐이다.

▲ 앞에서 말한 그 명현 환자는 현명한 의사가 약, 주사를 투여를 안하고 절대안정만 시켰기 때문에 소생한 것이다. 만일 그 환자가 바보의사를 만나서 약, 주사를 투여받았더라면 그 환자는 끝장나고 나는 영원한 농부로 되었을 것이다. 정말 이 국민운동은 낙타가 바늘 구멍을 통과하는 것 이상의 고행이다. 젊은이들아! 이 엄청난 국민운동을 이 80 노인에게만 맡기지 말고 이 힘겹게 끌고 가는 나의 손수레의 뒤를 힘껏 밀어다오. 결국 이 모든 것이 누구를 위하여 울리는 종인가!

절망은 없다!!!

▲ 그와 같은 말기의 환자들도 ─ '내가 이대로 죽다니 말이나 되는 소리인가! 나는 기어이 다시 일어서고야 만다!'는 굳은 의지로 투병해서 다시 일어서는 사람들이 많습니다. 이런 분들에게는 인간의 힘으로는 역부족하고 우리를 창조하신 하나님의 도움이 무엇보다도 긴요하니 열심히 믿고 열심히 기도하소서. 그렇습니다 ─ '정신이 육체를 지배한다!'가 만고 불멸의 진리입니다. '굶으면 죽는다!'고 생각하면 죽고, '굶으면 몸 속의 독이 빠져서 건강해진다!'고 굳게 믿으면 틀림없이 건강해집니다. 따라서 '내가 이대로 죽다니 말이나 되는 소리인가! 나는 기어이 다시 일어서고야 만다!'고 굳은 결심을 하면 그 정신이 그를 다시 살리는 약을 만들어 줍니다.

▲ 현대의학에서 버림을 받은 말기의 중병환자들 중에서 ─

자연식의 양분을 반 이상 소화·흡수시킬 수가 있고(즉 설사하지 않고), 100미터 이상을 쉬지 않고 걸을 수가 있는 분들은 90% 이상이 구제되니 절대로 절망을 마시고 희망을 가져서 투병하시기를 충고하나이다. 특히 주의할 것은 약, 주사를 연용하면 생리기능을 극도로 마비·약화시켜 구제불가능하니 약, 주사를 끊는 법을 배워서 약, 주사란 타력에 의지하지 않고 자기자신의 생리기능으로 살아가도록 최선의 노력을 하십시오. 제일 중요한 일은 약, 주사로 마비·약화된 생리기능을 부활시켜서 자연식을 하는 것입니다.

공해병 원인은 공해 단백질 섭취에

공해시대 단백질

공해시대 단백질 ─────────────────

단백질은─왜 필요한가?

인체는 '수분'이 약 70%─나머지 약 30% 중에서 약 75%가 단백질─따라서─'물'과 '단백질'이─우리 몸의 주성분입니다. 그래서 '물'과 '단백질'이 우리의 건강을 근본적으로 좌우하므로 이것들을 연구하는 것이 최고로 중요합니다.

▲ 현대의학과 영양학은─무공해시대에 시발해서, 무공해의 농축산물을 먹고, 병든 환자들을 치료하는 데 역점을 두고, 공해 독으로 생기는 병에 관해서는 전혀 연구가 안되어 있습니다. 따라서 공해에 대처하는 새로운 의학과 영양학이 개발되어야 합니다.

자연건강과 진짜 단백질 ─────────────

▲ 자연건강의 '단백질'의 대표자는 '콩'입니다. '소'는 '콩'을 제일 좋아해요. 우리는 '콩'을 '소'를 통해서 간접으로 먹기 때문에 온갖 병에 걸리니─우리가 '콩'을 직접 먹어서 우리에게 필요로 하는 단백질을 공급합시다. '소'는 '콩'과 '풀'만 먹고서

도 3년이 지나면 왕소로 되어 버립니다. 따라서 '소'가 먹는 '콩'의 '단백질'은 빨리 크게 하는 고성능 단백질이지요. 따라서 '우유·쇠고기' 본위로 자란 아이는 뚱뚱하고 키가 크기 때문에 우량아 취급을 받지요. 그러나 유감천만인 것은 '소'의 수명은 고작 15년 정도입니다. 따라서 빨리 커서 빨리 죽고 싶으면 '쇠고기·우유'를 사정없이 막 처먹어 버리면 소원성취될 것입니다.

▲ 요즘 신문을 보면 ─ 40～50대의 남성들이 ─'암·고혈압…' 기타 병에 걸려 죽는 일이 많다는데 ─ 그 이유는? 잘 생각하다가 다음을 읽으세요.

▲ 2차 세계대전은 언제 시작해서 언제 끝났지요?→1939 ～ 1945. 그러니 지금부터 약 50년 전에 끝났죠? 그 전에 우리 사람들은 무엇을 먹고, 건강상태는 어떠했나요?─도시사람들은 흰쌀밥을, 시골사람들은 흰보리밥을 먹고, 쇠고기, 가축고기, 계란 등은 명절, 제사 때나 먹었어요. 그래서 모두가 영양실조로 말라깽이고, 흰쌀밥을 많이 먹은 도시인들은 영양실조로 폐결핵 환자가 많았죠. 이 말라깽이들이, 진주해 온 유엔군의 살이 뚱뚱하고 키가 큰 건장한 모습을 보자 "도대체 저 사람들이 뭘 먹고 저렇게 건장할까?" 하고 자세히 알아본 즉 그들은 매끼에 고칼로리 식품인 '쇠고기, 우유, 계란, 기타 육식과 낙농제품'을 많이 먹고, 그외에 간식으로 빵, 과자, 아이스크림 등을 많이 먹고, 특히 우유는 최고의 영양식이라면서 물 마시듯이 먹는 것을 보았어요. 그래서 우리사람 중에서 부자들은 매일 매끼에 그 사람들이 먹는 것을 많이 먹고, 가난한 사람들은 도둑질을 해서라도 먹으려고 덤벼들었어요. 특히 그 당시의 산모들은 모유를 먹이면 미용에 나쁘다면서 될 수 있는 한 우유와 분유로 애기를 키우려고 애썼지요. 그래서 그때에 출생했거나 한참 자란 아이들

이 지금 커서 40~50대의 어른으로 되어 있어요.

▲ ['소'의 수명＝약 15년＋인간의 수명＝약 70년]＝42.5

이제는 40~50대의 남성들의 사망 원인을 알겠는가? 왜 여성들도 같은 것을 먹었는데 불쌍한 남성들만 그 꼴로 되었느냐고? →40~50대의 남성들은 한 직장의 중견간부로서 대외접촉 관계로 그런 것을 먹을 기회가 많고, 게다가 직무를 수행하느라고 하루종일 스트레스의 연속－그걸 푸느라고 매일매일 술의 연속－그 안주로 그런 것을 매일매일 먹으니 그 꼴로 되지 않으면 그야말로 초기적 중의 초기적일 것입니다.

공해시대 음주수칙

▲ 〈충고〉 술고래들－건강하게 오래 살고 싶으면, 다음을 숙독하여 열심히 실천하세요. 그리고 빨리 죽고 싶으면 본체 만체해버려도 무방합니다.

▲ 〈이 글을 쓰게 된 동기〉

지난 1995년 1월 7일에 '감사원'에서 강연을 하였는데, 강연으로 들어가기 직전에 교육실장님께서, 건강음주법에 관해서 특강을 하여 달라고 부탁하시더군요.

▲ 술은 곡주를 적당히 마시면 몸에 좋지만, 적당하게가 안되는 것이 인간의 약점입니다.

▲ 나는 술을 마시지 말라고는 하지 않습니다. 다만 술을 마시고 몸이 약해진 사람은 온 힘을 다해서 금주하여 주기를 바랍니다. 그렇지 않으면 술 때문에 망해 버리기 때문이죠.

▲ 금주할 수 없는 분은 다음을 주의하세요.

◎ ① 세계 최고로 장수하는 일본인들은, 작은 술잔(＝사까

즈기＝우리나라의 소주잔의 3분의 1 정도 크기)에 정종(청주
＝곡주) 3분의 2쯤 담고, 조금 마시고는 안주(생선회, 야채)를
먹고, 한참 이야기하다가 또 마시고, 또 마시고 해서 결국 그 작
은 잔 한 잔을 비우는데 약 5분 걸립니다. 즉 술을 양으로가 아
니고, 맛으로 먹습니다.

◎ ② 그와는 반대로 우리 사람들은 대포잔에 가득 채우고 단
숨에 꿀꺽 삼켜 버립니다. 전 세계를 통해서 대포술을 꿀꺽해 버
리는 인종은 우리 인종뿐입니다. 대포잔으로 꿀꺽해 버리는 폭
주가 사람을 죽인다는 것을 부디 잊지 마세요.

◎ ③ 일본 사람들과 같이 도수가 약한 정종(청주)을 조금씩
마시세요. 만일 어쩌다가 독한 술을 마실 때는 꿀을 많이 타서,
일본 사람들과 같이 조금씩 마시세요.

◎ ④ 〈술안주〉 음주시에 제일 중요한 일은－안주로 육류와
낙농제품을 엄금하고, 콩으로 만든 음식(된장, 청국장, 두부, 볶
은 콩, 초콩…그 중 두부를 많이 넣어서 끓인 된장(청국장)국이
최고), 생선요리(그 중 생선회가 비싸지만 최고), 생된장＋생
야채(양파가 최고)를 잡수세요. 일본 사람들은 식초로 절인 음
식(스노모노＝야채, 생선을 식초로 절인 것)을 많이 먹죠. 특히
'락교우'(＝염교를 식초에 절인 것)를 어찌나 좋아하는지, 식초
는 피와 살을 맑게 하는 놀라운 구실을 합니다. 또 내가 권장하
는 '초콩'이 최고입니다. 콩＋식초＝양쪽이 다 식품의 독을 제
거하고 살과 피를 맑게 하기 때문입니다. 나 자신은 미꾸라지를
현미유로 바삭바삭 튀긴 것을 초콩과 함께 먹는 것을 최고로 좋
아합니다.

▲ 〈용의 주도 하세요〉 가방 안에 자연생수를 담은 드링크병
을 잔뜩 담고 다니세요. 술마시기 직전에 물로 배를 채워 두면

술먹고 싶은 욕망과 음주량을 감소시키는 데 크게 도움이 됩니다. 빈속에 술을 마시는 것이 몸에 제일 해롭습니다. 그리고 음주중과 후에 될 수 있는 한 자연생수를 많이 마시세요. 그리고 아침에 일어나면 자연생수를 사정없이 막 마시고 물로 아예 위장을 세탁해 버리세요.

▲ 〈사후조치〉 그리고 어쩌다가 실수를 해서 과음을 한 탓으로 뒷날에 골치가 아프고 설사를 하면 그 증세가 사라질 때까지 자연생수만 사정없이 퍼 마시고, 아예 굶어 버리세요. 참을 수가 없으면 '된장(청국장)＋두부국'만 먹고 딴 것은 먹지 마세요.

▲ 〈주의〉 시중 음식점에서 파는 소위 '해장국'은 해장을 하는 것이 아니라 탁장을 합니다. 정 먹고 싶으면 '된장, 식초, 두부, 양파…'를 많이 넣어서 잡수세요.

▲ 〈감사원에서 강연한 내용〉－이것을 작은 책으로 만들어 전국민에게 무료로 배부하고자 준비중에 있습니다. 필요하신 분은 (서울 구로우체국－사서함－83호, 안현필 건강연구소)로 연락하세요. 교회, 학교, 사업체 등의 단체에는 될 수 있는 한 많이, 그리고 개인에게는 친지에게도 나눠 줄 수 있게 몇 부 여분으로 보내드리고 싶으나 송료로 쓸 우표 때문에 뜻대로 못하고 있으니, 여유가 있는 분은 힘껏 도와주시면 이 국민운동을 보다 활기차게 할 수 있으니, 부디 부탁드립니다.

육식의 해독

▲ 세계 1차전(1914~18) 당시에 '덴마크'는 식량난 때문에, 사람들이 가축이 먹는 곡채식을 먹고, 가축들을 죽여서 그 고기

를 외국으로 수출하여 그 대신에 식량과 일용품을 수입해 왔어요. 그래서 덴마크인들은 육식을 못하게 되었죠. 그런데 덴마크인들의 사망률이 놀랍게도 40%나 격감하게 되었어요. 그런데 그 당시 완전 무공해인 시대에도 그랬는데, 정반대로 공해가 극심한 요즘의 공해병 환자들에게, 고칼로리 식품이라면서 육류와 낙농제품 등을 권장하는 것은 그야말로 진짜 살인처방입니다.

▲ 현대의학과 영양학을 철석같이 믿어서 세계 제일로 고칼로리 식품을 많이 먹은 미국인들의 말로를 주목하세요. 인구 약 2,500만 중에서 3분의 2 이상이 병신으로 되어 있고, 또 미국 흉내를 잘 내는 우리 사람들의 현 실정을 보세요—종합병원마다 초만원이고, 입원은 고사하고 이름난 의사의 진찰을 받는 데만도 3개월 이상 기다려야 되는 실정입니다.

콩의 단백질

100g당 단백질 함유량 ▲ 콩=41.8g ▲ 쇠고기=22.8g ▲ 우유=3.0g ▲ 계란=12.3g

▲ 위에서 보는 바와 같이—'단백질'이 '콩'에 월등하게 많은데—왜 현대영양학자들이—'콩'보다도 '쇠고기·우유·계란'을 우수한 식품으로 보는가요?—그것은 '쥐'로 실험한 결과입니다. '쥐'와 '사람'의 생리가 다르다는 것은 요즘에 와서 판명되었어요. 현대의사들과 영양학자들이 이 사실을 모르기 때문에 그들의 고정관념을 포기할 수가 없는 것입니다. 그것도 옛날 무공해시대의 이야기인데, 지금은 무공해시대에 좋았던 것이 정반대로 공해독의 덩어리가 되어 있습니다.

▲ 극심한 공해시대에 '육류와 낙농제품'을 즐겨 먹은 미국

인들의 약 2천 5백만명이 중병으로 병원에 입원하여 있는 현실을 똑똑히 주목하세요.

[**특별주의**] 이 미국·한국의 실정은 너무너무나 중요하기 때문에 몇 번이고 일부러 거듭해서 말했습니다. 이 내 속을 모르고 "또 그 소리를 한다"고 짜증을 내는 사람에게 나는 또 "바보는 죽지 않으면 못 고쳐!"라고 고함을 냅다 질러 주지 않을 수가 없습니다.

▲ 그래서 미국상원의 지도층의 의원인 Edward Kennedy 는 전세계 최고 권위학자인 300여명이 연구한 결과보고서를 듣자 "우리는 바보였다─정말 눈뜬 장님이었다!"고 개탄한 것입니다. 즉 미국의 '의학·약학·영양학'이 세계 제일인줄 알았는데 이제 알고 보니 일을 모두 거꾸로 해왔다는 것을 개탄한 것입니다.

▲ '콩·쇠고기·우유·계란'의 단백질에 관해서 좀 어려운 설명을 하겠으니 정신차려서 읽기를 바랍니다.

▲ 우리가 먹는 식품 속에 들어 있는 '단백질'은─소화·분해가 되면─각종의 '아미노산'으로 됩니다.

▲ 이 '아미노산'들이 다시 우리 인체에 필요로 하는 '단백질'로 전환됩니다. 즉 식품 속에 들어 있는 '단백질'과 우리 몸에 필요로 하는 '단백질'에는 차이가 있는 것입니다.

▲ '아미노산'에는 20여종이 있는데─우리의 몸 속에서는 만들어지지 못하고─우리가 먹는 음식물로만 만들어지는 것이 있는데─이것을 특히 '필수아미노산' 또는 '불가결의 아미노산'이라 부릅니다.

▲ 이 '필수아미노산'이 균형있게 들어 있는 식품을 우수식품으로 보는데─그 표준을 '단백가'(protein score)로 표시합니

다. 단백가의 만점을 100으로 하고 점수가 높을수록 우수식품으로 됩니다.

▲ 종전에는 '콩'의 '단백질'이 — 다음 표1에서 보는 바와 같이 — '필수아미노산' 중의 '함유아미노산'과 '스레오닌'이 부족해서 — '쇠고기·우유·계란' 보다도 열등한 식품이라고 생각되었어요.

표 – 1 콩단백질의 '아미노산' 조성표
〔질소 1g당 아미노산 함유량(mg)〕

필 수 아 미 노 산	이상단백	대두종자단백
이 소 로 이 신	250	259
로 이 신	440	440
리 신	340	406
함 유 아 미 노 산	220	196
방 향 족 아 미 노 산	380	509
스 레 오 닌	250	238
트 리 프 트 환	60	78
바 린	310	348
합 계	2250	2574

▲ 이것은 1973년에 — FAO(세계식량농업기구)와 WHO(세계보건기구)의 단백질 필요량 전문위원회가 제창한 '이상단백'의 '아미노산' 패턴입니다.

▲ 표에서 보는 바와 같이 — '함유아미노산'이 220-196, '스레오닌'이 250-238 즉 대두종자단백이 이상단백보다 열등하다

는 것입니다. 그 때문에—'쇠고기·우유·계란'이 '콩'보다 우수
한 식품이라고 단정된 것이지요.

　▲ 이상은 순전히 '쥐' 실험의 결과인데—그 후 연구한 바에
의하면—인간은 '쥐'와는 생리가 달라서—다음 표 2에서 보는
바와 같이—인간은 '쥐'에 비해서—'함유아미노산'과 '스레오
닌'이 '쥐'보다 월등하게 덜 필요하다는 것이 판명되었어요. 그
래서 '콩'의 단백가는 종전에는 68점이었는데—일약 89점내지
100점으로 비약하게 되었지요. 그래서 앞으로의 새로운 영양학
에서는 '콩'이 '쇠고기·우유·계란' 보다도 월등하게 우수하다는
결론으로 됩니다. 세계 제일로 '콩'을 많이 먹는 일본인들이 세
계 최장수 국민으로 비약한 것도 보다 과학적인 확고한 근거가
있는 것입니다.

　▲ 그래서 나는—인간은 '현미·콩·야채'를 먹는 한 절대로
영양실조가 있을 수가 없다고—오랫동안의 연구와 체험으로 단
언합니다.

　▲ 현대인의 최고의 영양식이라면서 즐겨 먹는—'쇠고기·우
유·계란'은 썩으면 사람을 죽이는 '독'으로 됩니다. 옛날의 무
공해 시대의 '쇠고기·우유·계란'도 그런데—요즘 공해 시대의
그것들의 '독'은 그야말로 '살인독'으로 되나이다.

표 ─ 2 쥐, 인간의 필수아미노산 패턴의 차이

필 수 아 미 노 산	아미노산의 패턴(%단백)	
	쥐	인간
히 스 티 딘	2.5	1.7
이 소 로 이 신	4.6	4.2

로 이 신	6.2	7.0
리 신	7.5	5.1
함 유 아 미 노 산	5.0	2.6
방 향 족 아 미 노 산	6.7	7.3
스 레 오 닌	4.2	3.5
트 리 프 트 환	1.25	1.1
바 린	5.0	4.8

된장·청국장·식초·마늘 — 에 관해서

▲ '콩'이란 놈은 참으로 신통하고 신통합니다. —이 놈이 썩으면 '된장·청국장'으로 되는데 —영양분이 감소하지 않고 —소화가 원콩보다 월등하게 잘 됩니다. 또 100g당 1천억마리 이상의 좋은 소화 효소균이 생겨서 우리 몸 속으로 들어가면 몸 속의 독을 청소하는 청소부 노릇을 합니다.

▲ 이와는 반대로 '쇠고기, 우유, 계란'은 먹기도 전에 시일이 좀 지나면 지독한 냄새가 나서 사람을 죽이는 독으로 변모하나이다. 시일이 지나지 않은 신선한 것을 먹어도 몸 속으로 들어가면 몸 속의 균과 합작을 하여서 쉽게 부패해 버립니다. 원래가 진득진득한 성질이 있기 때문에 피와 살을 탁하게 합니다. 그리고 그 진득진득한 것이 혈관벽에 달라붙기 때문에 혈관이 좁아져서 혈액순환이 둔화됩니다. 따라서 그것들을 먹는 사람이→병→죽음으로 되지 않을 수가 없습니다.

▲ 이에 반해서 '콩'을 보세요. 사람이 먹기도 전에 썩어서

된장, 청국장으로 되면 사람의 살과 피를 맑게 하는 천하 제일의
보약으로 되고, 콩을 직접 먹으면 몸 속에서도 된장, 청국장과
같은 것으로 되어서 살과 피를 맑게 하고 영양을 보급하는 놀라
운 구실을 합니다. 다시 말하면 콩은 우리의 살과 피를 맑게 해
서 병을 고쳐주는 위대한 구세주입니다.

　▲ 콩은 정말로 신기한 놈입니다. 이놈이 싹을 내어서 '콩나
물'로 되면—비타민C가 많이 생기고—두부를 만들어서 냉동실
에 동결시키면 '단백질'이 곱 가까이 증가되는데—이놈을 식혀
서 양념을 쳐서 먹고, 말려 두었다가 반찬으로 해먹기도 합니다.
학자 중에는 '된장'을 먹으면 '암' 등에 걸린다고 공갈을 치는
사람도 있는데 생거짓말입니다. 우리 민족은 과거 수천년간—일
본인은 매일 매끼에—된장국을 먹어도 끄떡없는데—왜 요즘와
서 그런 소리를 하는지? 그렇지 않아도—이것저것 먹지 말라기
에—신경질이 나서 죽겠는데—내가 좋아하는 '된장'까지 먹지
말라니! 나는 일본 생활 18년동안—매일 매끼에 된장국을 걸러
본 적이 없는데—아무 탈이 없었어요. 모든 식품에는 '독'이 있
는 반면에 그 '독'을 해소하는 요소가 들어있습니다. 그 독만 뽑
아서 많이 처먹으면 탈이 생기는 수도 있겠지만—'독'만 뽑아서
먹는 바보 멍청이가 어디에 있느냐 말입니다.

　또 '식초'를 먹으면 어떻다는 학자가 있는데—'식초'에 관해
서 '노벨상'이 3회나 각각 다른 사람에게 수상되었는데—'식초'
가 나쁘다는 학자는 노벨상 이상의 어떤 높은 상을 타서 그런
말씀을 하시는지? 일본 사람들은 매일 매끼에 식초를 꼭 먹습니
다.

　▲ 심지어는 밥에까지 식초를 쳐서 '초밥'을 만들어 먹어 세
계 제일의 장수국민으로 되었어요. 무엇이 나쁘다고 말하려면

자기 스스로가 체험하고 연구해서 발표하지 않고 남이 하는 말을 덮어놓고 믿어 남에게 아는 체 하고 옮겨 말하는 것은 생명을 좌우하는 건강일에 관해서는—일종의 큰 죄악이다. 나자신은 책에서나 연수시에 '된장·식초·마늘·멸치'가 건강에 매우 좋다고 강조하는데—독자와 연수받은 사람들이 어디서 그런 것들이 나쁘다는 말을 듣고 전화통이 불이 날 지경이었어요. 나는 딴 학자가 말하는 것을 꼬집어서 싸우는 것을 지극히 싫어하는 성미입니다.

그러나 '된장·청국장·식초·마늘·멸치'가 나쁘다는 말에는 도저히 참을 수가 없어요. 전국민의 건강을 좌우하는 일이기 때문입니다. 이 식품들은 우리 민족의 건강을 수천년간 지켜온 우리의 전통적인 민족식품입니다. 그리고 '마늘'을 제외한 '된장·청국장·식초'를 세계 제일로 많이 먹는 일본인들은 세계 제일의 장수국민으로 된 점에 주목을 하세요. 나는 15세 때부터 오늘 팔순까지 자그마치 60여년간의 체험과 연구로 장담하는 것입니다.

"백문불여일견(百聞不如一見)이오—오직 독자 자신이 체험해야 진실을 알게 될 것입니다."

▲ 그런 학자들은 으례히 또 "아침을 잘 먹어야 된다"고 주장합니다. 나는 그와는 정반대로 "적게 먹어야 된다"가 아니고—오히려 "굶어야 된다"고 주장합니다. 참—이 安서방은 고생팔자로 생겼어요. 남들이 좋아하는 것과 싫어하는 것을 고르고 골라서 반대를 하니 말입니다. '약' 좋아하는 사람보고—약 먹지 말라—약 먹지 말라!—몰랑몰랑이만 좋아하고 씹기 싫어하는 사람보고—100번 이상 씹어라 씹어라!—다리가 아파 죽겠는데—걸어라! 걸어라!고 외쳐야 되니—참, 내 팔자가 왜 이리 생

겨먹었는지 나도 모르겠다.

▲ 아침을 안 먹어야 – 학습(사무)능률과 건강이 10배 이상 증진됩니다. 단 '현미' 중심의 자연식이 절대 필수조건이다. 이 팔순노인이 보통 30대의 사람보다도 몇 곱이나 더 능률을 올리면서 일할 수 있는 원동력이 바로 '아침'을 안 먹는 데 있어요.

치아(이)와 음식물

▲ 우리 인간의 치아(이)의 총수는? 치아의 종류는?

(1) 곡식을 씹어 먹는 데 – 주로 사용하는 치아와 그 수는?

【답】어금니＝20개(좌우상하 – 각각 5개) – 그런데 요즘 사람들은 씹어 먹는 운동을 안하기 때문에 어금니가 퇴화해서 각 4개씩 – 도합 16개인 사람이 많아요.

(2) '사과' 같은 과일이나 '무' 같은 야채를 먹는 데 – 첫재로 사용하는 치아의 수는?

【답】앞니＝상하 각각 4개＝8개.

(3) 질긴 쇠고기 같은 것을 끊어 먹는 데 주로 쓰는 치아와 수는?

【답】송곳니 – 상하좌우 각각 1개＝도합 4개.

▲ 그러니 하나님은 인간을 창조하실 때에 – 식품의 종류와 먹는 비율, 그리고 그에 따르는 소화기능과 인체의 모든 생리기능을 아예 딱 마련하시고 계십니다.

▲ 그런데 이 망할놈의 인간들이 이 하나님의 의도에 거역해서 – 육식을 곡채식보다 더 하기 때문에 '쌀'이 남아돌고 – 드디어는 병에 걸려 병원마다 초만원 사태를 이루고 있어요.

▲ '육식'을 32(30)중 4비율로 하면 그야말로 보약으로 됩니

다. 그런데 요즘의 '육식'이 공해로 심하게 오염되어 있기 때문에 크게 문제가 되는 것입니다. 앞에서 말한 바와 같이 무공해 시대—즉 세계 1차대전 당시 '덴마크'에서는 식량난으로 국민들이 육식을 금하고 곡채식만 했더니—사망률이 40%나 격감했다는 역사적인 엄연한 사실을 결코 잊어서는 안됩니다. 하물며 오늘의 '육식'은 그 무공해 시대와는 정반대로 극도로 오염되어 있기 때문에 육식의 해독이 그 무공해 시대보다도 몇 곱이나 더 심한지를 능히 짐작하고도 남음이 있을 것입니다. 오늘의 의사 또는 영양학자들이 말하는 '쇠고기·우유·계란'의 영양론은 무공해 시대의 학자가 말한 것을 맹목적으로 믿어 고정관념으로 된 것입니다. 지금은 무공해가 아니고, 그와는 정반대인 극심한 공해 시대라는 것을 부디 잊지 마세요.

'육식'대신에 무엇을 먹어야 하나

▲ 그럼 이 문제를 어떻게 해야 하나요? 치아(이) 32개 중에서 '송곳니'가 4개—즉 4비율을 하면—보약으로 되는데 그 '육식'이 오염되어 있으니 어떻게 하면 되지요?

▲ 인간이 사육하지 않는 야생동물의 고기를 4비율로 먹으면 좋겠는데 그런 걸 어떻게 구하지요? 좋은 방법이 있어요. —총포점으로 가서 누가 사냥을 잘 해오는지를 알아 보고 그 사람하고 결탁하면 됩니다. 그러나 비쌀 걸—돈있는 사람들 해보라우— 그러나 한 달에 한 번 정도—'꿩'한 마리 정도로 해요.

▲ "가난한 자는 복이 있도다." 소는 무엇을 가장 좋아하나요?→콩(豆)입니다. 우리는 콩을 소를 통해서 간접적으로 먹기 때문에 온갖 공해병으로 죽을 고생을 하고 있습니다. 우리 인간

이 콩을 직접 먹어서 우리 인간에게 적합한 단백질을 섭취하면 공해 시대에는 쇠고기보다도 만 곱 이상 좋습니다. "볶은 콩(가루), 된장, 청국장, 두부…"등을 먹기를 권합니다. 특히 초콩이 공해독을 몰아내 버리는 위대한 구실을 합니다.

　[속지 마세요] 항간에 安賢弼이가 권장하는 건강식품(보약)이라고 속이면서 돈을 버는 악마가 있습니다. 국민건강운동을 하는 데 막대한 지장이 있으니 앞으로는 절대로 그런 일을 하지 마십시오. 앞으로도 계속하면 고발 공표하겠습니다.

'노벨상'이 입증하는

'식초'의 놀라운 효능 －1

식 초 는

① 식욕, 풍미, 소화 촉진시킨다.
② '살'과 '피'를 깨끗이 한다.
③ 동시에, 흡수하기 쉬운 양질의 '영양'을 공급한다.

'식초' 효능을 알기 쉽게 설명하면

(가) '식초'는 타액(唾液 =침)을 왕성하게 분비시킨다.

'입'안에서 분비되는 '타액'은 부작용이 없는 천하 제일의 소화제이다. 모든 음식물은 － '침'에 의해서 50%내지 70%가 소화된다. 우리는 '식초'의 냄새만 맡아도 '침'이 저절로 나오고, 식초를 입안에 넣으면 '침'이 더 많이 나오는 것을 경험한다.

(나) '식초'는 위액(胃液)을 보통 때보다도 2배 이상이나 더 많이 분비시킨다.

▲ 이상(가, 나)으로 － 우리는 '식초'와 함께 음식물을 먹으면 음식물이 잘 소화된다는 것을 알 수가 있다.

(다) 우리는 '식초'와 함께 음식물을 먹으면 – 입맛이 저절로 나고, 음식물 자체의 맛도 좋아진다는 것을 경험하고 있다.

(라) '식초'는 우리의 육체를 정화시킨다.

즉 피와 살을 깨끗하게 한다.

우리가 우리 몸에 해로운 음식을 먹거나 과식을 하면 몸 속에서 썩어서 '독'을 만들고 병을 유발시킨다. 우리 몸 속은 그 독을 만드는 나쁜 '균'들로 가득차 있다. 때문에 무슨 음식을 먹어도 그 나쁜 균들에 의해서 빨리 썩기 때문에 점점 몸이 병약하고 노쇠해가기만 한다.

▲ 여름철에 '도시락' 또는 '음식물'에 '식초'를 쳐 놓으면 며칠이 지나도 변질되지 않는다. '식초'가 부패균들을 죽여 버리기 때문이다. 우리가 '식초' 자체를 먹거나 음식물에 '식초'를 쳐서 먹으면 – 뱃속에 가득 차 있는 부패균까지 죽여 버리는 것은 뻔한 일인데 '식초'는 '콜레라균'과 같은 무서운 균까지도 죽여 버리는 강력한 '살균제'이기 때문이다. 식초는 '소금' 보다도 더 강력한 '살균제'이다.

▲ '식초'를 약 1주일 가량 먹고 난 다음에 – 휴지에 묻은 '대변'의 냄새를 맡아 보라 – 썩은 냄새가 안 날 것이다. '병'은 우리가 먹은 음식물이 몸 속에서 썩어서 생긴 '독'으로 일어나는데 – 몸 속에서 '음식물'이 썩지 않으니 – '병'이 생길 하등의 이유가 없지 않은가?

▲ 위와 같이 '식초'는 우리 몸의 입구(入口)인 '입'으로 들어와서 출구(出口)로 나갈 때까지 – 우리 몸에 이로운 일만 해 주는 – 만약(萬藥)의 왕중의 왕이다. 단, 진짜 왕만이 이 일을 행하는 것을 명심하여야 한다.

참고 이야기

(1) 세계 일주를 시도한 옛날의 탐험가들은—그 당시는 '냉장고'가 없었기 때문에—장기항해 중의 '비타민' 부족을 보충하기 위해서—생야채류를 '식초'에 절이고 다녔다. '식초'는 방부작용을 하고, 식초의 주성분인 '초산'이 비타민을 파괴하는 나쁜 균들을 죽여 버리기 때문이다.

(2) 옛날부터 서커스 사람들이 식초를 먹으면 뼈가 부러지지 않고 탄력이 있게 된다는 말을 들은 적이 있지? 사실이다. —식초는 뼈를 강인·유연하게 하는 강한 작용을 한다. 가공식품을 즐겨 먹는 현대인의 뼛속은 때미는 '속돌'(輕石)과 같이 뼛속이 온통 '구멍' 천지이다. —그래서 조금만 넘어져도 뼈가 부러진다. 그런데 '식초'를 오래 먹으면 '뼈'가 고무와 같이 탄력이 있게 된다.

▲ 安서방의 구식할아버지 소리만으로 곧이 안 들릴 것이다. 그래서 이번은 또 '노벨상'으로 증명해주지. —이래도 안 믿을테야?

노벨상에 빛나는 위대한 '식초'의 효과 ─────────

▲ 제1차 —노벨 생리·의학상(1945년도)

핀란드의 '바르타네' 박사는—우리가 먹는 음식물이 소화, 흡수되어 '에너지'(기운·활력)를 발생시키는 데는—식초의 성분인 '오기자로초산'이 주동적 역할을 하고 다른 여러 성분이 이에 가세 협력한다는 사실을 발견해서 '노벨상'을 수상했다.

▲ 제2차 —노벨 생리·의학상(1953년도)

'식초'를 마시면-2시간만에 '피로'가 가시고 탁한 소변도 맑아진다.

이것을 연구한 학자는-영국의 '크레브스' 박사와 미국의 '리프만' 박사이다. 그 연구내용의 개요는-식초 중에 포함되어 있는 '구연산'이 주동적 역할을 하고 딴 여러 성분이 이에 가세 협력하여-노화의 원흉인 피로소(=유산)의 발생을 억제하고 체외로 몰아내 버리는 놀라운 일을 행한다는 것이다.

▲ 제3차-노벨 생리·의학상(1964년도)

'식초'를 마시면 현대인의 문명병의 원흉인 '스트레스'를 해소시키는 '부신피질호르몬'이 만들어진다.

미국의 '부룻호'박사, 서독의 '리넨'박사의 공동연구로 1964년도의 '노벨 생리·의학상'을 수여받은 학설에 의하면-식초의 주성분인 '초산'(醋酸)으로-현대인의 문명병의 원흉인 '스트레스'를 해소시키는 '부신피질호르몬'이 만들어진다는 것이다.
[보충설명] '초산'과 기타의 식초성분(구연산, 단백질, 각종의 비타민과 미네랄)이 합작하여 '부신피질호르몬'이 만들어지는 것이다. 즉 '초산'은 주동적인 역할을 하는 것이다. '식초' 중의 어느 한 종류의 성분(오기자로초산, 구연산, 초산)만 무슨 무슨 역할을 한다고 오판해서는 안되고-딴 여타의 성분이 가세·협력한다고 생각해야 한다.

▲ '스트레스' 학설
1936년에 캐나다의 '세리에' 박사는 '스트레스' 학설을 발표했는데-이 학설에 의하면-부신(副腎)에서 분비되는 '부신피

질호르몬'이 '스트레스'를 해소시키는 중대한 역할을 한다는 것이다. 부신(副腎)은 신장(腎臟)의 위에 위치하는 내분비기관으로서—여기에서 '부신피질호르몬'이 분비된다. 우리는 옛날과는 달리 복잡다단한 사회생활을 하기 때문에 매일매일 너무나 많은 '스트레스'를 받는다. 그래서 '부신'이 지쳐빠져서 '부신피질호르몬'을 충분히 분비할 수 없기 때문에 각종의 문명병이 유발되는 것이다. 특히 위산과다, 위궤양, 십이지장궤양, 고혈압, 심장병, 동맥경화, 당뇨병, 정신병, 심지어는 각종의 '암'까지도 유발된다는 것이다. 앞에서 말한 노벨상는 이 스트레스 학설에 입각하여 연구한 성과로 수상된 것이다.

'크레브스, 리프만' 박사의 위대한 발견

앞에서 말한 바와 같이 '크레브'박사와 '리프만'박사는—식초 중에 포함되어 있는 '구연산'이 주동이 되어서 노화의 원흉인 피로소(유산)의 발생을 억제하고 몸 밖으로 몰아내 버리는 일을 한다고 말했는데 그들의 연구업적이 너무나 위대하기 때문에 좀더 자세히 말하고자 한다.

▲ 그들은 처음에 '세균'(細菌)을 배양하는 배양액 중에 소량의 '식초'를 탔더니 세균이 왕성하게 증식되는 것을 발견했다. 그 과정을 자세히 관찰해 본 즉—그 '식초'를 투여하자 '산소' 소비량과 탄산가스 배출이 증가하여 세균이 무럭무럭 자라고 번식하더라는 것이다. 우리 몸에 '식초'를 투여하면—우리의 세포에서도 '산소'소비량과 탄산가스 배출량이 증대해서 세포가 무럭무럭 자라고 번식하는 결론으로 된다.—따라서 '식초'를 먹으면 모든 병을 예방·치료해서 건강해진다는 결론으로 된다.

―아아, 이 얼마나 위대한 발견인가!

▲ 이 때까지 인류는―우리가 먹은 음식물로 된 영양분이 체내의 어느 곳에서 연소하여 '에너지'를 발생하고 체온을 조절하는지 몰랐다. 그런데 크레브스 박사가 해명한 바에 의하면―우리가 먹는 음식물로 된 '포도당'은 우리의 세포내에 있는 '미토콘드리아'에서 '산소'와 합작해 연소해서 에너지를 발생하기 때문에 우리가 그 에너지로 살아간다는 것이다. 또 그 연소하다 남은 찌꺼기인 '탄산가스'와 '물'을 몸 밖으로 몰아내 버리지 않고 축적하면 온갖 병이 유발되는 것이다. 현대인의 '암'을 위시한 각종의 문명병(성인병)은 모두 산소부족 때문이다. 즉 '산소'가 부족해서 영양분이 연소되지 않기 때문에―또 그 찌꺼기인 '탄산가스'와 '물'이 배출 안되기 때문에 병이 유발되는 것이다. 그런데 천더기 '식초'가 산소공급과 탄산가스 배출량을 증대시켜 주니―만일 식초가 '산삼'과 같이 희귀하다면―식초 한병이 산삼 만 뿌리 이상의 값어치가 있는 것이다. 내가 근 60여년간 연구한 결과로는―인생에 가장 고귀한 것은―저 먼 깊은 산속에 묻혀 있는 '산삼'과 같이 희귀하고 값비싼 것이 아니라 그와는 정반대인 곳―즉 우리에게 가장 가까운 곳에 있는―가장 값이 싸거나 공짜로 얻을 수 있는 것들 속에 숨어 있다는 것이다. 그래서 '진시황, 오나시스, 카네기…'도 불로장수약을 못 구해서 죽고 만 것이다. 불로장수약이 그들이 찾아 헤매었던 곳과는 정반대의 방향에 있다는 것을 꿈에도 생각 못했기 때문이다.

▲ 왜 현대인은 '산소'가 부족한가?

'산소'와 '탄산가스'는 우리 인체의 어디어디에서 들어오고 나가는가? 우리들은 그들의 출입을 방해하는 일만 한다.―무슨 일들을? 생각하고 생각하다가 다음을 읽으라.

(가) 그들이 우리 몸의 어디어디에서 출입하는가?

'입'과 '코' 뿐만 아니라-우리 몸 전체에 있는 '땀구멍'과 '털구멍'에서도. 만일 우리 몸 전체에 '페인트'를 더덕더덕 칠해서 그 모든 구멍들을 막아 버리면 우리는 죽어야 한다.

(나) 그들의 자유출입을 막는 일들은?

① '차'만 타고 돌아다니고 운동을 안하기 때문에-즉 문명의 이기(차, 엘리베이터, 에스컬레이터…)에 도취해서 몸을 움직이지 않기 때문에 약하게 호흡할 따름이다.-그래서 '산소' 흡입량과 '탄산가스' 배출량이 극소화한다.

② 공기가 통하지 않는 화학섬유의 옷만 입기 때문에 피부를 통해서 산소를 흡입할 수가 없고 탄산가스를 배출시킬 수가 없다. 그나마 춥다고 해서 창문을 꽉 닫고 편히 앉거나 누워서 운동을 안하니 만일 '병'에 안 걸리면 그야말로 초기적 중의 기적이다. '암' 기타의 문명병의 환자를 치료하는 데-옷을 홀랑 벗겨 놓고 이불을 덮었다 거뒀다 하면서 산소공급을 하면 눈부신 효과가 나타난다.-즉 현대인의 문명병의 원인이 산소부족임을 여실히 입증하는 것이다.

이 글을 쓰게 된 동기

나 자신은 오래 전부터 식초가 좋다는 것과 또 이상의 사실도 잘 알고 있었다. 그러나 '천연양조식초'를 만드는 법을 몰랐기 때문에 식초에 대한 글을 쓰는 것을 삼가해왔던 것이다. 왜냐하면 지금 시중에 나돌고 있는 '식초'를 잘못 선택해서 먹으면 이상 말한 식초의 효능을 기대할 수가 없고, 때로는 부작용이 무섭기 때문이다. 먹는 것만은 자기가 만들어 먹어야 한다. 남이 만들어 놓은 것은 그 속에 무엇이 들어 있는지—또 어떤 방법으로 만들었는지를 알 수가 없기 때문이다. 나는 이 글을 쓰기 전에 '식초'에 관한 일본책들을 무수히 읽었다. 그런데 대개의 책들은 식초가 좋다는 말은 하나, 식초를 만드는 법을 일절 다루지 않고—다만 책끝에 전국의…약국에 가면 '천연 양조식초'를 구할 수가 있다고만 쓰여 있을 따름이다. 그런 놈의 돈벌이 수작의 '식초'를 누가 믿을 수가 있단 말인가?

▲ 그런데 나는 최근에—일본의 中山貞男 의학박사가 쓴 「これガ天然建康醋だ」(=이것이 천연건강초이다) (발행소: 光書旁발행, 한국서점: 교보문고)라는 책을 용케 구해서 읽을 수가 있었는데—이 책에 '천연양조식초'를 만드는 법이 뚜렷이 쓰여 있더라. 나는 中山박사의 양심적인 학자태도에 감복을 하고 감사의 편지를 써 보냄과 동시에 이글을 '건강다이제스트'에 발표하노라. 인간의 생명을 다루는 일에 관해서는 '돈'과 무관한 양심이 소중하고 소중한 것이다.

▲ 지금 이 시점에서는—자기 자신이 직접 만든 것 외에는 아무 것도 안심하고 먹을 것이 없다. 더군다나 '식초'인 경우—'천연양조식초'는 충분한 원료(곡물, 과실)를 사용해서 그 자체에서 발생되는 '알콜'로 '식초'를 만들기 위해서는—근 1년 이상의 시일이 필요한데, 지금 시중에 나돌고 있는 거의 모든 '식초'는—그 자체에서 발생되는 '알콜'이 아니라 딴 물질에서 생산되는 양조용 알콜(주정)을 사용한 속성 양조이다.—그리고 수지를 맞추기 위해서 충분한 원료(곡물·과실)를 사용 안하는 일이 허다한 실정이다.

▲ 차제에—충분한 원료를 사용해서 만드는 천연양조식초를 생산하는 업체가 출현하기를 바라는 마음 간절하다. 소비자를

믿게끔 하기 위해서는 '식초'를 만드는 방법과 과정을 공개해야한다. 먹는 것 만큼은 생명에 직접 관계되는 문제이기 때문에자기가 직접 만들거나, 자기 눈으로 직접 보는 것 이외의 딴 어떤 방법도 믿을 수 없다.

'돈'을 벌되 진실로 남을 이롭게 하면서 벌어야 한다. 나는 지난번에 부산일보 대강당에서 강연을 했다. 강연이 끝나자 어떤여인이 와서―「저의 집에서는 약방을 경영하고 있습니다. 安선생님의 글을 일고 '약'이 몸에 해롭다는 것을 알고 난 후로는―'약'을 사러오는 손님들에게―'약'으로는 병을 못 고치니―'자연식'을 하세요」라고 권하고 권했더니 「전보다 손님이 몇 곱이나 더 많이 와서 장사가 대번창을 하게 되었습니다. 安선생께 감사드리기 위해 오늘 일부러 이와 같이 찾아왔습니다.」라고.

▲ 사람이야 죽던말던 '돈'만 벌 욕심으로 식품을 생산하는업자는 만인을 죽이는 중죄란 것을 깨달아야 한다.

▲ 국민건강을 진실로 원하는 양심가들이 많이 나타나서 '천연양조식초, 간장, 된장'을 만들어 주기를 바란다. 일시적인 속임수로는 안된다. 오랜 전통과 신용이 생명이라야 한다. 제법과제조과정을 공개하면서 정정당당히 일을 해가면 하나님이 도와주신다는 것을 확신하여야 한다. 이 불신시대에는―'믿는다'는것이 가장 소중한 것이다. ―그렇다. 「신용이 생명이다」가 모든사업의 기초로 되어야 한다. 그래야 그 사업이 오래오래 번영하는 것이다.

'천연양조식초'를 만드는 법

다음은 앞에서 말한 中山貞男 박사 저「이것이 天然健康醋이다」의 p.29 이하에 쓰여 있는 것을 요약·보충한 것이다. '천연 양조식초'라야 위에서 말한 노벨상의 놀라운 효과를 발휘할 수 있으니 꼭 자기 손으로 만들어 먹기를 바란다.

과실초(果實醋) 만드는 법

[필요한 원료] 사과·배·귤·포도·딸기·매실 등—모든 과실은 식초로 만들 수 있다. 한 종류의 과실만—또는 여러 종류의 과실을 혼용할 것(中山박사의 책에는—사과초·귤초·포도초…등 —한 종류로 되어 있음. 나는 요즘 흔히 나도는 '사과'와 '귤'을 혼합해서 양조하기 시작했다.)

▲ 가능하면 무농약의 과실을 사용하라.(한국에서는 거의 불가능)

▲ 잘 익고 상처가 없는 것을 구하라.

▲ 원료 1kg에 1g의 '이스트'균이 필요(슈퍼에 가면 '드라이 이스트'란 것을 팔고 있음—즉 '이스트' 원료의 1000분의 1정도 인데—적당히 사용하면 된다)

▲ 1ℓ의 과실초를 만드는 데는 약 1.5 내지 2배의 원료가 필요

[용기] 단단하게 구운 도자기가 최적임—입(口)이 넓은 것이 좋음.

[주의] 플라스틱 또는 금속제는 엄금. 입이 넓은 유리병은 무방하지만 일광이 투사되지 않도록 종이상자 안에 넣어서 사용할 것.

[만드는 순서]

▲ 과실에 상처가 있으면 도려내 버릴 것.

▲ 과실의 '껍질·씨'도 그대로 사용하라는데―나(安) 자신은 껍질에 묻어 있는 농약·신선도 보존제 등의 '독'이 너무나 무섭다.(中山박사의 책에는 이에 관한 언급이 없음) 그래서 내 생각으로는―화학성분은 화학성분으로 제거해야 된다는 생각으로―우선 '트리오, 퐁퐁'등의 화학세제로 깨끗이 씻는다.―다음에 그 세제(트리오, 퐁퐁 등)자체의 '독'을 맑은 물로 몇 번이고 씻어 내라.―그래도 안심이 안되면→물기를 완전히 뺀 원료를 작은 단지에 가득 채우고서는 시판 중인 양조식초를 부어 넣어서 약 10분간 담가두라.('식초'는 소금보다 월등하게 살균력이 강함)―'식초'는 원료 사이사이에만 들어가기 때문에―작은 단지 하나에 든 원료를 소독하는 데 식초 큰 병 하나면 넉넉할 것이다. 그 식초를 버리지 말고 또 다른 원료를 소독하는 데 쓰라.

▲ 그 다음에 그 과실들을 꺼내서 잘게 분쇄하라. 잘게 썰어서―절구통·믹서 등으로 분쇄하면 된다. [주의] 이상 농약 등을 제거하는 방법은 나 자신이 생각해 낸 것인데―독자 중에 혹 이보다 더 좋은 방법을 알고 있으면 알려주기 바란다. 농약을 제거하는 G3이란 약재가 있다는데 확실하게 알아봐야겠다.

▲ 그 분쇄된 과실들을 양조용의 용기에 담되―용기의 약 70%까지만 채우고 위의 30% 쯤은 비워둘 것.

▲ '이스트'를 넣어 원료전체에 잘 침투하도록 섞을 것. 과즙이 적어서 죽으로 잘 안될 때에는―中山박사는 끓인 물을 식혀서 타라고 하는데―이 安서방은 끓인 물은 절대로 사용하지 말고(더군다나 수돗물은 엄금)―자연생수(약수)를 사용하기를 고집한다. 옛부터 물맛에 따라서―술과 장맛이 다르다는 말이 전해져 왔다. 자연생수에는 여러가지 좋은 성분이 있기 때문이다. 그 좋은 성분을 '불'로 죽여서는 절대로 안된다.

▲ 공기 중에 있는 '초산균'(醋酸菌)이 들어가야 '식초'로 된다. 따라서 보통의 뚜껑으로 덮어서 공기를 차단시켜서는 안된다. 공기가 들어가도록 하기 위해서―'한지'(창호지) 또는 '가제'를 2중으로 해서 덮고서는 노끈으로 동여매라.

▲ 그 위에 깨끗이 닦은 10원짜리 동전을 올려놓아라.

▲ 어디에 저장, 보관하느냐?→직사광선이 안 비치고, 비교적 온도가 일정한 곳에(지하창고, 부엌 한구석 등이 좋으며―땅속은 고기 소통이 안되기 때문에―장독대는 직사광이 비치기 때문에 안됨) 〔주의〕 공기소통을 잘하고, 도중에 장소를 옮기지 말 것.

▲ 한 3~4개월쯤 경과하면―'초'가 되어서 위에 올려 놓은 10원짜리 동전이 청록색(靑綠色)으로 변한다. 이 때에 표면에 엷은 흰막이 생겨서 식초냄새가 난다. 시판하는 식초는 '코'를 찌르는 것과 같은 강한 신 냄새가 나나, 이 경우의 '초'는 순한 냄새가 난다. 만일 이 경우 마른 두꺼운 막이 생겨 있으면―이 것은 잡균이 들어간 징조로서 실패작이니 버리고 새로 담글 것.

▲ 그와 같이 해서 된 식초는 미숙품이니―그 후 4~6개월 동안 더 계속해서 그 자리에 그대로 두면 완숙한 식초로 된다.

사 용 법

▲ 그렇게 해서 완숙된 것을 짜거나 걸러낸 국물이 바로 '과실초'이다.

〔安생각〕그 짜다 남은 찌꺼기를 버려서는 안된다. 거기에는 '섬유' 기타의 귀중한 영양분이 많이 들어 있으니―조금씩 나물 무치는 데 섞어서 먹어라. 아직 안 삭은 '씨'는 절구통에다 빻을

것. ▲ [이 찌꺼기＋누런설탕 또는 꿀＋레몬＋과실을 절구통에 빻아 분쇄한 것]하면 맛 좋은 영양잼으로 된다.

　▲ 그 식초를 광선이 통하지 않는 용기에 담아 보관하고서는 ―먹을 때마다 조금씩 덜어 내서 3～5배의 자연수로 희석해서 사용하라. ―그대로는 너무나 독하므로.

곡물초(穀物醋) 만드는 법

　[원료] 쌀, 보리, 밀, 옥수수, 조, 율무 등 모든 곡물은 다 식초를 만들 수 있으나 우선 [현미]를 사용해서 시작해보라. 백미·술찌꺼기 등으로 만든 식초가 많이 나돌고 있는데 그런 것들로부터는 위에서 말한 식초가 효과를 절대로 기대할 수 없으니 자기 손으로 '현미식초'를 만들어 먹기를 권장한다.

　우선 다음 양으로 시작해보고 성공하면 다량 생산하기를 바란다.

- 현미―500g
- 쌀누룩―250g(좌우간 '현미'의 반량)
- 드라이이스트―2g
- 자연생수―2ℓ

이상으로 1.6～1.7ℓ의 현미초를 만들 수 있다.

　[참고] 연수생들에게 이상을 강의했더니―요즘은 '쌀누룩'을 구하기가 힘들다고 하더라. 시골장에 가면 할머니들이 팔고 있는 것을 많이 보았는데? 정 못 구하면 자기 손으로 '누룩'을 만들어야겠는데―독자 중에 '쌀누룩'을 만드는 법을 아는 분은 알려주기를 바라고 나 자신도 시간이 나는 대로 시골 할머니를 찾아가서 배울 작정이다. 쌀누룩을 못 구하면 '밀누룩'으로 대

용해도 무방할 것으로 생각한다. 이 '누룩'문제가 해결 안되면, 우선 '과실초'를 만들어 먹기를 바란다.

〔만드는 순서〕과실초에 말한 것은 생략하니─과실초 만드는 법을 복습한 후에 읽어라

(1) '현미'를 한두번 간단히 물로 씻고 불순물을 제거해서 12시간 내지 24간 동안 물에 담가둘 것.

(2) 찜통으로 약 80분간 쪄라.

(3) 찐 현미를 절구통에서 분쇄하라.─쌀누룩이 현미쌀 한알 한알에 잘 작용하게

(4) 쌀누룩을 현미쌀 한알 한알에 잘 침투하도록 잘 섞어라.

(5) 자연생수를 타서 죽으로 만들어라.

(6) 드라이 '이스트'를 잘 섞어라.

(7) 용기에 담아 한지 또는 가제로 덮어 노끈으로 동여매라.

(8) 과실초를 만들 때와 같은 장소에서 저장하라.

(9) 약 6개월이 지나면 위에 올려놓은 동전이 청록색으로 변해서 '현미초'가 된 것을 예고해 준다. 다시 4~6개월간 그 자리에 그대로 두면 '현미초'가 완성된다.

과실초와 곡물초의 차이

〔큰 차이〕과실초에는─피로 회복에 효과가 있는 '구연산·사과산'등이 '곡물초'보다 월등하게 많다. 한편 '곡물초'에는 '단백질'이 '과실초'보다 10배 이상이나 많다. 따라서 양자를 동시에 혼용하기를 권장한다.

식초에 관한 소결론

식초는 너무너무나 중요하기 때문에—우선 꼬마 결론을 말하면—현대인의 병의 원인은→현대인은 100여년 전의 우리 조상들과는 달리—▲ ① 복잡다양한 사회생활을 하기 때문에—정신적인 고민·육체적인 피로로 인한 '스트레스'를 매일 매시 너무너무나 많이 받는다—▲ ② 영양불균형의 '가공식품'을 너무 많이 먹는다. 특히 주식인 '백미'의 영양가는 우리 조상들이 먹었던 '현미'의 100분의 1도 못 된다. ▲ ③ 현대인은 '걷기'를 지극히 싫어해서 '차'만 타고 '운동'이 태부족이다. '육류' '가공식품'등으로 '피'가 흐려졌는데—그 흐려진 '피'를 순환시키는 운동조차 안하니—병에 안 걸리면 그야말로 초기적 중의 초기적이다.

[**특별주의**] ▲ ① '식초'만 먹으면 ▲ ② '현미'만 먹으면 ▲ ③ '운동'만 하면→건강할 수 있다고 오판해서는 안된다→이것들을 삼위 일체식으로 하는 한편 딴 여러가지 것들을 부수적으로 병행해야 한다.

▲ 시중에서 구한 식초를 먹어도—이상의 효과가 없거나 몸에 이상이 있으면—식초의 질이 나쁜 탓이니 진짜의 '천연양조식초'를 자신이 만들거나 기타 방법으로 입수할 때까지는—신과실(레몬, 나쓰미깡, 유자 등)을 껍질째 갈아 적당한 방법으로 먹기를 바란다. (농약을 제거한 후에)

▲ 나 자신은 지금 매일—아침, 잠자기 전에—[약수 1컵+식초 2숟가락+꿀]을 마시고, 반찬에는 되도록 많이 식초를 쳐서 먹고 있다. 그리고 [식초+미역+무우+당근+시금치…]의 생나물 무침을 꼭 먹도록 애쓴다. [**특별주의**] '빙초산'이 든 식초

는 건강을 심하게 해치니 절대로 접근하지 말 것.

'노벨상'이 입증하는

'식초'의 놀라운 효능 -2

'식초'는 '지방'을 분해하고 '피'와 '살'을 맑게 한다

'피'와 '살'이 맑으면—장수하고—머리가 좋아진다. 세
계 최고로 장수하고 경제대국을 이룩한—일본인들은—식
사 때마다 식초식품을 먹는다—특히 기름기가 있는 식품을
먹을 때는 식초식품이 필수불가결하다.

식초의 중요성

▲ 우리가 육체적 또는 정신적인 일을 해서 피로하거나, 기타
'병'의 원인이 되는 일을 하면—우리의 몸 속에 노화(老化)의
원인이 되는 '유산'이 생기는데 ▲ 이것이 쌓이면→병→죽음의
길을 밟게 됩니다. 그런데 '식초'가 이 피로소인 '유산'의 발생
을 방지하거나 해소시키는 고마운 일을 해줍니다. 그러니까 '식
초'는 우리의 병을 원천적으로 예방해주는 구실을 하는 것입니
다. '크레브스, 리프만' 박사는 이 연구로 1953년에 노벨 생리·
의학상을 수상했습니다.

▲ 1936년에 '캐나다'의 '세리에' 박사는 '스트레스' 학설을 발표해서 의학계에 일대 선풍을 일으켰는데ㅡ이 학설에 의하면 현대인의 각종 문명병은 주로 '스트레스' 때문에 발생하는데ㅡ '부신'(副腎)에서 분비되는 '부신피질호르몬'이 '스트레스'를 막아준다는 것입니다. 그런데 현대인은 옛날과는 달리 너무나 복잡다단한 사회생활을 하기 때문에ㅡ더군다나 격심한 생존경쟁을 하기 때문에ㅡ매일 매시 너무나 많은 '부신'이 지쳐빠져서 '부신피질호르몬'을 충분히 분비할 수 없기 때문에 온갖 문명병이 유발된다는 것입니다.

▲ 1964년에 미국의 브롯호 박사와 서독의 리넨 박사의 공동 연구로 노벨 생리·의학상을 수상한 학설에 의하면ㅡ식초의 주성분인 '초산'이 '부신피질호르몬'을 만든다고 합니다.

어혈(瘀血)과 현대인

▲ '어혈'이란?→'피'가 순환이 잘 안되어 한 곳에 뭉쳐 생기는 증상 또는 그 '피' 자체를 말한다.

▲ '어혈'은 왜 생기는가? 우리의 '육체'를 만드는 것은?→ '음식물'입니다. '음식물'을 잘못 먹으면 '피'가 흐려져서 잘 돌지 못하고 한 곳에 뭉쳐 '어혈'이 생기는 것입니다. ▲ 어떤 '음식물'이 '피'를 흐리게 하느냐?

이 문제에 관해서는 과거 3년 이상 동안 '건강다이제스트'에 글을 쓰고, 또 나 자신의 저서인 「공해시대건강법」과 「체질개선건강법」에 자세히 썼으니 뜻이 있는 분은 구해서 읽기 바랍니다. 여기서 간단히 말하면ㅡ① ▲ 인간이 사육하는 가축고기 일체(소, 돼지, 닭…)ㅡ▲ ② 가공식품 일체(백미, 흰밀가루, 정제한 흰소금, 정제한 흰설탕, 흰조미료=소위 5백식품-이것들 자체 뿐만 아니라 이것으로 만들어지는 식품 일체)-▲ ③ 술, 담배, 약-▲ ④ 공해환경(공기, 일광, 물 …)-▲ ⑤ 오염된 물에 서식하는 '물고기' 일체

[**참고**] 이렇게 열거하고 보니-현대인에게는 하나도 먹을 것이 없는 것으로 되어-"너나 잘 먹고 오래 살아라!"-라고 짜증이 날 것입니다. 그러나 단념하지 말고 연구하면 반드시 슬기롭게 살아갈 수 있습니다. 가령 예를 들어 말하면-'현미' 속에 들어 있는 '휘친산'이 공해독을 몰아낸다.-'천연양조식초'나 '콩' 등이 '피'를 깨끗이 해서 '어혈'를 해소시켜 준다는 등등.

[**특별주의**] '식물성 지방'은 원칙적으로는 '동물성 지방'보다도 월등하게 우리 몸에 이로운 식품입니다. 왜냐하면-'동물성지방'은-먹지 않은 상태, 즉 몸 밖에서도 진득진득하고 썩어서 '독'을 만들기가 쉬운데-먹어서 몸 속에 들어가면 몸 속의 나쁜 균들이 가세해서 몸 밖에서보다 더 빨리 흐리게 하기 때문입니다. 그러나 '식물성 지방'도 산화(酸化=부패)된 것은 '동물성 지방'에 못지 않게 몸에 해로우니 주의하기 바랍니다. '식물성 지방'을 섭취할 때에 주의할 것은-가령 '참기름'을 예로 들면-'참기름'은 '깨'의 일부분입니다-일부분인 '참기름'만 먹는 것보다도 '깨' 자체를 통째로 먹는 것이 훨씬 유리합니다. 딴 여러 성분이 합작하여야 완전한 영양분을 섭취하게 되기 때문입니다. 참기름 등은 양념으로만 쓰고 기름 자체를 많이 먹지 말기 바랍니다.

▲ **특히 주의할 것은**-식물성 지방은 '공기' 또는 '일광'에 접촉하면-더군다나 일단 불로 익힌 것은-빨리 산화(부패)하기 쉽습니다. 그러나 시일이 경과한 튀김음식은 지극히 위험한

것으로 됩니다. 이와 같이 변질된 '지방'은 '과산화지질'(槐山化脂質)이라 하는데─이것이 몸 속으로 들어가면 '세포막'을 파괴하고 세포를 죽입니다. 그 죽은 '세포'의 무덤이 바로 '검버섯, 주근깨' 등인데─이렇게 해서 인간은 늙어가는 것입니다. 그 '과산화지질'은 피를 흐리게 하고 그 찌꺼기가 혈관벽에 달라붙고 달라붙고 해서 혈관이 굳어지거나 막혀버려서 '피'가 흐르지 않기 때문에 각종 병들이 유발되서 죽게 되는 것입니다.

어쨌든─'천연양조식초'가 위의 모든 공해식품으로 흐려진 '피'를 맑게 해주고 '어혈'을 해소해주니─'식초'야말로 만약의 왕중의 왕이라고 할 수 있습니다. 단 '천연양조식초'라야─시중에 범람하고 있는 '속성 양조식초'로부터는 10분의 1의 효과도 기대할 수 없으니─자기 자신이 만들어 먹거나 양심적인 생산업자의 출현을 고대할 도리밖에 없습니다.

▲ '식초'가 '피'를 맑게 해준다고 해서─'피'를 흐리게 하는 이상의 식품들을 왕창 먹어 버리면 왕창 망하나이다. 나는 1주일에 한 번은 먹고 싶은 것을 먹습니다. 그러나 반드시 '식초병'을 가방 안에 담고 다닙니다. 나의 '가방' 안에는요─식초병 뿐만 아니라─천연소금병─흑설탕병─자연수병 등으로 가득차 있습니다. 가령 친구를 만나서 '커피'를 마셔야 될 경우는 흑설탕병이 가동하고, '곰탕'을 먹어야 될 경우는 '식초병'과 '천연소금병' 양쪽이 가동하죠. '1주 1회주의'이나 간혹 탈선하는 수도 있어요. 좌우간 '식초'가 모든 해를 막아주니 이 얼마나 고마운 일입니까? 그래서 나는 지금 84세의 노인이지만 새벽 2시부터 일어나서 이와 같은─글을 쓰고, 원서공부뿐인가요─요즘은 또 과거에 썼던 영어책을 개정하느라고 눈코 뜰 새 없이 바쁘지요. 이 모든 일을 하는데─'아침 안 먹기, 식초·현미 먹기'가 제

일 큰 원동력이 되나이다.

일본인의 식성

　일본은 지금…세계 제일의 장수국이 되었습니다. 또 동시에
세계 제일의 경제대국으로 비약해 가고 있는 중입니다. 경제대
국으로 되는 데는 '머리'가 좋아야 합니다. 그럼 일본인의 '식
사'가 '몸, 머리' 양쪽에 좋다는 결론으로 되지요?

　▲ 나는 13세 때부터 30세까지 18년간 일본에 살았습니다.
성장기의 '대부분'을 일본에서 지냈으므로—얼굴, 성격, 식성—
이 일본인 닮은 점이 많답니다. 보통 한국사람과는 달리 나는 시
종 일본사람들과 함께 먹고 자면서 살았어요. 처음은 신문 배달
을 했기 때문에 일본사람들과 함께 먹고 자는 일을 하고, 나중에
는 일본인의 가정교사, 일본 고등학교의 선생까지도 하게 되었
어요. 한국사람으로서는 어림도 없는 일인데—학교에서 늘 1등
을 했기 때문에 자연히 그렇게 되더군요. 그래서 일본 사람들의
식성을 속속들이 잘도 알고 있죠.

　▲ 일본의 유명한 영양학자인 杉本一好박사는—'쌀, 콩, 멸
치, 무우'가 일본인의 건강을 지키는 '4천왕'(四天王＝불법을
수호하는 수호신들)이라고 하는데—나의 경험으로 틀림없다고
봅니다. 이 4천왕 식품은—모든 일본인에게 공통되는 기초 식품
이고, 여기에다가 각종의 야채와 해산물(김, 다시마, 미역) 각
종 생선을 곁들여서 먹지요. 이것들은 그 자체가 '피'를 맑게 하
는 식품들인데—그래도 혹 '피'가 흐려질까봐 걱정이 되어서—
'피'를 깨끗이 하는 식초식품(우에보시, 락교, 스노모노…)을
매끼에 먹고—더군다나 기름기가 있는 식품을 먹을 때 그들은

꼭 '酢の物'(스노모노=채소, 생선 등을 식초로 무친 것)또는
또는 '梅干し'(우애보시=매실짱아찌)나 'ラッキョウ'(락교
=염교 식초절임)을 먹습니다. 그러니 그들이 장수 안할 리가
있습니까? 그리고 그들의 머리가 맑으니 경제대국으로 안될 리
가 있습니까?

▲ 우리나라의 식당가를 지나가면 — '곰탕, 설렁탕, 갈비탕,
보신탕'집을 흔히 볼 수 있는데 — 이런 음식물들을 모두 '피'를
지극히 흐리게 합니다. 그런데 일본에서는 이런 것들을 구경할
수 없고, 그 대신에 무엇이 많은고 하니 — 바로 '메밀국수집'(일
본말로 '소바야')입니다. '메밀'은 '피'를 맑게 하기 때문에 '고
혈압, 동맥경화…'를 위시한 각종의 문명병을 예방하는 데 지대
한 효과가 있습니다 — 단 '순메밀'이라야 — 자기가 직접 제분해
서 만들어야 합니다. 나는 '메밀수제비'를 생각만 해도 막 군침
이 돌아요. — 어릴 때 자주 먹어 봤기 때문입니다

▲ '초밥'은 일본인이 발명한 결작 식품중의 하나입니다. 요
즘은 미국에 있는 일본 식당에 미국인들이 초밥을 먹으러 많이
몰려든답니다. 그리고 '두부' — '두부로 만든 아이스크림'등도
대인기랍니다. '콩'으로 만든 식품(두부, 된장, 청국장…)은 살
과 피를 맑게 합니다. 일본 사람들은요 — 우리나라 사람들과 같
이 '대포술'은 안 먹어요. 그들은 '술'을 어떻게 먹는고 하니 —
술잔이 우리나라 '소주'잔의 3분의 1도 안되는 작은 것 — 소위
'さかずき'(사까즈기=盃)인데 — 요것에다가 무슨 술을 담아
먹는고 하니 — 우리나라와 같이 '소주'가 아니라 — 곡주인 '정종
=청주'인데 — 요것을 조금 마시고서는 생선회같은 술안주(반
드시+식초로 무친 채소)를 먹고 한참 서로 이야기하다가 또 한
모금의 술 — 즉 그들은 '술'을 우리나라에서와 같이 '양'으로 마

시는 것이 아니라 '맛'으로 마신다는 것입니다. 그래서 그들은 장수하는 거죠.

　▲ 또 그들은 '생선회'를 어찌나 즐겨 먹는지－즉 생명이 있는 것은 그대로 먹는단 말입니다. 불로 익힌 것은 생것의 10분의 1의 영양가도 기대하기가 어려워요.

일본인은 된장, 청국장, 멸치를 즐겨 먹습니다. ────

　[착안점] 최고로 영양가가 있다면서 현대인이 즐겨먹는 '쇠고기, 우유, 계란'은 몸 밖에서도 빨리 부패하고－몸 속에 들어가면 몸 속에 있는 나쁜 균들 때문에 더욱 빨리 부패하는데－썩은 '콩'으로 만들어진 '된장, 청국장'은 몸 속에 들어가면－몸 속을 대청소해줍니다. 왜냐하면－'된장, 청국장'은 100g에 자그마치 1,000억 마리 이상의 좋은 효소균들이 들어 있기 때문에－즉 100만이 아니라 1,000억 이상의 대군이 우리의 뱃속에 득실거리고 있는 나쁜 균들을 무찔러 버리기 때문입니다. 그리고 '된장, 청국장'은 원'콩'에 들어있는 영영분을 그대로 이어받아 증가된 상태로서－원콩은 소화가 잘 안되나 된장, 청국장은 '콩' 제품으로서는 '두부'와 더불어 최고로 소화가 잘 되는 것입니다. 결국 지금까지 현대인이 즐겨 먹는 '쇠고기, 우유, 계란' 등은 몸 속에 들어가면 사람을 병신으로 만드는 '독'을 만드나－'콩'은 썩어서 된장, 청국장으로 되면 우리 몸의 청소제임과 동시에 고급영양제로 되는 것입니다.

　▲ 미국의 Benjamin S. Frank 박사는 20여년간－노벨 생리의학상을 수상한 '핵산식품'(＝no aging diet＝늙지 않는 식품)을 임상실험하였는데－'핵산치'가 많은 식품은－100g당－

▲ 콩(豆) : 1358mg→▲ 멸치 : 1187→▲ 가다랭이 : 746 ▲
표고버섯 : 634 ▲ 정어리 : 466 ▲ 전갱이 : 382 ▲ 꽁치 : 326
▲ 굴 : 284 ▲ 참치 : 236 ▲ 고등어 : 182 ▲ 기타 등푸른 생선
에 많음─100mg 이상이면 많은 편임

즉 일본인들이 세계 제일로 많이 즐겨 먹는─'콩, 멸치'의 영
양가를 노벨상이 과학상으로 증명해주고 있는 것입니다.

▲ 콩(된장, 청국장, 두부, 콩나물…)─멸치─를 세계 제일
로 많이 즐겨 먹는 일본인들이 세계 최고로 장수하는 과학적인
근거가 또 있어요. 우리 몸은 수분을 제외하고는 거의 다 '단백
질'로 되어 있는데─100g당

▲ 멸치 : 64.9g ▲ 쇠고기 : 22.3g ▲ 우유 : 3.0g ▲ 김 :
40g ▲ 계란 : 12.3g

[주의] 현대 영양학은─쇠고기, 우유, 계란 등에 필수아미노
산이 균형있게 들어 있다고 해서 최고의 영양식품으로 쳐 왔는
데─알고 보니 '쥐' 실험으로 인한 오판이었습니다. 최근의 연
구로는 '쥐'와 '인간'은 생리가 다르고─멸치, 콩, 김 등에 있는
단백질을 A급(고급)으로, 쇠고기, 우유, 계란의 단백질을 B급
(하급)으로 치게 되었습니다. 이 글을 읽고는 영양 전문가들이
시야비야 할 것입니다. 그러나 위와 같은 A급 단백질을 세계 최
고로 많이 즐겨 먹는 일본인들이 세계 최고로 장수하고, '쇠고
기, 우유, 계란'등의 B급 단백질을 세계 최고로 많이 즐겨 먹는
미국인들은 지금 입원 환자수만도 무려 2천 5백여만명이랍니다
─이 엄연한 현실을 보고도 또 무슨 잔소리를 늘어놓으실 의향
이십니까? 그 과학적인 설명을 자세히 하려면 몇 페이지의 지면
이 필요하므로 부득이 생략합니다.

▲ '김'이야기가 별안간에 나왔는데─'쌀, 콩, 멸치, 무우'＋

'메밀, 김'＝6천왕으로 하고 싶을 정도로 일본 사람들은 이것들을 잘 먹습니다. 그러고 보니 일본 사람들은 고르고 골라서 '피'를 맑게 하는 식품을 먹고, 또 게다가 '피'를 최고로 맑게 하는 '식초'까지 잘 먹으니—'럭키세븐'(lucky seven)—즉 '7천왕' 식품을 잘 먹는다고 해버립시다.

일본인의 – 된장, 청국장 – 먹는 방법

일본인들은 '된장'을 화식(火食)하고, '청국장'을 생식(生食)하는 합리적인 방법을 취합니다. '된장, 청국장'에는 좋은 효소균이 100g 당 1000억 마리 이상이나 있다고 했는데 '청국장'을 생식함으로써 100％의 영양을 취하는 한편, 음식물을 먹는 데는 '맛'이 중요하기 때문에—'된장'에 '야채, 해초, 조개' 등을 넣어 국을 끓여 맛과 영양이 있는 화식을 하고 있습니다. ▲ 또 그 고약한 냄새가 나는 '청국장'을 어떻게 요리해 먹는고 하니 요놈에다가 '와사비'(＝산규)를 첨가하면 그 고약한 냄새와 맛이 싹 가시고, 여기에다가 일본의 그 달콤한 간장＋김 구워 부순 것＋유정란(자연란)＋생강 등을 첨가해서 비벼 먹는데 맛이 좋아요. 내 생각으로는—여기에다[＋마늘＋고추장＋깨＋참기름＋식초]하면 천하 제일의 영양반찬이 탄생하는 것이다.

[참고] '와사비'는 슈퍼에 있습니다. 우리나라의 '겨자'와 비슷하나 맛이 다르죠. 이 '와사비'(산규)를 '초고추장'에 첨가하면 맛이 일변해서 좋고, 소화도 잘 됩니다.

安식 영양된장 만드는 법 ────────────

이상 말한 좋은 식품들을 먹는다 먹는다 하면서도 먹어지지 않는 것이 우리의 실정입니다. 이것들을 혼합해서 밑반찬으로 만들어 매일 매끼에 꼭 먹게끔 하기 위해서 이 安서방은 '安식 영양된장'을 만드는 법을 개발하여 만천하에 공개하오니 많이 활용하시고 개선하여 주시기를 바랍니다.

[기본 재료] ▲ ① '된장·청국장'은 반드시 생것 그대로 사용할 것 ▲ ② 멸치가루—머리, 몸통, 꼬리, 비늘 전부를 제분하거나, 전자분쇄기 또는 절구통에서 찧을 것(일반적으로 말하는 멸치똥은—똥이 아니고 우리 몸에 좋은 '쓸개'임). ▲ ③ '김'가루 ▲ ④ 깨가루 ▲ ⑤ 생강—생것을 절구통에 빻아서 ▲ ⑥ 마늘—생것을 절구통에서 빻을 것 ▲ ⑦ 누런 설탕 또는 조청(단것을 좋아하는 분은 좀 많이—'당뇨병' 환자는 금물)

▲ 이상을 '양조식초'를 타가면서 개면 완성됩니다.

▲ 이상을 만들어 놓고—

(가) 맛이 짜면—콩가루, 삶은 콩 빻은 것 등으로 중화시키세요.

(나) 싱거우면—굵은 소금을 볶아 빻은 것을 첨가하세요.

(다) 좀 씁쓸한 맛이 나면—누런 설탕을 더 첨가하세요.

▲ 이 된장에다가 생무우, 생당근, 생옥파 등을 찍어 먹으면서 '현미' 밥을 먹으면 도대체 몇 천왕으로 되는지 좀 계산해 보세요. 천하 제일의 영양식입니다.

▲ 좀더 맛이 있게 해먹고 싶다구요? 그럼 [+고추장+땅콩가루+꿀+다시마가루+잣가루+와사비+카레가루+…]를 시도해 보세요.

▲ 가다 오다 이놈에다가 [＋양파＋마늘＋조개…]등을 첨가해서 볶아 먹으면요─둘이서 먹다가 하나가 죽어도 모를걸요. 단 '가다 오다'예요. 맛좋다고 해서 불로 익힌 것을 늘 먹으면 망합니다.

▲ 된장국을 먹고 싶다구요? 그럼 이 安식 된장에다가 [＋물＋야채＋해초＋조개＋생선]하면 맛이 기가 막혀요.

▲ 생선을 졸여 먹고 싶다구요? 그럼 安식 된장에다가 [＋간장]해서 조리하면 비리지도 않고 맛이 좋아요.

▲ 생선회를 먹고 싶다구요? 그럼 이 安식 된장에다가 [＋식초＋고추장＋마늘＋생강…]하면 맛좋은 초장으로 되나이다. 횟집에서 나오는 '빙초산'이 든 초장을 먹으면 몸에 아주 해롭습니다.

◎ '식초'가 변질을 막아 주고 동시에 맛을 좋게 해줍니다. '된장'에 곰팡이가 피고 있을 때 '식초'를 치면 '곰팡이균'들이 전멸합니다. 그 곰팡이의 시체들은 무해하니 그냥 된장과 함께 먹어 버리세요. 그리고 '김치'를 담글 때도 '식초'를 사용하면 변질을 막아 주고 빨리 맛있게 먹을 수가 있어요. 김치가 익은 후에도 때때로 식초를 쳐 두면 변질되지 않고 맛있게 먹을 수 있습니다.

현미떡 만드는 법

현미는 백미로 만들 수 있는 거의 모든 떡을 만들 수 있습니다. 떡가래를 비롯하여 송편, 꿀찰떡, 시루떡, 설기떡, 인절미, 경단 등 종류가 매우 다양합니다. 단지 현미가 백미보다 딴딴하여 오랫동안 물에 담가야 한다는 것뿐입니다.(약 12시간 정도)

집에서 쉽게 해 드실 수 있는 떡으로는 시루떡, 설기떡, 꿀찰떡, 경단, 송편인데 아무래도 집에서는 손이 많이 가기 때문에 방앗간에서 현미 인절미를 구해다가 냉동실에 보관하신 후 드시기 1시간 전쯤 내어 놓았다가 콩가루만 즉석에서 묻혀 드시면 항상 방금 한 떡처럼 맛있게 드실 수 있습니다. 곁들이는 음료수도 현미 미숫가루를 꿀에다 타서 드시면 영양 만점인 대용식이 됩니다.

만드는 방법을 간단하게 설명드리자면,

1. 현미 송편

재료 : 현미 맵쌀 소두 3되, 자연식 조청 2홉들이 1병, 깨소금 소두 1되

방법 :

ㄱ. 현미 맵쌀을 방앗간에 가서서 빻아 둡니다. 골로라(홈이 파인 로울러)로 두 번 빻으면 아주 곱게 빻아지는데 골로라가 없는 경우엔 보통로라로 대여섯 번 빻으면 됩니다.

ㄴ. 현미가루를 익반죽을 합니다. (익반죽이란 끓는 물에 익혀가며 하는 반죽을 말하는데 손이 뜨거우면 공해없는 고무장갑을 이용하시면 됩니다.)

ㄷ. 동글동글하게 예쁜 모양을 만들어서 시루에 찐 다음 기름을 바릅니다.(가정에서 작은 양을 하실 때는 찜통을 이용하셔도 좋습니다.) 모양을 만들 때 속은 조청과 깨소금 섞은 것을 넣으시면 아주 맛이 훌륭합니다.

ㄹ. 한 김 나간 뒤에 비닐 봉투에 싸서 냉동실에 보관합니다.

2. 현미 꿀찰떡

재료 : 현미 찹쌀 3되 빻은 것. 황설탕 400g, 콩팥 섞은 것 1되, 밤, 대추, 건포도 적당한 양.

만드는 방법 : 삶은 콩팥과 밤, 대추, 건포도, 찹쌀 날가루를 모두 섞어 시루에 놓은 후 찝니다. 역시 비닐 봉투에 한 번 드실 양 만큼 넣어 냉동실에 보관합니다.

3. 현미 시루떡

재료 : 현미 맵쌀 1되 반, 현미 찹쌀 1되 반, 팥 1되

만드는 방법 :

ㄱ. 맵쌀과 찹쌀을 잘 빻아 둡니다.

ㄴ. 팥을 잘 삶습니다.

ㄷ. 쌀가루들과 팥을 모양 좋게 켜켜로 쌓아 시루에 얹어 찝니다.

4. 현미설기

재료 : 현미 맵쌀 3되, 황설탕 300g, 검정콩, 건포도, 밤 적당량

만드는 방법 :

ㄱ. 방앗간에 가셔서 현미쌀을 빻아 물을 내려달라고 합니다. (물을 내린다는 것은 쌀가루를 골로라에 한 번 물을 부어가며 돌린 다음 분쇄기에 다시 한 번 촉촉한 상태로 빻은 것을 의미합니다.)

ㄴ. 황설탕과 검정콩, 건포도, 밤 등을 섞어 시루에 얹고 찝니다.

5. 현미 찹쌀 경단

재료 : 현미 찹쌀 3되, 검정깨, 팥가루, 콩가루, 빵가루 등

만드는 방법 :

ㄱ. 곱게 빻은 찹쌀가루를 끓는 물에 반죽합니다. (1의 ㄴ. 익반죽 참조)

ㄴ. 반죽한 것을 둥글게 만들어서 끓는 물에 삶은 후 검정깨

나 팥가루 등 자신이 좋아하는 가루에 묻힙니다.

어느 독자의 편지

　저는 한양대학교에 다니고 있는 학생입니다.

　87년 10월 과도한 시험공부와 극히 불규칙한 식사 때문에 속이 좀 쓰렸지만 별것 아니려니 하고 무심히 넘겼으나 그후 더욱 심해지는 통증에 병원에 가보니 신경성 위염에 위궤양이라 합니다. 그후 병원약도 먹어보고 했지만 효과가 신통치 않아 고심하다가 우연히 건강다이제스트에 실린 안선생님의 글을 접하게 되었습니다.

　현미의 놀라운 건강요법에 한편으로는 놀랍기도 하고 한편으로는 미심쩍기까지 하였습니다. 하지만 밑져야 본전이라는 생각에 당장 현미를 구해다가 밥을 좀 해먹어 보기로 했습니다. 그러나 그것도 며칠, 돌같은 현미 밥을 먹는게 곧 싫증이 나 중단하고 말았습니다.

　그렇게 며칠 생활하다가 다시 88년 4월호에 실린 안선생님의 글 중 현미수프에 관해 읽고 저는 속으로 쾌재를 외쳤습니다. 정말 저같이 직접 현미밥을 해먹기가 곤란한 사람에게는 아주 적합한 것이기 때문입니다. 그래 당장 현미 – 수프를 만들어 먹기 시작, 이제 며칠이 지나지 않았습니다만 제 몸에는 놀라운 변화가 일기 시작했습니다. 극심하던 통증도 사그러들기 시작했으며 변비기도 사라졌습니다. 그리고 그동안 소화가 안되어서 밥도 조금밖에 못 먹어 늘 힘이 없고 얼굴이 말이 아니었는데 요즈음엔 소화도 잘 되고 피곤하지도 않습니다. 그리고 얼굴에는 다시 생기가 돌고 윤기가 나기 시작했습니다. 공부하는 학생 가운

데는 많은 사람들이 조금씩의 위장 장애를 가지고 있습니다. 그래 저는 기쁜 마음에 만나는 친구마다 현미에 관해 장구일언을 늘어 놓습니다.

안선생님의 그 고귀한 노력과 건강사업에 진심으로 감사를 드립니다. 정말 좀더 많은 사람이 현미식을 하게 된다면 좋겠습니다. 저는 요즈음 저희 부모님께도 현미식을 강력하게 권하고 있습니다. 아마 부모님께는 다른 어떤 보약보다도 현미식과 자연식으로 건강을 지켜드리는게 효도하는 길이라 생각되어지는군요.

그럼 안선생님의 사업에 번영과 성공이 함께 하길 진심으로 바랍니다.

안녕히 계십시오.

1988년 3월 31이 이인호 올림.

이 편지를 읽고

▲ 현미를 먹다가 도중하차하는 분을 볼 때마다ー내 가슴이 터지도록 아팠습니다. '현미 수프'를 먹어도 이상과 같은 놀라운 효과가 나타나는데ー현미 자체를 먹으면 얼마나 더 큰 효과가 있는지를 생각해 보세요. '현미'를 2개월만에 내가 말하는 대로 착실히 먹으면ー'암'을 위시한 각종의 문명병(성인)예방, 치료하는 데 세계 제1의 약효가 있다는 것을 온 명예와 신용을 걸고 장담하나이다. 여러분은 여러분 자신이 우선 현미를 열심히 먹고 여러분 자신이 건강하세요.

'노벨상'이 입증하는

'식초'의 놀라운 효능 −3

식초와 식품
● 착안점 ●
① '식초'는—방부제→'살'과 '피'의 정화제→신진대사
   촉진→자연치유력을 최고도로 높여 준다.
② '식초'는—식욕, 맛, 소화—의 촉진제이다.

▲ '식초'는 만약의 왕중의 왕이다. 여름철에—도시락이나, 기타 식품에 '식초'를 쳐 놓아 보라.—며칠이 가도 변질되지 않을 것이다. '소금'으로는 비타민이나 기타의 양분이 소멸 또는 감소하나 식초로는 변질되지 않는다. 왜 변질되지 않으냐고요? —'식초'는 '콜레라' 균같은 무서운 균도 소독하는 강력한 살균 작용을 한다. 그러니 '부패균'이 얼씬도 못한다. '식초'를 친 '식품'을 먹으면—우리의 뱃속에 득실거리고 있는 나쁜 균놈도 죽어 버린다.—이것들이 우리를 병들게 하는 나쁜 놈들이었는데. '식초'를 오래 먹으면 몸 속이 깨끗해지고 나중에는 '변'에도 썩은 냄새가 없어지는 것을 알게 될 것이다. 따라서 '병'이 예방·치료된다는 것도 깨달을 수가 있겠지? 그러나 진짜의 '천

연양조식초'라야 한다. 보통 시중에 범람하고 있는 속성 양조식초로는 10분의 1의 효과도 기대할 수 없다. 그래서 나는 앞에서 '천연양조식초'를 만드는 법을 공개하고, 또 "양심적인 업자여—나타나거라!"라고 종용한 것이다. 이제는 내 속 알겠지? 이 불신시대에 진짜의 양심가가 나타나면 돋보이게 되어 크게 성공하게 되니 부디 양심적인 업자가 나타나기를 고대한다. 내가 만일 돈을 벌 야심이 있으면—앞으로 나 자신이 만들 터이니 내 것을 사라고 예고할 것이다. 내 양심은 아직 그 정도까지 썩고 있지 않다. 진짜의 '식초·된장·간장' 제조업자가 많을수록 국민 건강에 도움이 된다. 경쟁을 하여야 '질'이 우수해지고 '값'이 싸게 되는 것이다. 정정당당히 경쟁해야 진짜의 성공을 하게 되는 것이다.

◎ **결론적으로**—'식초'는 우리의 '살'과 '피'를 깨끗이 함과 동시에—우리 몸이 소화 흡수하기 쉬운 영양분까지 공급해 준다.

◎ **인간은 과거 수천년간**—'진시황'을 위시해서—불로장수약이 저 먼 깊은 산속에 묻혀 있는 '산삼'과 같이 희귀하고 값비싼 것인 줄로만 생각해서 찾아 헤매 왔으나 결국 다 실패하고 말았다. '산삼'이 '식초'와 같은 역할을 할 수 있느냐? 나는 과거 근 60여년간 연구한 결과—불로장수약이 저 먼 깊은 산속에 있는 것이 아니라—우리의 가장 가까운 곳에 그리고 가장 값싸거나 공짜로 얻을 수 있는 것들 속에 숨어 있는 것을 발견했다.

▲ '식초'는 우리 몸에 이로운 최고의 식품 중의 하나이다. 그 이유는—① **식욕을 돋군다**—우선 식초를 친 음식물을 냄새만 맡아도 군침이 돈다.—실지 그 음식을 입에 담으면 '침'이 보통 때보다 3배 이상 나온다.—위액도 보통 때보다 3배 이상이나

분비된다.—따라서 식초를 안 친 딴 음식물까지도 소화가 잘 된
다.

② 음식물 자체의 맛이 좋아진다.—가령 생선을 조리할 때
'식초'를 첨가하면→비린 맛이 없어진다→잔뼈가 먹기 좋도록
부드러워진다→'식초'를 안 친 것보다도 월등하게 맛이 좋아진
다.

③ 짠 맛도 덜하게 된다.—가령 젓갈 같은 것에 식초를 칠 때
와 안 칠 때를 비교해 보라. ④ '소금' 소비량이 현저하게 줄어
든다—즉 '식초'를 쓰면, 소금을 보통 때의 3분의 1정도만 써도
싱겁지가 않고 오히려 맛이 더 좋아진다. 따라서 염분을 억제해
야 될 환자에게는 큰 도움으로 된다. ⑤ 음식물의 떫은 맛, 아린
맛, 쓴 맛 등을 없애거나 덜어 준다. ⑥ 해삼·전복 등과 같이 미
끈거리는 것을 없애 준다. ⑦ '지방'을 중화시킨다.—기름기가
있는 음식물에—'식초'를 쳐 보라. 느끼한 맛이 싹 없어지고 맛
이 월등하게 좋아진다.

▲ '식초'에는 '지방'을 분해하는—2개 이상의 '아미노산'으
로 결합된—'페프지드'란 성분이 있기 때문에 우리가 '지방'이
있는 음식물을 먹어도 느끼한 맛이 없게 되는 것이다. 따라서
'피'가 맑아지기 때문에—'고혈압'은 물론 각종의 문명병을 예
방·치료할 수 있게 되는 것이다. 그렇다고 해서 기름기가 있는
것을 왕창 먹어 버리려구? 그럼 왕창 망해 버려요—나와 같이 1
주일에 딱 한 번만. 하수도관에 '중유'만 흐르게 해봐요.—그럼
찌꺼기가 붙고 붙고해서 나중에는 하수도관이 막혀 버려요. 우
리의 혈관도 하수도관과 마찬가지. 요즘 사람들은 하수관을 막
히게 하는 음식물만 먹으니까 문제가 생기는 것이다. 그런데 신
기한 것은 그 막힌 하수관에 '식초'를 다량 부어 넣으면 막힌 것

이 뚫어지니-참으로 '식초' 놈-신기하기도 해라. 우리의 혈관
도 하수관과 마찬가지니-'식초'놈을 잘 활용하라구요.

　▲ 뭐, '짜장면 먹고 싶다구? 그럼 3분의 1쯤 먹은 후에 '식
초'를 쳐 먹어 보라우.-맛이 한결 좋아지고 돼지고기의 느끼한
맛이 싹 없어질 것이다. 또 '춘장'에 '식초'를 쳐서 '양파'를 찍
어 먹어 보라. 나는 중국집으로 가면 '양파'를 공짜로 많이 가져
오라면 싫어하니까-아예 200원 어치를 가져오라고 하지-그럼
틀림없이 많이 가져오는데-나중에 계산할 때에 200원을 더 없
어 주니까-그만두세요라고 하는 집이 많더군.

　▲ 나는 1주에 한 번만은-먹고 싶은 것을 배부르게 먹는 즐
거움을 갖는다-맨날 '자연식-자연식'해서 먹는 즐거움도 없
이 이 세상 무슨 재미로 산단 말이냐? 대개는 일요일 점심 때에
이 일을 거행하는데-만일 주중에 부득이한 교제관계로 탈선할
경우는 그 주 일요일의 먹는 즐거움은 휴무한다.

　▲ 먹는 즐거움이란 것은-맛과 만복감-양쪽이 다 충족되어
야 한다. 따라서 나는 '짜장면'이나 '볶음밥'을 먹을 때는 반드
시 동시에 '짬뽕' 한 그릇을 주문한다. '짬뽕'에는 국수를 넣지
말고 그 대신 '야채'를 넣는 조건으로. 국수없는 짬뽕국물은 중
국음식 중에서 '자연식'에 제일 가까운 것이다.

　▲ 초등학교 생도가 내월 15일에 소풍을 간다면 매일 손꼽아
기다린다. 그와 마찬가지로 우리도 다음 일요일 점심 때의 먹는
즐거움을 손꼽아 기다리면서 살자. 매일 매끼에 맛있는 것을 먹
는 자에게 무슨 놈의 먹는 즐거움이 있느냐 말이다. 보통날은 나
와 같이-① 아침 안 먹기 ② 현미식하기(1식 1공기 이내-잘
씹어 먹다) ③ 복부지압 1000번 이상 하기 ④ 매일 1시간 이상
빨리 걷기 등을 열심히 실행하여야 한다.

▲ 나는 교제상 또는 먹는 즐거움으로 - '커피'를 1주일에 한 두 번 마시는 경우가 있다. 그런데 만일 오후에 마시면 잠이 안 와요 - 그럴 때는 어떻게 하는고 하니 - 잠자기 직전에 - 과실식초 두 숟가락을 탄 자연수(약수)를 1컵 마시면 그만 콜콜 천국행으로 된다. 보통날도 그렇게 하면 그날 중의 피로가 싹 가시고 잠이 잘 오고 잠이 깨어도 골치가 안 아프게 된다. 그러니까 '식초'만 가지고 '노벨상'을 세 번이나 탔지 뭐. 만일 그런 효과가 없을 경우는 - 식초가 가짜이기 때문이니 자기가 직접 만들어 먹으면 문제가 해결된다. 자기가 만들어 먹으려면 근 10개월의 시일이 필요하니 - 그동안 우선 시중에서 파는 현미식초, 과실식초(각각 반 씩 혼합)를 먹으라. 피부에 두드러기가 생기거나 기타 나쁜 반응이 생기면 - 가짜 식초의 탓이니 - 먹는 것을 중지하고 - 진짜 식초가 입수될 때까지 신과실(레몬, 여름귤, 유자…)이나 '구연산'으로 대용하라. - 이것들은 천연양조식초 만큼은 좋지 못하지만 - 우리 몸에 이로운 식품들이다.

식초식품 만드는 법

(1) 멸치·콩 볶음
① '콩'을 타지 않게 잘 볶으세요.
② [맛좋은 간장(없으면 일본간장)+마늘(많이)+누런설탕(좀 많이)+참기름+깨가루+생강+식초(좀 많이)+기타]로 맛좋은 국물을 만드세요. '물'을 넣지 말고 - **딴** 것이 없으면 '양파'로 조절하세요.
③ [①의 볶은콩+마른멸치(중간크기 이하)+마른새우]를 '식용유'로 잘 볶으세요.(즉, '콩'은 두 번 볶는 것으로 됩니다)

④ [②의 국물＋③의 콩·멸치·새우]를—약 1시간 동안 약한 불로 졸이세요. 그 맛좋은 국물이 콩·멸치·새우에 잘 스며들어야 합니다. 꼭 압력솥을 사용하세요.

⑤ 다 된 다음에 '식초'를 또 다시 쳐서—볶은 '깨'와 '김'가루로 버무리세요.

[주의] '식초'를 두 번 사용하는 것을 잊지 마세요—즉 ② ⑤에서.

▲ '콩'은 두 번이나 볶고 국물로 1시간 동안 졸였지만 아직도 딱딱해서 치아가 나쁜 사람은 씹어 먹기가 힘들 것입니다. 이런 사람은 '콩'은 나중에 먹고 우선 '멸치'와 '새우'만 먼저 먹고, '콩'은 그 졸인 국물에 담가두면 국물이 속으로 스며들어서 2일쯤 경과하면 부드러워집니다. '콩'은 물에 담갔다가 사용하면 부드러워지지만 영양분이 손실되고 맛도 덜합니다.

▲ 경제형편이 여의치 못한 분은 '새우·깨·김'을 사용 안해도 좋습니다.

▲ 밑반찬, 도시락반찬으로—安식 된장과 멸치·콩볶음 이상 좋은 것이 없을 것입니다.

▲ '멸치'란 그 천더기가 '칼슘'과 '단백질'의 왕초 중의 으뜸왕초이십니다. 100g당 자그마치—'칼슘'이 2200mg, '단백질'은 64.9g(mg이 아니라—그냥g)—그러니 '멸치'는 칼슘과 단백질의 덩어리입니다.

▲ 요즘 사람들은—특히 아이들은—'콩·멸치'를 보기만 해도 다 도망가 버려요. 즉 그들은 '몸'에 좋은 것은 골라가면서 싫어하고, '몸'에 해로운 것은 골라가면서 좋아한단 말입니다. 그러니 '콩·멸치'를 가루로 빻아서 아예 변형시켜 버리세요. 우리집 손자·손녀들도 '콩·멸치'를 싫어하는데—위의 '멸치볶음'만은

기가 막히게 잘 먹어요 — 결국 가족들의 건강의 열쇠는 주부들의 손 안에 있는 것입니다.

(2) 콩·식초 절임

'현미' 다음에 좋은 '식품'이 무엇이냐고 물으면 — 나는 서슴치 않고 '콩'이라고 말하겠다. 모든 음식물은 생으로 먹는 것이 영양분을 100% 섭취할 수가 있는데 — '콩'만은 생으로 먹으면 우선 맛이 비려서 먹기 힘들기도 하지만 보통 사람은 설사를 한다. 그런데 '생콩'을 식초에 약 3일 가량 절여서 먹으면 — 비리지도 않고 설사를 안하니 — 식초는 정말로 신기한 것이다.

▲ 일본의 本鄕彰 — 박사가 쓴 「흑초(黑醋)로 '피'가 부쩍부쩍 맑아진다」(黑醋でクン血がきれいルたゐ!) (黑醋란 일본의 가고시마켄에서 생산되는 '현미식초'의 일종. 우리나라에서는 앞에 발표한 '천연양조식초' 만드는 법에 따라 만들면 된다.) — 를 읽었는데 그 책의 p.132에 재미있고 도움이 되는 말이 쓰여 있다. 그것을 우리말로 옮기면 — 『지난번에 53세가 넘어서부터는 건망증이 심해서 고민을 많이 했습니다. 고유명사·전화번호 등을 이전에는 쉽게 기억할 수가 있었는데 지금은 거의 기억할 수가 없게 되어 매일 거는 전화번호도 잊어 버려서 전화번호부를 일일이 찾아봐야 될 지경으로 되었습니다. 2~3일 전에 소개받은 사람의 이름이 기억나지 않는 일도 흔히 있게 되었습니다. 두통이 언제나 심했기 때문에 거래처의 사람이 '콩'을 먹으면 좋다고 열심히 권해주기에 — 좋은 일은 무엇이든 해보자는 생각으로 집사람과 의논하면서 '콩'을 중심으로 한 균형잡힌 식사를 약 2개월 동안 해봤으나 별다른 효과를 못 보았습니다. 그런데 15일쯤 경과하니까 믿을 수 없는 효과가 나타나기 시작했습

니다. 첫째로 매일 매시 아팠던 머리가 기가 막히게 맑아졌습니다. 그와 동시에 전화번호도 기억이 잘 나서 전화번호부를 찾아볼 필요가 없게 되었습니다.』라고

▲ 〔安서방보충〕 '콩'과 '식초'는 둘 다 '피'를 맑게 하는 작용을 한다. 이 두 가지가 상승작용을 하기 때문에 큰 효과가 있게 되는 것이다. 2개월 동안 '콩'을 화식(火食)했으나 별다른 효과가 없었는데 ―15일간 식초에 절인 '콩'을 생식(生食)했기 때문에 위대한 효과를 보게 된 것이다. 부디 주의할 것은 생식은 화식보다도 10배 이상의 효과가 있다는 점이다. 여기에서 발견하는 위대한 진리는 무엇일까? 퀴즈 문제이니 잘 생각해 보라. 우선 앞에서 말한 '식초'의 효능―1과, '식초'의 효능―2를 복습을 하라. 현대인은 거의 모두가 건망증 환자이니 잔소리 말고 내가 하라는 대로 복습을 하라. 특히 일본인이 세계 최고로 장수하고 세계 최대의 경제대국을 이룩한 것도 '콩'을 세계에서 가장 많이 먹기 때문이란 것을 염두에 두어라.

〔퀴즈 문제의 답〕
내가 말한 대로 복습 안한 사람은 다음을 보지 말아라. 현대인의 모든 문명병은―'피'를 흐리게 하는 공해식품을 먹기 때문에 일어난다. 위에서 말한 '콩+식초―절임'은 '피'를 맑게 하는 위대한 작용을 해서 머리의 세포에까지 골고루 '피'가 순환되기 때문에 머리가 맑아지고 기억력도 좋아진 것이다. 그것뿐인가? 몸의 '피'도 동시에 맑아지기 때문에 몸에 있는 모든 병이 치유되는 것이다. '콩+식초―절임'―보기에는 지극히 간단하고 보잘 것 없는 것 같이 보이지만 정말 놀라운 힘을 발휘하는 것이다.

['변비'를 근치하는 방법]

'변'이 나가지 않아서 쌓여 썩으면 '독'이 발생해서 온갖 병을 유발시킨다. 현대인의 얼굴은 거의 다 누르거무스름하다. — 이것은 똥독이 돌고 있기 때문이다. 여성들은 그 누르거무스름한 얼굴색을 속이기 위해서 화장을 하나 화장을 지우면 상도깨비 귀신으로 변모한다. 변비의 원인은 씹을 필요가 없는 몰랑몰랑이만 먹기 때문이다. —특히 주식인 '백미'가 최고의 원흉이다. 변비를 막는 최고의 방법은→'섬유식'을 하는 것이다. 우선 주식인 '쌀'을 '현미'로 대치하라—'현미'에는 변비를 막는 섬유가 풍부하기 때문이다. 그 다음에 좋은 것은—'콩＋식초—절임'을 먹는 것이다. '콩'에는 껍질·속 양쪽에 '섬유'가 많다. 그리고 '식초'는 대장의 벽을 청소해서 자극을 줌으로써 연동(꾸물거림)작용을 활발케 하기 때문에 '변'이 자연히 잘 나가지 않을 수가 없다. 만병의 원인인 '변비'를 막아 주는 '현미·콩·식초'야말로 지상 최고의 불로장수약이다. 세계에서 이것들을 가장 많이 먹어서 세계 최고로 장수하고 세계 제1의 경제대국을 이룩한 일본인이 이 사실을 여실히 증명하고 있는 것이다.

[정력을 강하게 하는 방법]

근본적인 대책은—'피'를 깨끗이 해서 '피'가 전신 구석구석에 잘 돌아가도록 하는 것이다. 이 일을 하지 않고 무슨무슨 정력제나 보약 등을 사용하는 것은 일을 거꾸로 하는 것이다. 그런 의미에서 나는 '콩＋식초—절임'이 정력을 증진하는 최고의 기초식품이라고 생각한다. 그러나, 이 安서방 말만으로는 곧이 안 들릴 것이므로—일본의 '마기노(マキノ)출판사'에서 발행하는 「식초로 병을 고치는 책」(醋で病氣を治す本)의 p.107을 인용

한다.

　76세의 대학교 교수인 'S'씨가 재혼했다. - 상대는 30대의 젊은 여성 - 남들이 모두 부러워했다. 그러나 76노인에게는 크나큰 고민이 있었다 - 왜냐하면 10년 이상 홀아비생활을 했기 때문에 성기능이 쇠퇴해서 젊은 부인을 만족시킬 수가 없었기 때문이다. 그래서 그 노인이 '나'(의학박사 - 야마노우찌신이찌＝山ノ内愼一)에게 호소한 것이다. 나는 그 노인에게 - '콩＋식초-절임'을 권했다. 그러니까 그 노인은 "에이 그따위 것에 무슨 효과가 있겠습니까?"라고. 그래서 나는 "먹어보세요 - 꼭 효과가 있습니다."라고 했다. 그후 3개월쯤 지나서 전화가 걸려왔는데 - "요즘은 정력을 젊을 때와 꼭 같이 회복했습니다. 이 모든 것이 선생님 덕분입니다."라고.

[콩·식초 절임 - 만드는 방법과 먹는 방법]

단단하게 잘 구운 사기단지, 또는 유리병에 '적당량의 콩＋콩의 약 3배 가량의 식초'를 담아 1주일 가량 경과하면 - 비리지도 않고 연하게 된다. 매 식후 30분쯤에 약 5알 가량씩 또는 1일 10알 가량씩 1개월 이상 꾸준히 먹으면 효과가 나타난다. 그 담갔던 식초를 버리지 말고 보통식초와 같이 활용하면 된다. 냉장고나 그늘진 곳에 보관하고 직사광선을 피하는 것이 좋다.

(3) 마늘·식초 절임

　'마늘'도 다른 식품과 같이 생것에 100％의 영양가가 있는데 - 생것은 독하고 냄새가 고약하기 때문에 먹기가 곤란하나 - 생마늘을 '식초'에 절여서 먹으면 그 모든 문제가 해결된다. 즉 독하지도 않고 마늘의 그 독특한 냄새가 없어지니 - 식초는 정말

우리 인간의 구세주이다. '마늘'은 예로부터 강정식(强情食)의
왕초로서 – '피로'를 회복하고 – 식욕을 촉진해서 소화를 돕고
– 혈압을 조절하고 – 동맥경화를 방지하니 – 게다가 '식초'도 그
에 못지 않은 작용을 하니 – 그 2종이 상승작용을 해서 위대한
효능을 발휘한다는 것은 명약관화지사이다.

　[만드는 법] 대개의 마늘은 한통이 6쪽으로 되어 있는데 그
한쪽 한쪽을 두 토막으로 썰어서 콩·식초절임과 같은 요령으로
만들면 된다. 약 2주일이 경과한 후부터 매 식사시에 1~2쪽 정
도를 먹으면 된다.

　[나의 방법] 이상은 일본 학자들이 말한 것인데 – 나 자신의
방법은 – '콩·마늘 식초절임'을 만든다. 식사시에 앞에서 말한
'멸치·콩볶음'을 섞어서 반찬삼아 먹어 버리니 아무런 거부감이
나 고통없이 맛있게 먹을 수가 있다. 멸치·콩볶음의 맛좋은 국
물과 함께 먹어 버리기 때문이다. 특히 주의할 것은 어디까지나
'생식'을 하고 결코 '화식'을 해서는 안된다는 것이다. 즉 '멸치
·콩볶음'은 '불'로 익힌 것이나, '콩·마늘·식초 – 절임'은 절대
로 불로 익혀서는 안된다. 화식은 생식의 10분의 1의 영양가도
없기 때문이다. ▲ 나는 복부지압을 매일 1천 번 이상 하기 때문
에 보통사람보다도 약간 과식을 해도 탈이 없다. 그래서 '멸치·
콩볶음'은 먹고 싶은 대로 먹고, '콩·마늘·식초' 절임을 매끼에
– '콩'을 10알쯤 – 마늘을 3~5쪽쯤을 먹는다.

(4) 계란·초 절임 =초란
[절대필수조건] ① 반드시 '유정란'이라야 함 – '유정란'＝자연
란＝토종닭의 알
　② 반드시 '천연양조식초'라야 함.

[**착안점**] 토종닭의 '알'은 최고 영양식품 중의 하나이다. 이것이 늘 놀라운 '천연양조식초'의 효능과 상승작용을 하니—진짜의 최고 영양식품으로 되지 않을 수가 없다.

초란의 갖가지 놀라운 효능

(1) 피로회복과 정력증진에 최고

(2) 각종의 문명병(＝성인병)에 유효—특히—동맥경화·고(저)혈압 해소—뇌출혈—심근경색(心筋梗塞)의 예방·치료—위장병—간장병—담석—신장결석이 수술 안하고 해소(따라서—각종의 결석증도)—결핵—췌장병—'당뇨병'은 1~2개월 복용으로 완치된다고 일본 신문이 보도(좀 대포—섬유식＋운동을 겸행해야)—이뇨작용 왕성→따라서 각종의 '신장병'에 유효—만병의 근원인 '변비'의 예방치료에 특효—임산부에 지극히 좋은 영양제임. ▲ 계란 껍질의 풍부한 칼슘이 '식초'에 녹아 있으므로—보통 칼슘보다도 월등하게 소화 흡수가 잘 되는 이상적인 칼슘보충제임.

◎ 칼슘의 중요성—'칼슘'이 '뼈, 이, 손발톱' 등을 만든다는 것쯤은 다 알고 있겠지만—'피'를 맑게 하고 '정신'도 안정시킨다. 현대인은 공해식품을 먹고 체질이 산성으로 되어 있기 때문에 온갖 문명병(성인병)이 유발되는데—'칼슘＋식초'가 체질을 알칼리화하는 최고의 구실을 한다—때문에 '초란'이 이상과 같은 놀라운 효능을 발휘하는 것이다.

▲ (주의) 이상이 일본책·잡지·신문 등에 보도된 것을 말한 것인데—'초란'이 마치 만병통치약인 양 생각될 것이다. '피'를 깨끗이 해서 잘 돌게 하고—병독의 덩어리인 '결석증'까지도 녹

여 없애주니 말이다. 그러나 주의하고 주의할 것은 ─주식은 '현미' 중심의 자연식을 하고 ─피를 순환시키는 기준치 운동이 절대기본조건이고 '초란'은 다만 보조적인 역할을 충실하게 잘 해준다고 생각해야 한다. ▲ '약'은 종류 여하를 막론하고 습관성과 부작용과 자연치유력의 마비가 무서우나 ─'초란'은 자연식품이기 때문에 ─자연치유력을 왕성하게 하는 위대한 구실을 하는 것이다. 즉 '초란'에 포함되어 있는 '식초'가 노벨상을 세 번이나 수상할 정도의 놀라운 효능을 지닌 데다가 최고의 영양가가 있는 토종닭알의 영양가가 상승작용을 하기 때문이다.

▲ 현대 의학을 2천 3백여년 전에 창시한 '히포크라테스'가 말하기를 "회복기의 병인에게는 '초란'이 효과가 있다."고 말한 것을 토대로 해서 ─그 후의 학자들이 이상과 같이 연구해 낸 것이다.

초란을 만드는 법 ─ 먹는 법

현미초 1홉(=한 공기=약 180㎖)에 ─유정란(토종닭알) 1개를 물로 잘 씻어서 껍질째 넣어 3~4일 경과하면 ─계란 껍질이 거의 다 식초에 녹고, 엷은 껍질만 남는데 이것을 제거하고 ─남는 것(계란의 흰·노른자위)을 식초에 잘 뒤섞어서 ─다시 3~4일 방치하면 초란의 원액이 만들어지는데 이것을 냉장고에 넣어 조금씩 꺼내 먹으면 된다.

▲ 매 식후 약 2~3분경에 ─소주잔 반 정도(약 30㎖)를 과실즙 또는 생야채즙에 타 먹으면 된다. 진짜 꿀이 있으면 약간 타 먹어도 좋다. 양은 다소 초과해도 좋다.

▲ 최초의 현미초의 '산도'(酸度)는 약 4.5%인데 ─초란원액

의 산도는 약 1.5% 초란원액 중에 녹은 칼슘은 약 2,000 mg— 성인 1일의 칼슘필요량은 약 700mg. 초란의 칼슘은 식초에 녹아 있으므로 소화 흡수가 잘 된다. 따라서 '초란'은 이상적인 칼슘 보급원으로 된다.

▲ 식사중은—먼저 말한 '콩, 마늘, 식초 절임'을 반찬삼아 먹고, 식사후는 '초란'을 먹으면—최고의 영양분을 섭취하는 것으로 된다. 진짜의 현미초를 구할 때까지는 우선 시판중의 현미초를 사용할 것. 유정란(토종닭알)은 시골 또는 큰 백화점의 식품부, 자연건강식당 등에서 구할 수 있으니 노력을 하라.

◎ '콩, 마늘, 계란, 식초'란 싸구려 천더기들이—부자들이 황금 백만량을 주고 사먹는 어떤 보약보다도 가치가 있다는 이 놀라운 진리를 뼛속으로부터 느껴서 부디 노력 실천하라. 아마 부자 영감들에게 이 말을 하면 코웃음치고 상대를 안할 것이다.

'물'이 건강을 좌우한다-1

'물'은 생명의 근원

▲ 우리 몸의 약 70%가 '물'이기 때문이다.
▲ 순 자연생수는 '병'을 반 이상 고칠 수가 있다.
▲ '물'이 생명의 근원이다.
▲ '물'만 먹고도 3개월 이상 살 수가 있다.
▲ '물'없이는 단 5일도 살기가 힘들다.

'물' 연구의 동기

나 자신은 오랫동안 공부한 결과-모든 야채는 새싹에 최고의 영양분이 있다는 것을 알게 되었다. 그래서 지금은 방안에서 -흙, 비료없이-'물'로만 새싹을 재배하는 방법을 개발해서 '체질개선' 연수생들에게 재배법을 지도하고 있다. 추운 겨울에도 방안에서 얼마든지 재배할 수가 있다.

▲ 지난 여름에는 '콩'의 새싹-'콩나물'-을 재배하게 되었는데-여름철이라 너무 빨리 자라서 미처 다 못 먹게 되었다. 이것들이 커서 질겨졌기 때문에 먹기가 힘들게 되었다. 내버리기는 아깝고 해서 이놈들을 토막토막 잘라서 옷을 입혀 튀겨 먹

었더니 말이다―오징어 맛과 같이 쫄깃쫄깃해서 맛이 기가 막혀
요.

　▲ 이 순간 나는 깨달았다! 흙과 비료도 없이―'물'에만 재배
한 것이 이렇게 되다니! 여기에서 나는 '물'의 가치를 실감했
다. 그 후 '수돗물·자연수·끓인물·생수' 등으로 재배하면서 연
구한 결과―'순 자연생수'가 최고라는 것을 알게 되었다. 나의
물연구의 동기는 바로 '새싹재배'에 있었던 것이다. 그래서 나
는 물이 건강의 총기초라는 것을 깨닫게 되었다. 한편으로 물에
관한 책들을 많이 읽어 보았는데 내 생각이 절대 틀림없다는 것
을 알게 되어 이 글을 쓰게 된 것이다.

> **물 어 보 자**
> '야채'는―'흙'과 '비료'가 없어도 물만으로 성장할 수가
> 있다―왜? 인간도 음식물(=비료)을 먹지 않고 '물'만 먹
> 어도 3개월 이상 살 수가 있다―왜?

　같은 인간의 머리이다.―혼자서 생각하고 생각한 후에―다음
답을 보고―맞거든 무릎을 쳐라.―공부는 이렇게 하여야 한다.
즉 남의 힘에 의지하지 않고 혼자서 생각하고 생각하다가 모르
면 할 수 없이 답을 보고 아아, 그랬던가! 하고 무릎을 친 것이
진짜의 살과 피로 되는 것이다.

　답 '물'만 먹는 것이 아니다.―동시에 우리도 모르게 '일광·
공기'도 먹는다.―'물·공기·일광'이 흙에서 합작을 하면 우리가
먹는 식품이 생긴다. 즉 '물·공기·일광'은 생명의 근원이다. 이
'물·공기·일광' 속에 우리 몸에 필요한 온갖 영양소의 '씨'가 내

포되어 있다. 이 '물·공기·일광'을 하나님이 주신 그대로 섭취하지 않고, 인간이 섣불리 가공을 하면 인간 자신이 망한다. 인간이 하나님이 주신 '물'에 화학성분을 첨가 소독하여 '수돗물'을 만들어 먹거나 '불로 생명을 죽여서 먹으면 인간 자신이 망하게 되는 것이다. 오늘의 인간 비극의 최대 원인은─하나님이 주신 생명의 근원인 '물·공기·일광' 뿐만 아니라 흙까지 오염시키는 데 있다. 미국은 '가공식품'의 왕국이다. 그래서 오늘은 그 위대한 문명병의 왕국을 이룩한 것이다. 인구 2억 3천여만명 중에서─입원환자만도 자그마치 2천 5백여만명이라! 병원에 입원하지 않은 환자는 그 몇 곱이나 될 것이다.

'물'의 성분과 놀라운 약리작용

순 자연생수는─지역에 따라 차이가 있지만 대체로─용존산소(溶存酸素＝녹아있는 산소)·라듐·에마나티온·마그네슘·칼슘·철·칼륨·요오드·초산염·인산염, 기타 각종의 영양소가 들어있는데─이것들의 종합적인 약리작용으로 우리 몸속의 독을 씻어내고 영양분을 공급하는 것이다. 차맛·장맛·술맛 등도─수돗물과 자연수에 따라 천양지차가 있다. 자연수를 수돗물로 만들기 위해 소독제인 '염소'를 사용하면─병균은 물론 죽지만─우리 몸에 유익한 영양소들도 죽거나 활성을 잃게 된다. 그것을 또 불로 끓이면 완전사수(＝死水＝죽은 물)로 되어 버린다. 우리 몸의 약 70%가 '물'이므로 '물'은 우리 몸의 주성분(主成分)이다. 주성분인 '물'이 죽고 있으니 사람이 병에 걸려 죽지 않으면 그야말로 초기적이다. 현대인의 문명병의 제일 큰 원인은─바로→수돗물을 끓여 먹는 것이다. 그래서 나는 순자연생수는 병을 50% 이상 고칠 수 있다고 장담한다.

▲ 따라서 순 자연생수를 많이 마시면 몸속의 독이 빠지고 영양분이 공급되기 때문에 무병 건강할 수 있는 것이다. 살결이 고와지고 예뻐진다. 이 세상에 늙고 싶은 사람이 어디에 있노? 몸속에 독이 축적되면 늙어진다. 젊어지고 싶은 생각이 간절하면 순 자연수를 많이 마셔라.

물의 기본 특성

① 진한 것을 희석(稀釋＝농도를 묽게 하다)시킨다.→진한 병독도 묽어진다.

② 고체(固體)＝단단한 것)를 녹인다.→고체와 같이 지독한 병독도 녹여 버린다.

③ 세척(洗滌＝깨끗이 씻음)
　제독(除毒＝독을 없애다) 작용을 한다.

[**최고중요**] '독'이란 놈들이 쌓이고 쌓여서 힘이 강해지면 사람을 죽이는 병을 만든다. 이놈의 독들이 못 쌓이도록, 자꾸 물을 퍼 먹으면 그놈의 독들이 다 도망가 버린다. 그러나 말이다 −순 자연생수는 병을 50% 고치는 것이 아니라−인체의 약 70%가 '물'이니까 70% 고친다고 해도 과언이 아니다. 하지만 그런 말을 하면 대포쟁이라고 믿지 않을까 걱정이 되어서 그저 점잖게 50%라고 해놓는다.

▲ 지난번에 나는 '영등포'역의 화장실로 갔다. 남자들은 옆 사람이 내뿜는 소변색을 볼 수가 있다. 그런데 내 옆 사람의 소변색이 그야말로 뭐랄까, 청계천의 반대인 탁계천에서 흐르던 탁수에 누런색이 섞여 있더라. 나이는 60쯤−몸 속의 독이 모이

고 모여서 소변으로 된 것이다. 생 자연수를 사정없이 퍼부으면 그놈의 탁계천이 맑아지는 이치를 몰라서 그 60노인님은 무슨 병으로 죽을 고생을 하고 있을 것이다. 그렇다. 생자연수를 사정 없이 몸 속으로 막 퍼부어 넣어라-소변색이 하얗게 되도록 까 지-순 자연생수는 아무리 많이 마셔도 탈이 없으니 사정없이 막 마셔 버려라.

　▲ 그런데 물을 먹되-함부로 아무 물이나 먹어서는 안된다. 그리고 먹는 양과 먹는 법도 잘 알아야 한다. 그럼 지금부터 '물' 잔소리를 본격적으로 하련다.

참 신기하구나!

　'설사'를 할 때에 말이다-끓인 수돗물을 마시면 설사가 더욱 심해지는데-순 자연생수를 마시면-'설사'가 멎거나 덜하게 된다. 나의 체질은-'변비'는 거의 없고-조금만 무엇인가를 잘 못 먹으면 설사를 한다. 그래서 나는 어릴 때부터 말라깽이다. 나는 생선튀김을 지극히 좋아하는데, 이놈을 먹으면 틀림없이 설사를 하므로-최근에 생선 튀김을 잔뜩 배부르게 처먹고 일부 러 설사병을 발생시켰다. 그리고는 뒷산에서 길어온 약수를 5컵 가량을 퍼 먹었더니-설사가 누그러져요-계속해서 먹었더니 완전히 멎어 버렸다. 나는 여기에서 순 자연생수는 병을 반 이상 고칠 수 있다고 확신해서 더욱 열심히 연구를 하게 되었다. 그 럼, 함께 연구하자.-왜 순 자연생수가 설사를 멎게 할까? 한참 생각하다가 다음을 읽어라.

　[해설] 순 자연생수의 기본 약리작용은 '제독'(=除毒=독을 없애다)을 하는 것이다. 잊지 말아라-'설사'는 수분이 많기 때

문에 일어나는 것이 아니고, 소화가 잘 안되는 음식물 속에 들어 있는 독성물질이 위장을 자극하기 때문에 일어나는 것이다. 순 자연생수는 그 독을 희석(묽게 하다)하여 배설(몸 밖으로 쫓아 내다)하는 구실을 한다.

'물'의 놀라운 약리작용

일본 책—川大田愛義의학박사가 쓴 「물을 마시는 健康法」(＝水を飲む健康法)이란 책의 p.124에서 다음과 같은 글을 읽고 나는 놀라 자빠졌다. 책 그대로 번역하면—이 일에 관해서는 高原憲 著 「물의 맛＝水の味」중에서 실례를 소개하면—(安／高原憲의학박사는—'물'로 각종의 난치병을 고치는 물박사로서 유명함)——

5세의 여자아이가 토하기 시작했다. 얼마 안 있어서 토해낸 것 중에 '피'가 섞여 있었다. 열은 높지 않았다. 최고가 37도 5분. 몸이 점점 심하게 쇠약해졌다. 주치의사인 高原박사는 환자의 가족에게 주의하기를—이것은 자가중독의 심한 증상이니 치료에 관해서는 일체 나에게 맡겨 주시오—라고. 며칠 경과하니까 병의 증상이 최고로 악화되어서 심장이 극도록 약해졌다.

설사는 안하는데 너무 심하게 토해서 맥박이 아주 빨라졌다. 4일째로 되니까 아이 어머니는 참다 못해 '포도당 주사'를 놓아 주기를 간청했다. 그날밤 가족회의가 소집되어 '수혈'하기를 결의했다.

高原박사도 결단을 내려야 한다. '포도당 주사'나 '수혈' 하는 것은 지극히 간단한 일이다. 주사에 대한 일반 사람들의 신뢰도는 강하다. 희망에 따라 주사를 놓아 주는 것만으로도 가족들을 안심시킬 수가 있을 것이다. 그러나 高原박사는 의사의 양심으로서 도저히 그런 일을 못했다. 이 경우에 주사를 놓는 일은 아무 소용이 없을 뿐만 아니라—극도로 쇠약한 어린 몸에는 위험하다—최선의 방법은 바로 '물'이다. 결과는 어떻든 의사의 양심으로서 최선의 방법이라고 믿는 일을 실행할 도리밖에 없었다.

▲ 이와 같이 해서 高原박사는 신념을 가지고 '물요법'에 전념했다. 7일 후에 구토가 멎었다. 아이는 곧 먹을 것을 달라고 했다. 중독의 정점이 지나가서 모든 증세가 호전되고 며칠 후에는 환자가 일어설 수 있었다. (安서방 보충합니다) 책에는 이상 밖에 쓰여져 있지 않아요. 보통 사람들은 그냥 무심코 스쳐 지나갈 것이다. 책을 읽을 때 그 이면에 내포되어 있는 위대한 진리를 깨닫도록 노력해야 한다.

▲ 이 경우에 만일 高原박사가 포도당 주사를 놓고 수혈을 해서 아이가 죽었다면—의사에게 책임이 있는가?→부모의 요청에 따라—합법적인 의료 행위를 했기 때문에 의사에게는 아무런 책임이 없다.

▲ 생각해 보자—생각하지 않고 스쳐 지나가는 식의 독서는 무효이다. 왜, 이 경우—포도당 주사나 수혈을 하면 아이가 죽는가? 약 10분동안 생각하고 생각하여라. 건강에 관해서 최고로 중요한 것을 지금 공부하고 있는 중이다. 책을 덮고 생각하고 생각하라.

▲ 10분동안 생각했는가?→(답)이 아이에 대해서 의사가 하여야 할 제일 급선무는? 이 아이는 나쁜 음식물을 먹고 식중독으로 병에 걸려 있으니까—그 '독'을 없애는 것이 제일 급선무이다. 몸 속의 독을 빼는 방법은?→굶어서 자연생수를 마시는

것이다. 굶으면 몸 속의 독이 빠진다구? 난생 처음 듣는 소리라구? 앞부분에서 말한 '단식과 다이어트'를 다시 한번 복습하라.

▲ 좀 알기 쉽게 예를 들어서 간단하게 말하면―서울에는 '청계천'(淸係川)이 있다. 옛날(약 50년전)에는 맑은 물이 흘렀기 때문에 '청계천'이라 했다. 아아, 그 당시는 맑은 물이 흘러서 아낙네들이 빨래를 하고―여름철에 나는 그 맑은 물에서 목욕하고 고기도 낚았는데―아아, 그 때가 그립구나! 그런데 세월이 흐르고 흘러서―인구와 공장이 많아짐에 따라서―그 '청계천'이 그야말로 '탁계천'(濁係川)으로 되어 버렸다. 그 더러운 탁계천 물위를 덮어서 도로가 생기고, 그 도로 위에 또 고가도로까지 생겨 버려서 위 아래로 차들이 요란스럽게 달리고 있다.

▲ 그럼 물어 보자―그 '탁계천'을 옛날의 '청계천'으로 환원시키는 방법은? 뭐 더러운 물을 내버리지 않으면 된다구? 밤중에 사람 몰래 내버리는 것은 어떻게 막노? 뭐, 또 물줄기를 딴곳으로 돌려 버리라구? 그런 거창한 일을 어떻게 한담?→양쪽에 큰 하수도관을 묻어서 그 속으로 더러운 물을 흐르게 해서 어느 지점으로 유도하고 거기에서 정수해서 바다로 방류하면 될 것이다. 일본 '동경'의 '스미다가와'는 내가 있을 때는(지금부터 약 50년전)―그야말로 탁계천 이상의 탁계천이었다.―그런데 요즘의 '스미다가와'에는 물고기가 놀고 있단다.

▲ 좌우단간―그런 더러운 물을 흐르지 못하게 하고 깨끗한 빗물로 자꾸 씻어내면―옛날의 '청계천'으로 환원할 것이다.

▲ 우리 인간의 '혈관'은 어린아이 때는 그야말로 '청계천'이었다. 이 맑은 피(물)도 흐르지 않으면 썩어서 병을 만든다. 그래서 어린이들은 생리적 욕구로―자꾸만 뛰어다니면서 운동을 하려고 한다. 어른들이 신경질을 부려서―"시끄럽다! 떠들지

마!"라고 고함을 지르는 것은─"피가 썩어서 어서 어서 빨리 죽어라!"라고 고함을 지르는 것이다. 아이가 놀지 않고 가만히 점잖게 앉아 있으면─그것은 그 아이가 병이 있다는 것을 알려 주는 것이다.

▲ 그런데 그 '탁계천'으로 된 혈관을─옛날 어린이 시절의 '청계천'과 같은 혈관으로 환원하는 방법은? 건강법의 최고로 중요한 것을 지금 공부하고 있는 중이니─빨리빨리 스쳐지나가는 식으로 읽으려고 덤벼들지 말고─생각하고 생각하다가 다음을 읽어요.

▲ 약 10분간 생각하다가 읽는 것─잊지 말아요. [힌트] 무엇 때문에 어린이 시절의 청계천인 혈관이 지금은 '탁계천'으로 되어 있는가?

▲ '피'를 흐리게 하는 나쁜 음식과 나쁜 '약'을 먹었기 때문이다. '피'를 흐리게 하는 '음식물'이라니? 뭣고? (이건 경상도 사투리야)→제군이 지금까지 맛이 있다면서 먹어온 음식물 거의 다─그 중에서 최고의 악질놈의→화학성분(방부제, 착색제, 방향제, 신선도 가장제, 화학조미료…)이 들어있는 식품 (요즘 식품은 거의 다)과 짐승고기의 지방이나 단백질…지금 최고로 나쁜 놈들만 말하고 있어요. 의사들은 병약자보고 쇠고기 같은 단백질을 먹기를 권장하나─그건 옛날의 캐캐묵은 영양학이요─그래서 병을 못 고치고 있다─그래서 2천 5백여만명의 미국인이 지금 병원에서 신음하고 있는 중이다.

▲ 그럼 옛날의 청계천으로 환원하기 위해서는?→그런 '피'를 흐리게 하는 음식물을 먹지 말아야 한다─즉 '단식'을 하여야 한다=청계천에 탁수를 흐르지 못하게 하는 것과 같이, 그리고는 자연생수를 마시고 자꾸 그 독을 씻어 내야 한다. 자연생수

는 수돗물과 달라서―여러가지의 살아 있는 성분이 많기 때문에 ―세척·제독작용을 왕성하게 한다. 그래서 굶고 자연생수를 마시는 것이 이 세상 최고의 불로 장수약으로 되는 것이다.

▲ 식중독에 걸린 그 어린 소녀에게는―첫째로 그녀의 몸 속에서 그녀를 괴롭히는 '독'을 없애야 한다. 그 '독'을 없애기 전에 무슨 보양이나 수혈을 하면 그 독이 더욱 심해져 결국은 사람이 죽게 되는 것이다. 지금 병원에서 죽는 90% 이상의 환자가 이렇게 해서 죽어 가는 이 무서운 현실을 똑똑히 주시하여라. 제군의 과거를 반성해 보라. 무슨 무슨 병에는 무엇 무엇이 좋다는 말을 듣고 빚을 져 가면서도 사먹었는데―도대체 그놈의 약이 효과가 있었단 말이냐? 그럼 부자들만 오래 살고 가난한 사람은 빨리 죽어야 되는 결론으로 된다. 병들어 다 죽어 가는 부자인 환자보고 굶고 자연생수를 마시라면 미쳤다고 할 것이다. 인간은 말이다―'돈'과 '명예'가 있으면―돈과 명예로 눈이 어두워져서 진리를 깨닫지 못한다. 나와 같이 인생 84를 살아오는 동안에―부자→거지→부자→거지―의 인생항로를 거듭 왕래한 사람만이 '진리'를 뼛속으로부터 깨달을 수가 있다.

▲ 우리가 이 식중독 소녀로부터 배우는 인생최고의 교훈은? ―굶고 자연생수를 마시는 것이 진짜의 만병통치약임과 동시에 불로장수약이다. 그래서 나는 '단식'과 '물'연구에 미치게 된 것이다.

인간 건강의 총기초는 음식물

우리의 몸을 만드는 것은 무엇이지?―'음식물'이다. '운동'은 무엇 때문에 하지요?→'피'를 순환시키기 위해서 한다. 위에

서 말한 나쁜 음식물을 먹으면 '피'가 탁해진다. 그 탁한 '피'를
운동으로 순환시켜? 그런 바보짓을 하기 때문에 '운동선수'도
병들어 죽는다. '피'를 흐리게 하는 나쁜 음식물을 먹고 피부 단
련을 하는 것은 모래 위에 집을 짓는 격이다. 그래, 인간 건강의
총기초는 음식물에 있다.

내가 이글을 쓰게 된 동기

나는 과거에 – 일본의 세계적인 건강학자인 '서승조'(西勝
造)선생이 쓴 「西醫學健康原里實踐寶典」이란 책을 읽은 일이
있다. 그 책의 '七一나(裸) 요법'＝風浴, 大氣요법)의 첫머리에
쓰여 있는 것을 알기 쉽게 해설하면 – '암'등에 걸려 누워 있는
환자의 옷을 홀랑 벗기고서는 – 이불을 – 덮었다 거뒀다 – 하기
를 1일 7회 내지 11회 꾸준히 실행했더니 병이 나아 버렸다. 그
래서 암이라고 진단한 병원으로 가서 다시 진찰을 받았더니 – 첫
번째의 진단이 오진이었다고 사과하여 시정해 주더라는 것이었
다. ▲ [주의] 첫날은 창문을 닫아서 – 그 다음날은 차츰 열어가
면서 – 나중에는 다 열어서 – 감기에 안 걸리도록 서서히 조금씩
조금씩 피부를 단련시킬 것.

▲ 나는 이글을 읽고 많은 것을 느꼈다. 그래 – 현대인은 자연
과 등지고 살기 때문에 병고로 시달리고 있는 것이다. 과연 명언
이로다!!

"인간이여 자연으로 돌아가거라"(루소)

"인간은 자연으로부터 멀어질수록 질병에 가까와진다."(괴
테)

▲ 이 일이 좋다고 해서 – '가을·겨울·봄'에 시작해 보라 – 당

장에 감기에 걸려 콜록콜록해서 효과는 고사하고 병세가 더욱 악화될 따름일 것이다. 여름에 이 일을 시작하는 것이 최고의 방법이다. 그런데 여름에도 감기에 걸리는 병약자들이 많다는 것을 나는 잘 알고 있다―나 자신도 그랬으니 말이다. 무슨 일이든 자연순리에 맞춰서―조금씩―서서히―그리고 끝까지 끈질기게 계속하지 않으면 소용이 없다는 것을 부디 염두에 두어라.

현대인의 병의 원인

현대인은 자연에 순응하지 않고 등지고 살기 때문에 병고로 시달리고 있는 것이다. 현대인의 병을 고치기 위해서는 자연에 순응하는 것이 최상의 방법이다.

자연에 순응하는 방법

나는 늘 말한다. 즉―육신의 건강을 위해서는 야생동물을 스승으로 삼고―정신은 인간답게 살아라.

그렇다―야생동물은 자연에 순응해서 살기 때문에 병이 없고―인간은 자연과 등지고 살기 때문에 병이 있는 것이다. 즉 야생동물의 생활방식이 바로 자연에 순응하는 방법이다.

▲ 야생동물은 하나님이 주신 본능 그대로 살아간다. 즉 그들의 생활 방식이 바로 하나님이 원하시는 방식이다. 인간에게도 하나님은 야생동물과 같은 본능을 주셨다. 그러나 하나님은 야생동물과는 달리 인간에게 자신이 생각하고 행동하는 자유를 주셨다.

인간은 하나님이 주신 본능을 무시해서―하나님의 의도와는

정반대로─즉 자연과 등져서 제멋대로 살아왔기 때문에 본능이
마비되어 버린 것이다.

　▲ 참 재미가 있다→소와 말은 '콩'과 '당근'을 최고로 즐겨
먹는다. 이것은 그들이 본능에 따라서 하는 일이지─결코 인간
과 같이 '콩'과 '당근'이 영양이 좋다고 생각해서 일부러 먹는
것이 아니다. 야생 동물은 본능이 마비되어 있지 않기 때문에 식
재(食材)를 보면 당장에 자기 몸에 이롭거나 해로운 것을 분간
해 낼 수가 있다. 본능이 마비된 인간바보가 과학적으로 연구해
보니─'콩·당근'이 인간에게도 최고의 영양식이란 것이 판명되
었다. 만물의 영장인 인간에게 야생동물을 스승으로 삼으라면
속없는 사람은 비웃을 것이다. 야생동물을 스승으로 삼으라는
말은 바로 하나님을 스승으로 삼으라는 뜻이다.

　▲ 자연에 순응해서 산다고 해서 별안간 야생동물과 같이 살
았다간 역효과를 거두게 된다. 무슨 일이든 자연의 순리에 따라
행해야 한다.

여름과 건강

　이상 말한 바와 같이─현대인은 피부의 저항력이 극도도 약
하기 때문에─여름철이 아닌 '가을·겨울·봄'에 함부로 발가벗
고 '일광욕·냉수욕·해수욕·냉수마찰'등을 했다가는 당장에 감
기에 걸려 콜록콜록하게 된다. 따라서 이 운동들을 더운 여름철
에 시작해서→가을·겨울→봄→그 다음해의 여름→일생동안 계
속하여야 한다. 현대인에게는─발가벗을 수 있는 '여름'이 황금
의 계절이니 이 여름을 최고도로 활용하여야 한다.

　▲ 여름에 시작한 이 운동들을 추운 가을까지─그리고 영하

10도가 넘는 엄동설한까지 계속할 수 있는 강한 의지를 단련해서 굳세게 살아가거라. 이 일만 실천할 수 있으면 건강에 관해서는 전혀 걱정할 것이 없다. 나 자신은 오늘 84세까지도 이 일을 실천하면서 독자 제군에게 말하고 있는 중이다. 이 일을 실천하니까 말이다, 지금 84세이지만—정말 틀림없이—30대의 보통 현대인의 3배 이상의 능률을 올리면서 이 일을 할 수가 있다. 기적·초인—아무 것도 없다. 금년 여름에 시작한 일을 내년 봄까지 끈질지게 계속하면 누구든지 이 기적을 행할 수가 있으며 '초인'으로도 될 수가 있다. 오직 필요한 것은 일단 시작한 것을 끝까지 계속하는 강한 의지뿐이다. 나도 처음에는 겨울에 감기에 걸린 일이 있다. 그러나 하다가 죽어도 좋다고 생각하면서 그냥 계속했더니 그놈의 감기놈이 아이구 무서라면서 꼬리를 치고 도망가 버리더라.

▲ 그러나 노력을 하되—합리적인 노력을 하지 않으면 비극이 온다. 그 합리적인 노력의 방법은 내책을 읽으면서 배우라.

▲ **일광욕 주의사항**—여름에는 그늘에서도 피부가 타는데 함부로 직사광에 쏘이면 큰 문제가 생긴다.

(가) 우선 얇은 면 속내의를 입고 그늘에서 운동을 하면서 그늘 일광욕을 하라—하루종일 계속해서 집으로 돌아와서도 몸살이 안 나면.—(몸살난 사람은 2일간→3일간…로 마사지하고—여름모자, 흰속옷을 입고—햇빛을 쪼이면서—처음은 약 3분간… 더해야 한다)

(나) 몸 전신을 '올리브유'(약방에 있음)로 마사지하고—여름모자, 흰속옷을 입고—햇빛을 쪼이면서—처음은 약 3분간—그 다음 차츰 5분—10분…걷고→뛰는 운동을 하라. 집으로 돌아와서도 몸살이 안 난 사람은 그 다음날에 다음 말하는 '해수

욕'을 하라. 만일 몸살이 나면 해수욕을 하지 말고 전날 하던 일
을 되풀이하면 된다.

　▲ 해수욕 주의사항—특히 심장이 약하거나 혈압이 높은 사
람—보통 때도…발작을 일으키는 사람은 주의하고 주의해야 한
다.

　(가) 여름모자, 흰속옷을 입은 채로 배꼽 이하의 얕은 물에서
약 3분 하다가→물에서 나와 약 3분간 햇빛을 쪼이고 그늘로 들
어가서 쉬어라. 그 다음은 5분—7분—10분…서서히 해 가거라.
첫날은 10분 이상 하지 않는 것이 좋다. 집으로 돌아와서도 몸
살이 안 나면—(몸살난 사람은 전날 한 일만 되풀이하라)

　(나) 속옷을 입고—5분→7분→10분…전날과 같이 단련하라.
　[주의] 목 이상의 깊은 물에서 그리고 파도가 센 물에서 할
때는 극히 조심하고 조심해야 한다.

　▲ 찬물→일광욕→찬물→일광욕 식으로 번갈아 가면서 해야
혈액순환이 잘 되고 피부가 건강색으로 탄다.

　▲ 바닷물이 오염되어 있기 때문에—자칫하면 '눈병' 또는
'귓병'이 생긴다. 이놈들을 어떻게 막는고 하니—물에서 나오면
'눈'을 딱 감고 눈언저리와 눈위를 꼭꼭 지압해 주어라. 그리고
'귀' 전체를 손으로 막 문지르고, 귓구멍에 새끼손가락을 넣었다
뺐다 하면서 속의 물을 배출시켜 버려라. 요는 '눈'이나 '귀'
에 강한 자극을 주면 '백혈구'가 달려와서 병균을 잡아먹어 버
리기 때문이다.

　▲ '나'는 과거에 눈속이 가렵거나 또 무슨 이상이 있을 때에
는 '안약'을 주머니에 가지고 다니면서 눈속에 넣어 주었다. 그
런데 요즘은 그런 바보짓을 안한다. 어떻게 하는고 하니—눈을
딱 감고 위에서 말한 대로 눈놈을 막 못 살게 굴어 준다.

▲ 노인이 되면 으레히 '눈'과 '귀'가 어두워진다. 나는 이 일을 어떻게 막는고 하니—심심하면 눈, 귀를 막 쑤시고 문지르면서 못 살게 굴어 준다. 때문에 84노인이지만 돋보기가 필요없다.

해수욕을 할 수 없는 불쌍한 사람들에게 ─────

(가) 될 수 있는 한 산으로 올라가서 나무 그늘을 이용하면서 아까 말한 대로 일광욕을 하여라.

(나) 해수욕 대신에—냉수욕을 해야 되는데—여름에도 감기에 걸리는 사람은 함부로 냉수욕을 했다간 큰 문제가 생긴다. 그런 사람은 미지근한 물로부터 서서히 단련하고 난 다음에 냉수욕을 하는 식의 순리적인 방법을 취해야 한다. 냉수욕을 하는데도—1분→2분→3분 식으로 서서히 하라.

(다) 목욕탕에서 하는 것이 제일 좋다.

(라) 집안에 팔자 좋게도 목욕탕이 있는 사람은—찬물·뜨거운 물 양쪽은 준비해야 한다. 냉수욕→온수욕→냉수욕→온수욕…식으로 번갈아 가면서 해야 혈액순환이 잘 된다. 여름철에 뜨거운 물을 준비하기가 곤란하고 몸이 약한 사람은—처음부터 찬물통에 들어가지 말고—▲ 샤워 또는 찬물 끼얹기 등을 하고 난 다음에—여름모자, 흰 얇은 옷을 입고 집 밖으로 나가서 햇빛을 쪼이면서 운동을 하고 땀을 흘리고서는 또 탕안으로 들어가서 샤워(끼얹기)를 하라—그리고는 또 나가서 운동—이와 같이 하면서 며칠 단련하고 난 다음에 찬물통으로 들어가서 냉수욕을 하되—이 경우에도 냉수욕을 한 후에 밖으로 나가서 햇빛을 쪼이면서 운동을하라. 즉 '냉→온→냉→온'의 단련을 하라.

환자는 불쌍하지만 ─────────

누워있는 방안에서 ─ '냉→온→냉→온' 의 운동을 해야 해요.

▲ 타올을 찬물에 적셔서 짜고서는 ─

① 오른쪽 발의 등과 밑을 온 힘을 다해서 마찰(문지른다)하라. 약 1분간. 배꼽 이하의 아랫배를 힘껏 내밀었다 놓았다 하면서. 이렇게 하면 발의 혈액순환이 좋아진다 ─ 손·팔의 운동이 된다 ─ 아랫배를 내밀었다 놓았다 하니까 내장이 튼튼해진다 ─ 특히 위장이 운동되기 때문에 소화가 잘 된다.

② 그만하고는 약 3분간 쉬어라. 쉬는 동안에 '단전호흡운동'을 하라. 이와 같이 해서 ③ 왼쪽 발 ▲④ 오른쪽 무릎밑의 다리 ▲⑤ 왼쪽 무릎밑의 다리 ▲⑥ 오른쪽 허벅다리 ▲⑦ 왼쪽 허벅다리 ▲⑧ 가슴밑의 배 ▲⑨ 가슴 ▲ ⑩ 등 ▲⑪ 오른쪽 손·팔 ▲⑫ 왼쪽 손·팔 ▲⑬ 얼굴·목 ─을 차례차례로 끈질기게 매일하면 눈부신 효과를 거둘 것이다.

[주의] 이 운동을 할 때는 아랫배에 힘을 주어서 내밀었다 놓았다 하면서 하라. 그리고 마찰을 할 때는 힘껏 꼭꼭 눌러가면서 피부가 상하지 않도록 조심조심하면서 하라. ▲⑧ 의 가슴 밑의 배가 제일 중요하니 여기를 딴 곳보다 횟수를 더 많이 하라. ▲ ⑬ 얼굴·목을 할 때는 '올리브유'를 칠해 놓고 하되 마찰하는 방향이 편중되지 말고 골고루 되도록 하라. 여기를 꾸준히 하면 주름이 안 생기고 미인으로 된다.

▲ 환자는 하루종일 누워있지만 말고 이 일을 꾸준히 계속해서 하라. 그리고 가능하면 ─ 방안에서 ─ 걷기→빨리 걷기 ─ 뛰기 운동을 하라. 빨리 걷기·뛰기를 할 수 있는 사람은 참 행복한 사람이다. 그럴 수가 없는 사람도 조금씩 서서히 꾸준히 노력하면

된다.

직장인들에게 충고합니다 ────────

냉방장치가 되어 있는 방에서 근무하고 있는 직장인들은―1시간 근무하면 밖으로 나가서―뜨거운 햇빛을 쪼이면서 약 10분 내지 15분동안 조깅을 하거나 줄넘기 운동을 하면서 땀을 흘려라. 햇빛을 가리는 모자를 쓰고―그리고 속내의만 입고서. 그러면 사무능률이 배가한다. 직장 상사에게 이 글을 읽게 하여서 모두 함께 하도록 할 것. 그리고 아침은 보통보다 1시간 일찍 시작해서 점심시간을 종전의 곱으로 해서 식사 후에 낮잠을 자도록 하라. 사무능률이 정말로 배가한다. 땀흘리고 난 다음은 욕실에서 찬물로 샤워를 하면 더욱 좋다. 욕실이 없는 직장에서는 수건을 찬물로 짜서 땀을 닦으면서 피부를 마찰하라―화장실 안에서라도. 냉방장치를 한 방안에서 하루종일 계속해서 일을 하면 능률이 반감할 뿐만 아니라 병이 생겨서 사람을 죽인다. 직장장은 남녀별로 샤워를 할 수 있는 시설을 하도록 최선의 노력을 하라. 여름철에 운동을 해서 샤워를 하고 옷을 갈아입으면 천국으로 가는 기분이고 일의 능률은 배가가 아니라 10배가로 될 것이다.

〔건강원리〕 찬공기 또는 찬물 속으로 들어가면 피부가 수축하고, 더운공기 또는 더운물로 들어가면 피부가 이완한다―따라서 수축·이완을 반복하면 혈액순환이 잘 된다. ▲ 운동을 하면서 땀을 흘리면 체내의 노폐물이 배설되고 스트레스가 해소되기 때문에 건강에 극히 좋다. ▲ 낮잠을 자면―하루의 스트레스가 해소되기 때문에 건강에 지극히 좋다. ▲ 낮잠을 자면―하루에

두 번 아침을 맞이하는 것으로 되기 때문에 일의 능률이 10배로 될 것이다.

◎ 겨울철에—난방장치가 돼 있는 방안에서 근무할 때도—한 시간에 적어도 한 번씩은 밖으로 나가서 찬바람에 쏘이면서 운동을 하여야 한다. ▲ 냉난방 장치라는 문명의 이기가 현대인을 죽여가고 있는 중이다—그뿐인가—엘리베이터·에스컬레이터. 걸핏하면 집어타는 택시·자가용차—이 모든 것이 현대인을 병신으로 만들어가고 있는 중이다.

◎ 몇 번이고 말했지만 부디부디 주의할 것은—음식물이 우리의 육체를 만든다. 공해식품을 먹으면 살과 피가 탁해진다. 그 탁해진 피를 돌리기 위해서 무슨 무슨 운동을 해봤자 아무 소용이 없다. 따라서 살과 피를 맑게 하는 '현미'중심의 자연식이 건강의 총기초가 되니 부디부디 주의하기를 바란다.

'물'이 건강을 좌우한다 - 2

순 자연생수는 병을 고친다

▲ 우리 몸의 약 70%가 물이기 때문이다.
▲ '물'은 생명의 근원이다.
▲ 순 자연생수는 병을 반 이상으로 고칠 수가 있다.

독자들에게 물어봅시다.

문-1) 어째서 - '자연생수'는 병을 반 이상 고칠 수가 있나요?

문-2) 여러분은 과거에 빚을 져가면서도 - 비싼 약이나 보약을 사먹었으나 결국은 효과가 없고 공연히 '돈'만 낭비했지요? 그 빚을 갚노라 지금도 고생하고 있죠? 만일 효과가 있다면 - 부자들만 오래 살고 가난한 사람들은 빨리 죽어야 합니다. 다 헛되고 헛된 일입니다. 내가 지금까지 - 부자→거지→부자→거지를 왕래하면서 느낀 것은 - 건강에 관해선 - 가장 가난한 사람이 할 수 있는 방법이 - 가장 부한 사람이 흔히 하는 방법보다도 몇 100곱이나 더 효과가 있다는 것입니다. 이 일을 뼛속으로부터 느낄 수 있게 되면

—건강대학을 완전 졸업하게 되는 것입니다. ▲ 지금 병원에서는—링게르 주사, 포도당 주사, 수혈, 기타 무슨 무슨 약 등을 투여해도 병을 못 고치고 무수한 생명이 죽어가고 있습니다. 왜 그럴까요? 앞에서 나는 5세 소녀의 식중독을 예로 들면서 설명했습니다. 왜 그럴까요?

생각하지 않고 읽는 독서는 무효입니다. 즉 스쳐가는 식으로 읽는 독서는 무효란 말입니다. 각 문제에 적어도 10분 이상을 소비하면서 생각한 연후에 다음을 읽으세요.

문—1 답) 물의 기본특성이 세가 지가 있다고 했는데—무엇 무엇?

① 진한 것을 희석시킨다(묽게 하다)—즉, 진한 병독도 묽어진다.

② 고체(固體)를 녹인다—즉 고체와 같이 지독한 병독(…결석—담석…)도 녹아 버린다.

③ 세척(빨아 깨끗이 하다)—제독(독을 없애다)작용을 한다.

▲ 자연 생수는 여러가지의 귀중한 성분이 살아 있기 때문에 위의 ① ② ③의 작용을 잘 하나, 소독약을 탄 수돗물과 끓인 물은 그 귀중한 성분이 죽어 있기 때문에 이 세가지 작용이 월등하게 미약할 뿐만 아니라…수돗물을 소독하는 '염소'가 다음에 말하는 바와 같이 우리 몸에 무서운 해독을 줍니다.

문—2 답) 나는 앞에서—서울의 '청계천'은 지금부터 50년 전쯤엔 깨끗한 물이 흘렀기 때문에 '청계천'이라고 불렀는데—인구와 공장이 늘어감에 따라 '탁계천'으로 되어 버렸는데—이 '탁계천'을 옛 '청계천'으로 환원하기 위해서는—우선 이러이러

한 방법으로 그 더러운 물을 흐르지 못하게 한 연후에 맑은 빗물이 자주 흐르게 하면 옛 청계천으로 환원할 수 있다고 했습니다.

▲ 우리의 몸과 혈관도 무엇무엇 때문에 어린이 시절의 그 '청계천'과 같은 '혈관'이 '탁계천'으로 되어 버렸는데—어떻게 하면 옛날의 '청계천'과 같은 '혈관'으로 된다고 했지요?→그 몸과 혈관을 더럽히는 음식물이나 '약'을 먹지 말아야 한다—즉 단식을 해야 한다—그리고는 자연생수를 막 퍼 먹으면서 대청소를 해버려야 한다고 말했습니다.

▲ 그와 같이 대청소를 하기 전에—무슨 무슨 약, 보약, 링게르주사, 포도당주사, 수혈 등을 하면 몸 속의 독이 더욱 심화되기 때문에 사람이 죽게 되는 것입니다. 인간 바보들의 눈으로 볼 때는 '물'을 가장 흔해빠진 천더기로 보는데—하나님의 눈으로 보실 때는 '자연생수' 한 컵이 산삼 같은 가장 비싼 보약보다도 수 억배나 나은 것입니다—왜냐하면 '산삼'은 결코 '물'의 3대 작용을 못하기 때문입니다.

◎ 이상도 철저히 이해하지 못한 상태에서—무슨 무슨 새것을 배워 봤자 무슨 소용이 있나요? 나의 교수 방법의 중요한 것은 완전히 소화시켜 놓은 연후에 새것을 집어넣어 주자는 주의입니다. 이상만 완전히 터득하면 건강의 제1기초공사가 완성된다는 것—이제도 못 느껴서 오히려 몸을 해치는 일을 하면서 고생하실 의향이십니까? 바보는 죽지 않으면 못 고친다—아니야—죽어도 못 고쳐요.

◎ 결론은 단식과 자연생수가 이 세상 최고의 불로장수약인데—합리적인 방법을 배워서 순리에 따라 실천하기 바랍니다.

▲ 인체의 거의 70%는 '물'입니다. 우리 몸을 구성하는 세포도 말하자면 몸속에 잠겨 있는 '섬'들이며, 우리가 먹는 음식물

을 소화 흡수시키고 온갖 영양분을 만들어 '세포'에 공급하는 일을 하는 '효소'도 물속에서 '물'을 가지고 온갖 일을 진행시킵니다. 또 우리 몸 중에서 최고로 중요한 '피'도 80% 이상이 물입니다. 따라서 우리 몸의 근 70%가 물이므로 물이 나쁘거나 부족하면 건강에 70% 이상의 영향을 주는 것은 지극히 당연한 일입니다. 그래서 단 5일간만 물을 안 마셔도 우리는 죽습니다. 물외의 딴 영양분인 '단백질·당질·지방…'등은 3개월 이상 단식해도 생명을 유지할 수가 있어요. 또 지하의 깊은 탄광 속에 며칠동안 갇혀서 햇빛을 못 보고 아무 것도 먹을 것이 없어도 물만 있으면 며칠동안은 살 수가 있어요. 현대 의학자들이 단백질·비타민…등에 좀 결함이 있거나 양이 부족하면 이러쿵 저러쿵 야단 법석하면서도 제일 중요한 '물'에 관해서는 모르는 척하는 것은 언어도단입니다. 그것뿐인가 '물'이 이 지경이니 '암'은 고사하고 '감기'하나도 못 고치는 것은 지극히 당연한 일입니다. 또 미국 인구 2억여명 중에서 병원에 입원하고 있는 환자만도 무려 2천 5백여만명, 건강한 사람이 단 300만명도 못 되는 것은 지극히 당연한 일입니다. 그들은 순 자연생수는 맛이 없다면서 설탕이란 독약을 탄 것들을 불로 끓여 마시면서 죽어가고 있는 중입니다.

▲ 의사들은-덮어 놓고 '물'을 끓여서 먹으라고 합니다.

어디 야생동물이 물을 끓여서 먹나요? "생명이 없는 먹이는 생명의 양식으로 될 수가 없다." '물'에는 생명이 있다. -그 생명을 불로 죽이면 '사수'(=死水=죽은 물)로 되어 버립니다. 인간 생명의 총근원인 '물'의 생명이 죽고 있으니 인간이 병에 걸려 죽는 것은 지극히 지극히 당연한 일입니다.

▲ '물고기'는 물속에서 호흡을 하면서 생명을 유지하고 힘차

게 물속을 헤엄치고 돌아다닙니다. 도대체 무엇을 가지고 호흡을 하며 무엇을 먹고 살아가지요?—좀 생각을 해보세요.

[답] 물속에는 '용존산소'(溶存酸素＝녹아있는 산소)와 각종 영양소의 씨가 들어 있어요. 물고기는 이것들로 호흡을 하고 또 이것들을 먹고 살아갑니다.

▲ 우리 인간은 공중으로부터 '산소'를 흡입하는데—이 흡입된 '산소'도 우리 몸속에 있는 체액(體液)과 '피'에 녹아—즉 '용존산소'로 되어 각 세포에 공급됩니다.

▲ 그런데 물속에 있는 '용존산소'는—물을 불로 끓이면 증발해 버립니다. 그래서 끓인 물로는 금붕어도 살 수가 없어요.

▲ 우리 인간이 '용존산소'가 있는 생수를 먹으면 공중에서 들어오는 '산소'까지 합해서 많은 '산소'를 얻을 수가 있기 때문에 몸이 더욱 건강해집니다. 우리 몸의 세포는 무려 60조나 있으므로 많은 '산소'가 필요해요. 현대인의 문명병의 일대 원인이 '산소' 부족에 있으므로 우리가 용존산소가 들어 있는 생수를 마시는 것은 건강에 큰 도움이 됩니다.

▲ 물은 생명의 근원입니다. 인간을 비롯한 온갖 동물·식물은 물에서 태어나서 물을 먹고 살아갑니다. 그 물속에는 '용존산소' 뿐만 아니라—각종 영양소의 씨가 내포되어 있기 때문입니다.

▲ 모든 영양소는—열을 받으면 생명이 죽거나 활성(活性＝활동하는 성질)이 죽어 버립니다. 죽거나 활성이 없는 영양소는 생명의 양식으로 될 수가 없어요.

▲ '효소'는 우리가 먹는 식품을 소화 흡수시키고 화학적으로 처리하면서 우리 몸에 필요한 온갖 영양소를 만듭니다. '효소'가 없으면 먹은 것이 전혀 변하지 않고 원형 그대로 남지요. 따

라서 '효소'가 없으면 우리는 죽습니다. 즉 '효소'가 우리의 생명의 척도입니다. 이와 같이 중요한 효소는 물속에서 물을 가지고 활동합니다. 그런데 주의하고 주의할 것은 끓인 물로는 효소가 활동을 못해요. 그러니 끓인 물을 먹으라는 것은 죽음의 처방으로 됩니다.

▲ 물에는 '독'이 많다고 해서 '염소'(=鹽蛛)로 소독을 해서 수돗물을 만듭니다. 하나님이 주신 먹이에 미약한 인간이 섣불리 가공을 하면-특히 화학성분을 첨가하면-그것을 먹는 인간은 병들어 죽습니다. 현대인의 문명병의 일대 원인이 여기에 존재하는 것입니다. 우리 인간이 먹는 온갖 음식물 중에서 최고로 중요한 것이 바로 '물'입니다. '물'이 바로 우리 생명의 근원이며 우리 생명의 양식입니다. 이 생명의 제1기본 양식인 '물'이 '염소'란 화학 약품으로 가공 오염되어 있으니-또 건강의 뿌리를 이루는 물이 '열'로 인해서 생명이 죽고 있으니 우리의 생명도 온전할 수가 있을까요?-이 인간 바보들아, 물을 소독한다는 '염소'가 우리의 몸속에 들어가서 어떤 장난을 칠 줄은 모르느냐? 무릇 소독약은 '독'을 죽이는 데 씁니다. -그러나 동시에 독 이외의 좋은 것도 죽여 버린다는 것을 모르는 것이 인간 바보들입니다. 해충을 죽이는 목적하에서 DDT를 뿌리면 물론 해충이 죽습니다-그러나 해충아닌 익충-예를 들면-벌, 나비, 거미…기타 우리 인간에게 없어서는 안되는 무수한 생물들을 죽여버리는 것을 모르는 것이 현대과학자들이 저지르는 바보짓들입니다. 물의 독을 죽이는 '염소'가 우리 몸속에 들어가도 마찬가지입니다. 몸속에 있는 좋은 것들까지도 죽여버린다는 것을 모르는 바보 멍청이들아! 생명의 그 원인 물이 '독'으로 되어 버렸으니 우리의 몸이 온전할 수가 있겠느냐 말이다.

이 놀라운 사실을 보라
수돗물의 소독제인 '염소'가 간(肝)을 망쳐 버리고 '암'을 유발시킨다.

요즘은 섰다 하면 '다방'과 '은행'이고, 누웠다 하면 '간염'과 '암'입니다. 그런데 '간염'과 '암'의 큰 원인 중의 하나가 수돗물을 소독하는 '염소'가 저지르는 장난인 줄을 누가 알았으랴! 英語 선생인 安서방의 말이라면 곧이 안 들리겠지?

더군다나 우리나라 사람들은―사대사상에 젖어 있기 때문에. 그래서 나는 말끝마다 "전세계 최고 권위학자 300여명으로 이뤄진 미국 상원보고서―또는 현대의학을 창시한 '히포크라테스'가…"라고 하는 것입니다.

▲ 일본에서는―'朝日新聞, 每日新聞, 讀賣新聞' 등이 일류 신문인데―1980년 10월 27일의 每日新聞에「수돗물에 새로운 유해물질, 간장을 해치는 토리하로메탕」이란 표제 아래 8단으로 크게 보도된 사실이 있습니다. 이것은 '일본 대판 공중위생 연구소'에서 연구 실험해서 발표한 것인데―자연수를 음료수(수돗물)로 만들 때 살균소독용으로 쓰는 '염소'가 살균소독 과정에서 화학변화가 일어나서 '간장'을 해치는 '토리하로메탕'을 발생시킨다는 것입니다. 일본 각 지방에서 공급되는 수돗물은 전부 이 유해물질로 가득차 있다는 것입니다. 그래서 요즘사람들에게 간염이 많아졌구나. 간염에 걸리고 싶으면 수돗물을 사정없이 막 퍼마시는 것이 최고로 좋습니다. 수돗물을 끓이면 어느 정도 '염소'가 증발해 버린다는데 불로 물의 생명이 죽어 버리니 그렇게도 못하겠고, 또 '염소'를 제거할 목적으로―활성탄(活性炭)을 사용해서 '정수기'를 만들었더니 세균이 득실거려

서 사람을 죽이게 되니 이 노릇도 못하겠고, 결국은 인간의 미약한 힘으로 아무리 가공해 봤자 하나님이 만드신 '물·공기·태양광선'을 해칠 뿐입니다.

▲ 그것뿐인가? 미국에서는 '수돗물'이 '암'을 유발시킨다고 야단들입니다. 일본·미국은 '수돗물'로 야단들을 하고 있는데 우리 한국은 아직도 깊은 잠이 들어서 깨어날 날이 요원합니다.

▲ 미국환경보호국(EPA)의 실태조사와 연구로 발표한 바에 의하면 – 우리가 매일 먹는 수돗물을 살균·정화하는데 '염소'가 사용되는데 – 그 '염소'가 물속에 있는 유기물질과 합작을 해서 '쿠로로홀므'(토리하로메탕의 일종)를 만듭니다 – 이것이 '간장·심장·신장'을 해칠 뿐만 아니라 그 무서운 '암'을 유발시키는 것이 확실하다는 것이다. 그래서 미국에서는 수돗물 중에 포함되어 있는 '토리하로메탕'의 농도를 100ppb로 규제하는 등 야단들입니다. 그런데 그 따위 규제가 무슨 소용이 있느냐 말입니다. 그 독이 누적하면 병으로 될 도리 밖에 더 있나요? 인간의 잔꾀로 섣불리 하느님의 작품에 가공을 하면 사람을 죽이는 '독'으로 변모합니다. 우리가 요즘 먹는 음식물 하나하나가 또 살고 있는 환경 하나하나가 '암'의 요인을 안고 있습니다. 이 요인이 10년 내지 40년간 축적하면 '암'으로 됩니다. '암'이란 것이 판명될 때까지는 '암'인 줄은 꿈에도 생각 못합니다. '암'이란 놈은 예고없이 그리고 소리없이 찾아오기 때문입니다. 병원에서 뚜껑을 열어보니까 벌써 말기가 되어서 손을 댈 수가 없는 일이 부지기수입니다. 어제도 그런 환자 즉 3개월 시한부 인생이 찾아와서 "나 살려주시오"라고 애원을 하더군요. 내 말대로 평소에 현미중심의 자연식을 하고 운동을 하면 얼마든지 막을 수 있었는데 – "돌덩이 같은 현미 못 먹겠다"면서 내 말을 거부

하는 자는 3개월 시한부 인생으로 되어야 내 말이 곧이 들릴 것입니다.

　▲ 참 신기하고 신기하도다 — 내 말대로 현미중심의 자연식과 순 자연생수를 마시고, 운동을 하면 — 피가 맑아지고 백혈구가 무서운 힘을 발휘해서 이 무서운 모든 독들을 일소해 줍니다. 병 없이 행복하게 살고 싶거든 내말 들으세요. 죽고 싶거든 "독덩이 같은 현미 못 먹겠다"고 힘껏 외치면서 나로부터 저멀리 꺼져 버려라!

순 자연생수의 놀라운 효능

　[1] '물'의 기본 효능

　① 탁한 '피'를 맑게 해서 몸 구석구석 — 특히 병든 곳까지 돌게 한다.

　② 내장의 모든 더러운 것 — 특히 병의 최대 원인인 숙변(묵은 똥) — 그리고 혈관벽에 붙어 있는 모든 불순물을 말끔히 청소해 줍니다.

　'숙변'이란?→나가야 할 '변'이 장의 주름살에 걸려 나가지 않고 쌓이고 쌓여 붙은 것인데 — 보통 사람이 1~2kg, 환자 또는 뚱보는 3~5kg 되는 사람도 있습니다. 이것들이 가만히 놀고 있으면 좋지만 썩고 썩어서 독을 만들어 온 몸속을 돌아다니면서 나쁜 짓(=병)을 하니 — 이놈들을 죽여 없애 버려야 우리가 편히 살 수가 있습니다. 평소에 자연생수를 부지런히 먹고 있으면 덩어리져서 주름에 걸리는 일이 없이 나가 버립니다. 또 이미 생긴 숙변도 자연수만 자주 마시면 차츰 차츰 녹아 떨어져서 도망가 버립니다. 참 자연생수란 것이 그렇게도 고마운 것입니

다. 더러운 강물벽에 달라붙어 있는 더러운 때들도 맑은 물이
오래 흐르면 떨어져 나가듯-우리는 항상 자연수를 부지런히 마
시고 있으면 장도 혈관도 깨끗하니까 병이 생길 하등의 이유가
존재하지 않습니다.

③ 독이 덩어리지면 병을 만듭니다-이때 순 자연생수를 많
이 먹으면 독이 희석(稀釋=묽어지다)되어 소변·땀 등으로 되
어 몸밖으로 나가 버립니다-그래서 이 '물'만 부지런히 마시면
독이 덩어리지지 않으니까 병으로 되기가 지극히 힘듭니다.

④ 이 물로 속이 깨끗해졌으니까 입냄새가 없어집니다-몸에
서는 향기로운 냄새가 납니다-살결이 고와집니다-미인으로
됩니다-아가씨들아, 예뻐지고 싶지?→그러면 내 말 들어요.

⑤ 현대인의 문명병의 최대원인이 '변비'입니다. 변이 쌓이고
쌓여 썩고 썩어서 독을 만들어 전신에 돌아다니니 병에 안 걸릴
도리가 있나요? 변이 덩어리져서 나가지 않으면 '변비'로 되는
것입니다. 그런데 말입니다-물을 자주 마시면 변이 덩어리질
시간이 없지요? 인간 바보들은 이 간단한 이치도 못 깨달아서
그 죽을 고생을 하고 있는 것입니다. 그리고 '변비'로 되는 원칙
적인 제일 큰 원인이 있어요-무엇이냐? 요즘 먹는 식품은 '섬
유'가 없는 몰랑몰랑이뿐이지요? 이 몰랑몰랑이만 먹으니 변이
나가지 않고 쌓이고 쌓여 변비로 되는 것입니다. 이렇게 간단한
진리도 모르고 그 고생을 하는 것이 인간 바보들입니다. 현미중
심의 자연식에는 '섬유'가 풍부하니 제발 내말 듣고 실천해서
건강 행복하소서.

⑥ 신진대사(新陳代謝)의 뜻은? 좀 생각하다가 다음을 보세
요.

[답] 묵은 것이 나가고 새것으로 대치된다는 뜻이다. 만일 우

리 몸에서 신진대사가 안되면 노폐물이 쌓이고 쌓여서→독→병
→죽음—의 경로를 경유하여 땅속으로 들어가야만 합니다. 우
리 몸의—살·피·뼈… 등은 항상 새것으로 새것으로 바꾸어집니
다. 그 바꾸는 재료는 음식물로 얻어지는 영양분과 호흡과 운동
으로 얻어지는 ‘산소’입니다. 따라서 ‘음식물’과 ‘산소’가 나쁘
면 좋은 새것을 만들 수가 없습니다. 그 음식물 중에서도 ‘물’이
제일가는 기초 음식물이므로 내가 지금 이 야단을 치고 있는 중
입니다.

　▲ ‘효소’가 신진대사의 일을 하는 공장장입니다. ‘효소’는
물속에 살면서 물을 가지고 신진대사의 일을 합니다. 그러니까
물과 효소가 우리의 생명의 근원이며 척도인 것입니다. 그와 같
이 중요한 물을—즉, 제일 공대해야 될 물을 공대하기는 커녕
화학 약품으로 못 살게 굴고 심지어는 끓여서 죽여 먹으니 병에
안 걸리면 그야말로 초기적입니다. 부디 명심하고 명심하세요.
—효소는 끓인 물에서는 작용하지 않는다는 것을.

　⑦ 노인에게 주름이 생기는 까닭은?

　사람의 몸은 근 70%가 ‘물’이라고 했는데—

　▲ 유아＝90%　▲ 소아＝70%　▲ 중년＝60%　▲ 노년
＝58%—를 평균한 것입니다. 나이를 먹어감에 따라—수분이
점점 줄어들고 주름이 생기게 됩니다. 신진대사가 안되어서 노
폐물이 축적되어 독을 만들고 세포들을 죽여 버리기만 하고, 새
세포가 안 생기기 때문에—즉 세포수가 줄어 버려서 물이 살 곳
이 없어지기 때문에 주름이 생기는 것입니다—그리고 늙는 것입
니다. 피부에 생기는 ‘주근깨, 기미’등은 세포의 무덤들입니다.
따라서 우리가 늙지 않기 위해서는 세포가 죽지 않도록 노력해
야 합니다. 세포를 언제나 싱싱하게 하기 위해서는 현미중심의

자연식을 하고 순 자연생수를 충분히 마셔서 신진대사를 왕성하
게 해야 합니다. ▲ 담배·비자연식·약·과음－은 세포를 죽이고
주름을 만들고, 늙게 하는 위대한 범인들입니다.

[2] '물'은 만병을 치료한다

'물'은 부작용 없는 '해독제'입니다. 보통 '해독제'는 그 자체
가 독약입니다. 독약이 독을 해독하니 사람이 2중독으로 녹아납
니다. '독'이 모이고 모여 덩어리가 지면 '독'의 힘이 강해집니
다→그래서 병이 생기고 사람을 죽이게 되는 것입니다. '물'을
자주 마시면 '독'이 모일 수가 없게 되니 병이란 놈이 생길 여지
가 조금도 없습니다. 그래서 '물'은 만병통치약으로 되는 것입
니다. 다음 병명 중에 자기의 병명이 없다고 해서 비관하지 마세
요－그 병까지 다 고쳐 주니 걱정을 마세요.

▲ [동맥경화]→고혈압→뇌졸중(뇌일혈·뇌출혈, 기타 뇌질
환)→중풍, 심장병, 기타 혈액순환 불량으로 일어난 각종 질환
－내과 질환은 거의 다－외과 질환도 피가 깨끗하고 잘 돌면 생
기지도 않고, 생겨도 빨리 낫습니다. 요즘 사람들은－백미·흰밀
가루·흰설탕(이 든 음식)·흰소금·흰화학조미료－소위 5白식품
과 짐승고기를 먹기 때문에 '피'가 더러워지고 혈관속이 온통
'탁계천'으로 되어 버렸어요. 그 피의 찌꺼기가 혈관벽에 달라
붙고 달라붙기 때문에 아예 혈관벽이 굳어져서 '피'를 돌게 하
는 연동작용을 할 수가 없을 뿐더러 혈관이 좁아져서 피가 돌 수
가 없게 되는 것입니다. 그래서 만병이 유발되는 것입니다. 여기
에다가 피를 흐리게 안하고 깨끗하게 하는 현미중심의 자연식을
하면서 순 자연생수를 많이 마시면 만사가 해결되는 것입니다.
나는 '체질개선연수회'를 인도하고 있는데－연수생들이 「선생

님의 얼굴색은 우리 30대 젊은이의 얼굴색보다도 더 고우신데
—그 비결은 무엇입니까?」라고 물으면 나는 위와 같은 답을 합
니다. 남의 행복을 위하는 일이 바로 내 행복을 위하는 일입니
다. 남의 건강을 위하는 일이 바로 내 건강을 위하는 일입니다.
나는 연수생들에게 건강 강의를 하기 위해서 먼저 내 자신의 건
강에 관해서 보통 아닌 노력을 합니다. 그러니까 남의 건강을 위
하는 일이 바로 내 건강을 위하는 일로 되는 것입니다. 주위 사
람들이 불행하면 나 혼자 행복할 수가 없어요. 나 자신이 행복하
기를 원하면 먼저 남의 행복을 위해 봉사를 해야 합니다. 나 혼
자만의 행복을 추구하면 행복의 반대인 불행이 찾아옵니다. 먼
저 주어라—그러면 얻을 수가 있다. 먼저 손해를 보아라—그러
면 이익을 얻을 수가 있다. 세상의 온갖 비극은 이 일을 거꾸로
하는 데서 시발하는 것입니다.

　▲ ［신장병］—요즘 사람들에게 ‘신장병’ 환자가 많은 이유
는? 도대체 ‘신장’(腎臟)에서 무슨 일을 하나?(잘 생각하다가
다음을 보라)

　［답］ ‘신장’은 혈액 중에 섞여 있는 불순물을 걸러내어 ‘오
줌’을 만들고서는 ‘방광’으로 보냅니다. 즉 이 ‘오줌’ 속에는
‘피’ 속에 들어 있었던 불순물이 가득차 있습니다. 방광에 모인
‘오줌’은 일정량이 차면 몸 밖으로 나가 버리죠. 우리가 먹어서
소화 흡수된 영양분은 ‘간장’에서 해독됩니다. 이 독들이 ‘피’
에서 섞여 ‘신장’으로 갑니다. 또 간장에서 해독된 영양분을 피
가 운반해서 60조나 되는 세포에게 공급하고, 그 세포에서 배설
되는 노폐물도 ‘피’에 섞여서 신장으로 갑니다. ‘신장’에서는
이 독들이 섞인 피를 거르느라고 쉴 새가 없어요. 더군다나 요즘
사람들은 공해식품을 너무나 많이 먹기 때문에 ‘신장’은 과로에

과로를 거듭해서 병으로 되어 버립니다. 신장이 핏속의 독을 못 걸러내니까 피가 탁계천의―진흙물과 같이 탁해져서 돌지를 않고 끝내는 사람을 죽이는 중병을 유발하게 되는 것입니다. 이 모든 것은 요즘 사람들이 가공식품과 육식을 많이 하기 때문입니다.

현미중심의 자연식을 해서 피를 맑게 하고, 소변색이 맑을 수 있도록 순 자연생수를 마시면 문제가 해결되는 것입니다.

▲ [결석증](結石症)―담석·장석·신장결석·방광결석·전립선결석…

장기의 내강(內腔)에서 그 분비물의 농축·정제로 말미암아 형성되는 고형물을 말합니다. 알기 쉽게 설명하면―탁한 강물이 흘러 내려가고 있어요―진흙물이 많이 내려오기 때문에 빨리빨리 흐르지 못하고―찌꺼기가 쌓이고 쌓여서 '섬'으로 되기도 하고, 강벽에 붙고 붙고 해서 '반도'를 이루기도 합니다―이 '섬·반도'가 바로 '결석'에 해당합니다. 현미중심의 자연식을 한다면 '피'가 맑기 때문에―섬·반도로 될 것 없이 잘도 흘러 내려 갑니다.

▲ 이왕 섬·반도가 생겼으니 할 수 없어요. 지금부터라도 현미중심의 자연식을 해서 피를 더이상 흐리지 못하게 하고, 순 자연생수를 계속해서 마시면 그 섬·반도가 조금씩 조금씩 녹아 떨어져 흘러갈 것입니다. 현미중심의 '자연식'과 '자연수'를 마시는 한 '결석증' 따위가 생길 하등의 이유가 존재하지 않아요.

지면 제약 관계상 다른 병들에 관해서는 자세히 말할 수가 없습니다. 다 그렇고 그런 잔소리들입니다. 요는 현미중심의 자연식을 하고 자연수를 많이 마시면 만사가 해결되는 것입니다.

〈기타 유효병〉

각종의 '암, 간장, 위장, 심장, 정신…' 병 — 그리고 '당뇨병, 신경통, 류마티스, 간질, 불면, 위궤양, 십이지장궤양, 식중독, 방광카다르, 명치의 통증, 역리, 방광, 입냄새, 몸냄새, 감기, 몸살, 설사, 구토, 변비, 과식…'

▲ 먼저도 말했지만 — 여기에 안 쓴 모든 내과질환은 물론, 심지어는 외과질환도 평소에 현미중심의 자연식을 하고 자연생수를 마시고 있으면 이 모든 병들을 예방·치료하는 데 제일 큰 도움을 줄 것입니다.

▲ 그런데 잊은 것이 있어요 — 참 중요한 것인데요 — 퀴즈문제이니 알아맞혀 보세요 — [답] '운동'입니다. 아무리 자연식을 하고 자연수를 마셔서 '피'가 맑아져도 — 그 맑은 '피'를 운동을 하면서 순환시키지 않으면 썩어서 병을 만듭니다. '유수불부' (流水不腐)란 말이 있습니다 — 무슨 뜻인고 하니 — '흐르는 물은 썩지 않는다' — 참 명언입니다. 운동에 관해서는 — 앞에서 진절머리가 나도록 써 왔습니다. 또 나의 연수장에서는 시간가는 줄 모르고 재미나게 할 수 있는 운동도 지도하고 있습니다. 뜻이 있으면 문을 두드리세요.

'물'이 건강을 좌우한다―3

무슨 물을 어떻게 마셔야 하나

―좋은 물은―
병을 반 이상 고칠 수 있다

현대의학의 큰 잘못

▲ 우리 몸에는 평균해서 약 70%의 수분이 있습니다. 따라서 '물'이 우리 몸의 주성분이기 때문에 '물'이 나쁘면 '건강'이 절대로 존재할 수가 없습니다.

▲ '자연생수'에는―'용존산소'(溶存酸素＝물에 녹아 있는 산소)를 위시한 각종의 살아 있는 영양소와 씨가 내포되어 있습니다. 이 '자연생수'에 소독약인 '염소'를 첨가해서 '수돗물'을 만들면―그 소독약인 '염소'로 인해서―병원균이 죽는 것도 고맙지만―동시에 물의 좋은 성분도 죽어 버리는 사실을 간과해서는 안됩니다. 우리는 '파리·모기' 등을 죽이기 위해서 '살충제'를 뿌립니다. 이 살충제에 의해서 '파리·모기' 등의 나쁜 벌레가 죽는 것은 고맙지만 동시에 그 옆에 있는 좋은 벌레인 '벌·나비·거미' 등도 죽어 버리는 사실을 결코 간과해서는 안됩니다.

농작물에 농약을 뿌리는 것도 마찬가지입니다. 일단 죽은 것은 영원히 다시 살아날 수가 없다는 것을 주의하십시오. '수돗물' 을 정화하기 위해서—여러가지 방법이 고안되어 있지만—일단 소독약인 '염소'로 죽은 '물'의 좋은 성분은 결코 다시 살아날 수가 없습니다.

▲ 현대의학에서는—물을 염소로 소독하는 것만으로는 안심이 안되니까 100도로 끓여 먹기를 권장합니다. 그럼 물의 생명 (성분)은 완전히 죽어서 사수(死水)로 되고, 소독약의 독은 남기 때문에 독수(毒水)로 되나이다.

▲ 그럼 우리 몸의 약 70%가 물이므로—우리 몸의 약 60조 나 되는 세포들은—사수와 독수에 잠겨 있는 섬들로 되니—어찌 건강이 존재할 수가 있겠습니까?

▲ 가장 나쁜 것은—'물'을 소독하는 '염소'가 우리 몸속으로 들어가면—간장·위장·신장—기타의 내장에 심한 해독을 주어 심지어는 그 무서운 '암'까지도 유발되는 사실이—일본·미국 학자들의 연구로 확인되었습니다. 게다가—공장, 목욕탕, 가정, 기타의 폐수까지 합세하니—수돗물은 그야말로 살인수입니다. 이 수돗물의 독이 10년 이상 몸속에 축적되면 암을 위시한 각종 의 문명병이 유발된다는 것을 부디 잊지 마세요. 물론 염소로 소독하기만 하면—또 100도 이상 끓이기만 하면—깨끗하다고 생 각하는 어리석은 생각을 꿈에도 하지 마세요. 염소와 폐수의 독 은 100도 이상으로 가열해도—대부분이 살아 남아서 각종의 무 서운 병들을 유발시킨다는 것을 부디 잊지 마세요.

▲ 어디 야생동물이 '수돗물'을 먹습니까? 그들은 살아 있는 자연생수를 먹기 때문에 '병'이 없습니다. 그들은 하나님에게 순종해서 살기 때문에 병이 없습니다. 인간은 하나님에게 거역

해서 살기 때문에 병에 졌습니다. 인간은 하나님이 주신 작품에 인간자신의 잔꾀로 가공해서 먹고 살기 때문에 병이 있는 것입니다.

▲ 지금부터 100년 전후의 우리 조상들은 ─ '수돗물'을 안 먹었습니다. 그들의 주식인 '쌀'도 오늘의 인간과 같이 '백미'가 아니고 '현미'였습니다. 그들의 부식물 또한 오늘의 인간과 같이 화학성분을 첨가하면서 가공하지 않고, 하나님이 주신 그대로를 먹었습니다. 그래서 그들에게는 오늘의 현대인이 앓고 있는 문명병(암, 고혈압, 당뇨병, 신장병……)이 없었습니다. 그 당시의 우리의 조상들은 ─ 쇠고기·닭고기·돼지고기 ─ 등의 짐승고기는 명절·제사 때에만 먹고 평소에는 안 먹었습니다. 오늘의 인간들은 ─ 특히 부유층은 거의 매일 먹고 있는 실정입니다.

▲ 우리의 육체와 정신을 만드는 것은 무엇입니까?→음식물입니다. 사자와 호랑이는 무엇을 먹습니까? 그들의 성격은 어떻습니까? '소·말·양·비둘기……' 등은 무엇을 먹습니까? 그들의 성격은 어떻습니까? 이래도 음식물이 육체와 정신을 만든다는 것을 모르시겠습니까?

▲ 100년 전후의 우리 조상들에게 없는 병이 오늘의 우리에게 있는 까닭은? 음식물이 다르기 때문입니다 ─ 사는 환경이 다르기 때문입니다.

▲ 그럼 오늘날 우리 인간들의 건강을 위해서 또 병을 고치기 위해서는 어떻게 하면 되겠습니까? 현대의학은 '암'의 원인을 모르기 때문에 치료를 못하고 있습니다. 그들은 '암'이 무슨 '균'으로 생긴 줄만 알아서 현미경만 들여다보고 있습니다. 음식물이 주원인이란 것을 모르거나 등한시하고 있습니다. 그래서 '암'같은 병을 음식물로 고치려고 하지 않고 약·주사·광선·수

술 등으로 고치려고 하고 있습니다. 어디 고쳐지던가요? 일시는 고쳐져도 반드시 도집니다. 병의 뿌리와 체질이 남아 있기 때문입니다.

현대의학은 – '비타민·미네랄·칼슘·단백질……' 등에 무슨 결함이 있으면 – 이러쿵 저러쿵 야단법석을 하는데 – 그따위 것들은 3개월 이상 안 먹어도 생명에 지장이 없어요. 그러나 '물'만은 5일 이상 안 먹으면 죽습니다. '물'이 우리 몸의 주성분이기 때문입니다.

▲ 나는 인생을 살면서 – 부자→거지→부자→거지의 인생항로를 몇 번이고 거듭 왕래하고는 인생 70에 다시 일어서서 이 말을 하고 있는 중입니다. 내가 진실로 진실로 느끼게 된 것은 – 인간 최고의 불로장수약은→'굶고 자연생수를 마시는 것'입니다. 굶음에 관한 과학적인 원리와 자연생수의 성분과 약리작용을 알아야 이 일을 뼛속으로부터 깨달을 수가 있습니다.

▲ 앞에서 '물'의 기본특성 – 세가지를 말했습니다. 무엇무엇인가요? 제일 중요한 일이기 때문에 이것을 복습한 다음에 '물'에 관한 결론을 말하겠습니다. 그럼 책을 덮고 생각하다가 – 다음 답을 보세요.

답
① 진한 것을 회석시킨다＝진한 병독도 묽어진다.
② 고체를 녹인다＝딱딱한 병독(결석 등)도 녹는다.
③ 세척·제독 작용을 한다＝빨아 깨끗이 하고 병독을 없앤다.

◎ 위와 같은 작용을 하기 때문에 좋은 생수를 마시면 병이

반 이상 고쳐지는 것입니다.

일례로 — 설사를 할 때에 좋은 생수를 마시면 설사가 멎게 됩니다. 물에 위와 같은 작용이 있기 때문입니다.

◎ 어떤 종류의 '물'도 위의 기본작용을 다소 하나, 양질의 자연생수에는 여러가지의 좋은 성분이 있기 때문에 위의 작용을 철저히 합니다.

무슨 물을 — 어떻게 — 얼마나 — 마셔야 하나?

① 이상 말한 바와 같이 — 수돗물은 — 독수·사수이니 — 절대로 마시지 마세요. 소제, 빨래 등을 할 때만 사용하고 — 음식물을 요리할 때에는 절대로 사용마세요. 물이 건강의 제일 기초이니 물만은 엄격히 다루어야 합니다.

② 자연수도 믿을 수가 없으니 — 다음 상식을 구비하세요.

(가) 도대체 — 물은 무엇으로 만들어 지나요?→비가 내려서 땅속으로 들어가면 물로 되지요. 그럼 비는 무엇으로 만들어지나요?→구름으로. 그럼 구름은 무엇으로 만들어지나요?→땅위에 증발된 수증기로. 그럼 그 수증기는 깨끗한가요? 땅위의 공해독으로 가득차 있으므로 깨끗할 수가 없어요. 게다가 — 구름에는 국경이 없기 때문에 외국의 오염물질도 가세하고 있어요. 그러니까 — 산성비가 내린다고 하는 것입니다. 따라서 지금은 과거와는 달라서 — 깊은 땅속의 물도 오염되어 있습니다.

(나) 내가 이 강의를 했더니 — 60살쯤 되는 어떤 노인이 신경질을 부리면서 — "수돗물도 먹지 말라 — 깊은 땅속의 물도 먹지 말라 — 또 뭣뭣도 먹질 말라니! 젠장 — 너나 잘 먹고 오래 살아라! 난 내일 죽어도 좋으니 먹고 싶은 것 실컷 먹다가 죽어 버리겠

다―이놈의 세상 오래 살아서 뭘해!"라고 입구쪽으로 걸어나가기에―"그 영감 못 나가도록 붙잡으세요. 영감님―와 그리 성이 급하십니까?(부산에서 강연했거든요) 해결하는 방법이 있길래 이 강의를 하고 있으니 앉아서 내 말을 끝까지 들어주세요."라고 하니까―마지못해서 앉아 듣더군요.

▲ 나 자신도―50세 때에―고혈압과 심장병으로―단 100미터도 숨이 가빠서―걷기가 힘들었어요. 그 당시 나는 큰 부자이었지요. 영어책이 수백만권이나 나가고―종로 복판에 큰 빌딩을 지어서 한국 제1의 학원인 EMI를 운영하고 있었으니까요.

▲ 그런데 병들게 되니까―돈·명예 다 귀찮아지고―오죽해야 먹을 것을 구걸하기 위해서 길을 헤매다니는 건강한 거지가 부럽게 되더군요. 주야로―두통·복통·관절통·신경통·불면증의 연속이었으므로 죽고 싶은 생각만 간절했으나 죽어지질 못하더군요. 그 당시의 나의 간절한 소원은―내일 죽어도 좋으니까―오늘 하루만이라도 고통없이 살았으면 하는 생각뿐이었어요. 돈을 아끼지 않고 세계 제일의 약을 수입까지 해다가 먹었으나―병세는 더욱 악화의 일로를 걸을 뿐이었어요. 그래서―현대의학으로는 내 병을 못 고친다고 확신하게 되었습니다.

▲ 내 병은 내가 연구해서 고쳐야 된다고 생각해서 사업일체는 부하직원들에게 맡겨 버리고는 시골로 내려가서 70세까지 약 20년간 연구 단련한 결과―드디어 오늘의 나의 '불멸의 건강진리'를 터득하여―모든 병을 완치하고―인생 70에 인생을 다시 살게 되었습니다.

▲ 나의 건강법은―① 제독(除毒) ② 자연식 ③ 운동인데―제독을 하는 데는―물이 필수불가결이며―인체의 약 70%가 물이므로―나는 물에 최고의 중점을 두고 있습니다.

▲ 내가 뭘 말하려다가—이렇게 탈선해 버렸지? 아—그래 그래—"무슨 물을—어떻게—얼마나 마셔야 하나?"이었지—고놈의 60노인 영감 때문에—이렇게 탈선해 버려서 미안해요. 학생들이 탈선담을 지극히 좋아했기 때문에 그때의 버릇이 아직도 남아 있어서 그렇게 되었으니 양해해 주세요.

(다) 참으로 하나님의 솜씨는 위대하고 위대하도다!

인간이 생각하는 1만년은 하나님의 생각으로는 1년도 못 될 것입니다. 하나님은 오늘의 공해시대를 미리 예견하시고—우리의 주식인 '쌀'에 공해독을 몰아내는 '휘친산'이란 해독제를 포함시켰습니다. 하나님은 우리 몸의 주성분인 '물'에도 공해독을 몰아내는 장치를 하시고 계십니다.

▲ 즉—지표(地表＝땅의 표면)의 약 50cm 사이에는 무수한 미생물(작은 생물)이 살고 있는데 이 미생물들이 물속에 들어 있는 오염물질을 먹어 버리고 물을 깨끗이 해줍니다. 주의할 것은 50cm 이상 깊은 땅속에는 미생물이 살지를 않아요. 그래서 요즘 와서는 깊은 땅속의 물도 오염되어 있지요. 비가 많이 올 때는 미생물들이 배가 불러서 오염물질을 다 못먹기 때문에 깊은 지하수도 오염되어 있으나 비가 조금씩 올 때는 무공해 지대의 깊은 땅속의 물은 먹을만 합니다.—그러면 무슨 물이 제일 좋을까요? 다같은 머리이니 좀 생각해 보세요.

▲ 땅속에서 솟아나오는 물이 최고입니다. 솟아나오는 과정에서 지표 50cm 구간에 있는 미생물들이 오염물질을 다 먹어치워 주니까 말입니다.

▲ 그러니 주위가 깨끗한 산속의 바위 밑으로부터 솔솔 솟아나오는 물이 최고라는 것입니다. 이 물 한 컵의 값은 '산삼' 일만뿌리 이상입니다. 속없는 사람은—이 말을 하는 나를 보고 미

쳤다고 할 것입니다. '산삼'은 결코 위에서 말한 물의 3대 작용을 하지 못하기 때문입니다.

▲ 앞으로 일요일 기타 공휴일에는 온 가족 전부가 물통을 들고 산으로 올라가십시오. 맛좋은 도시락을 가족들과 함께 먹는 즐거움을 상상해 보세요. 뭐, 사교상 골프를 치고 술을 마셔야 한다구요? 다 인생 일장춘몽의 인간들이 하는 짓들입니다.

▲ 좋은 약수가 있는 산 밑으로 이사를 가서 매일 아침 등산을 하고 약수를 길어 오는 것이 건강에 최고로 좋습니다. 건강을 위해서는 투자를 하십시오. 교통불편을 극복하는 것이 건강을 위한 최고의 투자입니다. 나 자신은 '여의도'의 호화 아파트에서―공기와 물 따라서 이곳 '시흥' 산 밑으로 이사온지가 근 7년이 되나 결코 후회해 본 적이 없습니다.

▲ 나 자신도 과거에는 공기좋고 물좋은 곳에 산다는 것은 부자들의 호강소리라고 생각했습니다. 그러나 그후 부산 피난시절에―'영도'의 공장지대에서 '송도'의 산비탈로 이사가서 수돗물을 일절 먹지 않고 '약수물'만 먹고 살아본 경험―또 지금의 '여의도'→'시흥' 생활을 몸소 경험해 본 결과―건강상 엄청난 차이가 있는 것을 통감하고 통감하나이다. '돈'으로 환산하면― 수백억을 주고서도 그 차이를 살 수 없다고 장담합니다. 사람이 일상 기거하는 곳―특히 잠자는 곳의 '공기'가 맑아야 합니다. 단 3분 동안만 안 마셔도 죽는 '공기'가 인간에게 가장 소중한 것입니다. 단 5일간만 안 마셔도 죽는 '물'―사람 몸의 약 70%를 점령하는 '물'―이 '단백질·비타민·미네랄……' 기타 '산삼'과 같은 값비싼 보약보다도 몇 만곱이나 더 소중한 것입니다. 그런 의미에서 저 시골 농촌에서 사는 가난한 사람들이 서울의 갑부보다도 몇 만 곱이나 더 큰 부자들입니다. 이 진리를 뼛속으

로부터 통감하는 사람이 인생 최고의 행복자입니다.

▲ 산속의 바위 밑에서 솟아나오는 그 금덩어리 이상의 소중한 '물'도 '공기'에 접촉하면 변질합니다. 특히 그 귀중한 '용존산소'가 증발하나이다. 따라서 약수물을 물통에 받고 바로 '마개'를 하여야 합니다. 운반 편리상 흰 프라스틱 물통을 사용하는 것은 할 수 없지만―집으로 도착하면 바로 항아리 또는 유리병에 옮겨 마개를 잘해서 '공기'가 안 들어가도록 해서 서늘한 곳에 두세요. 바로 마시는 물은 유리병에 담아 냉장고에 보관하되 마실 때는 찬물을 그대로 마셔서는 안됩니다. 미지근한 물을 타거나―보온밥통에 담은 후 식혀서 마시세요. 맛좋다고 해서 찬것을 그대로 마시는 것은 위장기능을 심하게 해칩니다.

▲ 아무리 마개를 잘하고 뚜껑을 잘해도 '공기'가 들어갑니다. 약수터에서 바로 마시는 물과 집에서 마시는 물의 맛에는 차이가 많습니다. 이 모든 것이 공기접촉 때문입니다. 따라서 '약수'는 매일 길어오는 것일수록 좋으나 3일 이상은 경과하지 않는 것이 좋습니다.

▲ 연수생중에 이런 질문을 하는 분이 있더군요. 즉 "수돗물에 '결명자'를 넣어서 끓여 먹으면 맛이 구수해서 좋은데―수돗물을 그대로 마시는 것보다 낫지 않습니까?"라고―安서방이 답합니다. 수돗물에는 '용존산소'가 없습니다―그래서 금붕어도 죽습니다. 그리고 수돗물을 끓이면 물의 좋은 성분이 죽기 때문에―결국은 결명자의 약효만 남습니다. 그리고 물은 끓여도 소독약인 염소의 독은 남습니다. 따라서 자연생수(약수)가 [수돗물+결명자]보다 몇 만곱이나 나은 것입니다. 또 무슨무슨 보약을 수돗물로 달여먹는 것도 마찬가지입니다. 결명자를 마시고 싶으면→우선 자연수로 결명자를 진하게 달이세요. 그 진한 것

에다가 자연생수를 타서 보온밥통에 담아 미지근하게 되면 마시세요. 단 먹는 즐거움을 위해서 이따금 뜨겁게 끓여서 홀짝홀짝 마시세요.

　▲ ① 산에서 솟아나는 물을 바로 받아서 마개를 잘한 물이 최고로 좋습니다. ▲ ② 그 다음에 좋은 물은? 그 솟아나는 약수의 저수지(貯水池)에서 길어온 물―왜 그 다음으로 되냐고요? 공기접촉이 되어 있기 때문이죠. ▲ ③ 세번째로 좋은 물은?→흘러내려가는 그 약수입니다. 왜 세번째로 되느냐고요?→공기접촉을 더 많이 하고 '물'의 성분이 침전되고 불순물이 들어가기 때문입니다. ▲ ④ 그 다음에 좋은 물은?→무공해지대의 평지에 있는 우물입니다. ▲ ⑤ 그 다음에 좋은 물은?→일반 가정의 우물물입니다. 왜 4, 5번째로 되느냐고요?→50cm 미만 지대가 시멘트관으로 차단되어 계속적으로 공기접촉을 하고 있고―또 평지에서는 딴 오염지대의 오염수가 자유로이 여행하기 때문입니다. 그러나 수돗물보다도 좋아요. 왜냐하면 소독약인 염소가 들어 있지 않고 물의 성분이 살아 있기 때문입니다. 요는 그 오염된 우물물을 '염소'로 소독하지 말고―자연방법으로 소독해야 합니다. 자연방법이라니?→우선 그 우물물을 항아리에 받으세요. 옛날 할머니들이 장을 담을 때에 장 위에다가 무엇을 띄웠나요? 그래 그래 숯덩어리입니다. 숯이 독을 빨아들이기 때문입니다. 숯을 항아리 위에 띄우는 것보다도 더 합리적인 방법이 없을까요? 돌맹이에 싸매어서 항아리 밑에 가라앉게 하는 것입니다. 그보다도 더 합리적인 방법은? 그 숯덩어리를 항아리 중간에 뜨도록 하는 것입니다. 어떻게 하느냐구요? 좀 머리를 쓰세요. [숯덩어리＋돌맹이]＋항아리 중간길이의 노끈―이 노끈의 끝을 항아리 입의 둘레에 둘러 싸매는 등 여러가지 방법을

생각해낼 수가 있잖아요? 숯은 인조 숯은 안되고 나무─특히 참
나무로 구운 것이 좋습니다.

　▲ 여기에 아주 신기한 일이 있어요. 은(銀)이 아주 놀라운
해독작용을 한답니다. 그러니까─집안에 은수저가 있으면─그
것을 항아리의 중간 쯤에 달아 매고─가끔 꺼내어서 닦아 주세
요. 이 은(銀)이 숯덩어리보다도 몇 곱이 더 월등하게 살균작용
을 합니다. 옛날 유럽의 왕족 귀족들이 음식물에 탄 독으로 암살
당한 일이 많았기 때문에 은제식기를 사용했답니다.

　▲ 뭐니뭐니 해도─무공해 지대의 산속에서 솟아나오는 자연
생수가 최고입니다. 그 물 한 컵이 다이아몬드 한 컵 이상의 값
어치가 있습니다. 뭐 미치광이 소리라구요? 요 밥통아! 다이아
몬드가─물의 3대작용을 할 수가 있느냐? 물의 3대작용이라니?
뭣고? 또 까먹었지?→자연생수는 ① 진한 병독을 희석시킨다.
② 고체와 같은 병독도 녹여 버린다. ③ 세척·제독작용을 한다.
어디 다이아몬드가 그 3대작용을 하느냐? 다이아몬드를 한 컵
사려면─그야말로 억만금을 물어야 한다. 그러나 다이아몬드보
다도 억만곱 이상 값어치가 있는─‘물, 공기, 일광’은 공짜로 얻
을 수가 있다. 그러니까 내가 말하지 않았나? 즉 “시골에서 버
는 100원은 도시에서 버는 100만원 이상의 가치가 있다”고. 그
런데 나는 언제나 줄잡아서 이야기한다. 사실은 “시골에서 버는
100원은 도시에서 버는 100억 이상의 가치가 있다”─이 말의
참뜻을 인간 바보가 70이 넘도록 건강공부를 하여야만 깨달을
수가 있다. 아마 지금 제군들은 모두 미치광이 소리로 들릴 것이
다.

　▲ 그와 같이 귀중한─물·공기·햇빛─의 가치를 모르고─시
골사람들이─시골에서 생활이 안된다면서─도시로 도시로 집중

한 것까지는 좋은데 — 공해식품, 오염공기, 오염일광을 먹으면서 아침부터 밤늦도록까지 피땀흘려 벌어 놓은 돈을 말이다 — 60이 되어서 겨우 살만하게 되자 — 암 따위에 걸려서 — 병원비과 약값으로 고스란히 날려 버리고 고생고생 하다가 죽어 버리는 이 현실. — 그 약의 값어치는 그 옛날 시골에 살 때에 공짜로 얻어 먹는 그 깨끗한 물·공기·일광의 몇 만분의 1도 안되는 사람을 죽이는 독약인 줄도 모르고, 그러니까 나는 말끝마다 — '인간 바보들' 이라고 한다.

▲ 의학박사님들이여. 어서어서 나의 이 길을 연구하고 내 대신 일을 해다오. 그러면 나는 당장에 시골로 내려가서 — 나는 바다를 지독하게 좋아하니까 — 바닷가로 가서 — 내가 좋아하는 초가집을 지어서 내 손으로 무공해 농산물을 생산하고 — 고기를 낚고 — 벌을 치고 — 꽃을 가꾸면서 살겠어요. 나에게는 호화로운 집도 자가용 차도 필요없어요. 필요한 것은 다만 초가집 한 채와 자급자족할 수 있는 농토뿐이예요. 설마라고요? 나는 진심으로 말합니다. 내가 이 말을 하는 목적은 농민의 그 잘못된 생각을 시정하는 데 있습니다.

물먹는 양과 횟수

▲ 아침에 일어나서 — 3컵 이상 — 이 일이 제일 중요 — '밤중에 고인 독들아! 나가라!'면서 막 퍼먹어 버리세요 — 10컵 이상도 좋아요. ▲ 매 시간마다 1컵 이상 ▲ 그러나 식사전 1시간동안은 마시지 마세요. ▲ 식사에 국물이 없을 때는 국물의 양만큼 — 국물이 있을 때는 필요없음. ▲ 음식물을 잘 씹어 삼킨 후에 물을 마신 후 밥을 물에 말아 먹지 마세요. 침이 안 섞이기 때문

에 소화불량으로 됩니다.

[참고] 식사전 1시간정도 쯤은 물을 마시지 말라는 것은 – 위액이 묽어져서 소화작용이 둔화되기 때문입니다. 단 식사 시초에 – 국물이나 수프가 없을 때에 – 반 컵 정도를 수프 대신에 마시는 것을 권장합니다. '서승조' 선생은 식사전에도 마음대로 물을 먹어도 좋다고 하나 나 자신은 오랜 경험으로 위와 같이 말하는 바입니다. 그리고 이상과 같이 물을 많이 마시면 처음은 화장실행이 빈번하나 차츰 횟수가 줄어듭니다.

▲ '술'은 어떠냐구요? 뒷날 골치가 안 아프고 소화장애가 없으면 좀 마셔도 좋아요. 그러나 기분이 좋으면 막 퍼마셔 버리니 – 이 일을 어떻게 하지? 폭음을 하면은 – 그때까지 쌓아올린 건강탑이 와르르 무너지고 마니 절제력이 없는 사람은 술집 가까이를 지나가지도 마슈, 나 자신은 술·담배를 끊으려구 얼마나 고생했는지 몰라유. 며칠전에 어떤 독자가 말하기를 "安선생 말과 같이 조금조금씩 양을 줄여 가면서 끊는 것보다도 한꺼번에 왈칵 끊어 버리는 것이 쉬웠어요."라고. 그래서 나는 – "성공했습니까?"라고 하니까 – "성공하다 마다요." – 그래서 나는 "당신은 나폴레옹보다도 더 위대한 인물이요." – 그러니까 상대방은 – "왜요?" – 그래서 나는 백만의 대군을 이겨내는 것보다도 자기 자신을 이겨내는 것이 훨씬훨씬 더 힘드나이다 – 당신은 지극히 위대한 인물이니 앞으로도 그 정신으로 노력해서 인생 최후의 승리자가 되십시오. – 틀림없이 성공합니다. 건강한 자가 인생 최후의 승리자로 되나이다.

▲ 술을 정 끊을 수가 없으면 맥주 한 병(작은 병)이내로 절제하세요. 맥주를 마셔도 설사를 안하는 사람에게는 한 병의 맥주가 좋은 약으로 되나이다. 그렇다고 해서 왕창 퍼 마셔 버리면

왕창 망해 버려요 —더도 말고 딱 한 병만. 뭐! 어쩌다가 '소주'
를 마실 경우는 어떻게 하느냐구요? 그럴 경우에는 소주 한 잔
마시기 전에 물 2컵 이상을 마시세요. 집에 돌아오면 마신 소주
량의 5배 내지 10배 이상의 물을 막 퍼마셔 버려야 합니다. 특히
아침 일어난 직후에는 아예 물로 위장을 세탁해 버려야 합니다.
그렇다고 해서 비누는 사용하지 마세요.

　▲ [참고] 나 자신은 —물을 1일에 12컵 이상 마시도록 노력
합니다. 외출시에는 —드링크병에 담고 다니면서 1병(또는 반
병)씩 마십니다. 물은 과음해도 전혀 부작용이 없어요. 무슨 병
에는 물을 많이 마시지 말라는 의사가 있는데 —그것은 수돗물을
말합니다. 자연생수는 많이 마실수록 좋습니다. 순 자연생수는
—① 병독을 희석한다 —▲ 고체와 같은 병독도 녹여 버린다 —
▲ 세척·제독작용을 하기 때문에 많이 마실수록 좋습니다. 단
식사전 1시간 동안은 마시지 마세요. 의사들은 소금과 물에 관
해서 잔소리를 많이 하는데 —어디 그말대로 해서 병이 낫던가
요? 요는 소금과 물의 질과 방법에 주의해야 합니다.

　[**특별주의**] 물을 안 마시면 노폐물이 축적되어 빨리 피곤이
오고, 신진대사가 둔화되기 때문에 주름, 기미, 주근깨가 생겨서
늙어 버리고 병에 걸려서 고생하게 되니 열심히 마시세요. 위장
이 약한 사람은 물로도 체하는 사람이 있는데 —이런 사람은 꿀
꺽꿀꺽 마시지 말고 홀짝홀짝 마시세요. 위장이 강해지면 보통
으로 마셔도 좋아요.

공기는 생명의 근원, 건강의 제일 기초

공기의 중요성

▲ 오염된 공기가 만병을 부른다
▲ 시골에서 100원은 도시에서 버는 100만원 이상의 값
어치가 있다

나의 건강법은 산 경험의 결정이다

▲ 나의 건강법은 인생 8순을 살아온 경험의 결정이다. 젊은 과학자들의 눈으로 볼 때는 좀 미신적이고 비과학적이라고 생각되는 점도 있을 것이다. 그러나 그들이 연로하게 되면 건강에 관해서는 경험이 과학보다도 소중하다는 것을 깨닫게 될 것이다. 그러니 이 安늙은이가 하는 말을 깔보지 말고 잘 귀담아 들어서 건강·행복하거라.

▲ 나 자신은 어릴 때부터 몸이 너무너무나 약했다. 인생 8순을 살아오면서 절실히 느끼고 느낀 것은 몸이 약한 사람 중에서 건강하게 되려고 열심히 건강공부를 하고 단련한 사람이 타고난 건강체인 사람들보다 월등하게 오래 산다는 것이다.

▲ 나는 건강에 관한 책을 많이 읽었다. 그러나 책보다는 건

강한 사람의 경험담을 듣는 데 더 중점을 두었다.

▲ 나는 일본에서 고등학교를 졸업한 후에 대정치가가 되려는 큰야망을 품고 대학 법과로 진학했다. 법학을 공부하는데 英語 원서를 한 시간 동안에 몇 페이지씩 빨리빨리 읽으면서 공부하게 되었는데 나 자신은 몇 페이지는 고사하고 단 1페이지도 읽을 수가 없었다. 英語 때문에 법학공부가 안된다고 확신한 나는 대학을 휴학해서 英語를 ABC부터 다시 공부하기로 결심했다.

▲ 성공한 사람의 충고에 순종해서 공부를 하면 10년 고생을 1년으로도 단축할 수 있다고 확신한 나는 그 당시 일본에서 유명한 英語선생 10여명을 찾아 다니면서 英語공부법을 배웠다. 약 1년 동안 英語 대가들의 충고에 따라서 열심히 공부했더니 英語에 무한한 취미를 느끼게 되었기 때문에 법과를 그만두고 英語전공으로 방향을 바꿔 버렸다. 나의 英語 저서가 그렇게 많이 나간 것은 그때의 그 경험으로 썼기 때문이다.

▲ 건강에 관해서도, 원은 몸이 약했는데 노력 끝에 건강하게 된 사람의 충고에 순종하면 10년이 아니라 일생고생을 단 1년으로도 단축할 수가 있다고 확신했다.

나의 건강 스승들

나는 60세 이상 장수한 사람들 중에서 ▲ ① 원은 몸이 약했는데 노력 끝에 건강하게 된 사람들 ▲ ② 안색이 좋은 사람들 ▲ ③ '기미, 주근깨, 주름, 검버섯'이 적은 사람들 ▲ ④ 안경을 안 쓴 사람들 ▲ ⑤ 자세가 똑바른 사람들 ▲ ⑥ 말소리가 힘찬 사람들 ▲ ⑦ 학식이 있는 사람들 ▲ ⑧ 약·병원 신세를

안 지는 사람들의 충고를 받기 위해서 일부러 찾아 다니기까지
하였다. 나 이 8순 노인은 지금도 그런 일을 하고 있다.

▲ 약 2년 전에 큰사찰(절)의 스님이 찾아오셔서『安선생님
의 건강 글을 읽고 감격했습니다. 친구들에게 선사하기 위해서
선생님의 책을 구하러 왔습니다』60쯤 되는 스님의 안색이 어찌
나 좋으신지─나는 이 찾아오신 스님을 건강의 스승으로 삼고
『스님의 건강비결 중에서 제일 중점을 두시는 점은 무엇입니
까?』라고 물었더니 대뜸 아무 생각도 없이『맑은 공기입니다』
그래서 나는 이 스님이 건강에 도통하신 분이라고 생각해서 많
은 것을 배웠습니다. 그 스님도 책을 선사받은 친구들과 함께 3
회나 연수를 받았다.

공기의 중요성

공기체적(空氣體積)의 1/5은 산소이며, 4/5는 질소이다.
질소는 단백질을 만든다. 우리 몸의 약 70%는 수분(물)이고,
나머지 약 30% 중에서 약 75%는 단백질이다. 따라서 우리 몸
의 제일 주성분은 물(水)이고, 제2주성분은 단백질이다.

▲ 공기의 '질소'가 우리 몸의 제2주성분인 단백질을 만들기
때문에 물과 공기는 생명의 근원이다.

▲ 나는 과거에 '충주 비료공장'으로 견학하러 간 일이 있었
는데, 안내원에게『비료의 원료는 어느 나라로부터 수입하여 옵
니까?』라는 무식한 질문을 했더니, 답하여 가라사되『저 '공기'
란 나라로부터 수입하여 옵니다.』고 껄껄 웃으면서 답하더군.

▲ 그 다음으로 산소는 우리 몸에 왜 필요한가?
도대체 산소가 우리 몸에 왜 필요한지를 대학을 졸업해도 모

르는 사람이 너무너무나 많다. 우리가 단 3분만 안 마셔도 질식
해서 죽어 버리는 이 '산소'야말로 인간에게 최고로 중요한 것
인데, 이것이 왜 우리 몸에 필요한지를 대학을 나와도 모르니 한
심한 노릇이다.

▲ 마침 대학을 우수한 성적으로 졸업한 사람을 만났기에 다
음과 같이 대화했다.

● 문 : 인간은 몇 분만 공기를 안 마셔도 죽지?

● 답 : 3분 내지 5분 안 마셔도 죽습니다.

● 문 : 잘 알고 있구먼, 그런데 왜 죽어?

● 답 : 산소부족으로 질식하기 때문입니다.

● 문 : 꽤 머리가 좋군. 그런데 말이야, 산소는 우리 몸에 왜
필요하지?

● 답 : (고개를 갸우뚱하다가) 전 잘 모르겠네요.

● 문 : 아니, 대학을 우등으로 졸업했다는 자네가 그걸 모르
다니? 인간이 3분 내지 5분만 안 마셔도 죽으니 산소가 인간에
게 가장 소중한 것이 아닌가? 다른 어떤 지식보다도 중요한 것
인데, 대학을 우등으로 나와도 모른다니!

할 수 없다. 그럼 힌트를 좀 주지. 옛날 우리 조상들은 솥 밑
에 장작을 때어 밥을 지었다. 그런데 장작이 너무 많은 탓인지
잘 타지를 않아. 어떻게 하면 될까?

● 답 : 장작의 양을 줄여 간격을 벌리고 부채질을 하면 됩니
다. 무엇이든지 잘 타기 위해서는 산소공급을 잘 해야 되기 때문
입니다.

● 문 : 그만하면 머리는 괜찮은데, 왜 산소가 우리 몸에 필요
한지를 몰라? 그런데 그 잘 타는 장작불 위에 드럼통 반 조각짜
리를 덮어 씌우면 불이 꺼지고 타다 남은 숯불도 5분쯤 지나면

꺼져 버린다. 우리 몸에는 왜 체온이 있지? 산소를 3분 내지 5분만 안 마셔도 죽는다. 그래도 몰라?

● 답 : 우리 몸속에서도 장작불과 같이 무엇인가 타고 있기 때문에 체온이 있고 산소공급이 중단되면 죽는 것 같습니다.

● 문 : 대학을 우등으로 졸업할 만한 머리를 틀림없이 가지고 있긴 하구먼. 힌트 하나로 척척박사이니 말이다. 그런데 또 문겠는데 산소는 우리 몸의 어디어디를 통해서 우리 몸속으로 들어오는가? 그리고 무엇인가가 타면 나쁜 가스가 나오는데 이놈이 몸 밖으로 나가지 않으면 쌓여서 병을 만드는데 우리 몸의 어디 어디를 통해서 나가는가?

● 답 : 입으로 숨을 내쉬면 나쁜 가스가 나가고, 코로 숨을 들이 쉬면 산소가 들어옵니다.

● 문 : 음, 괜찮게 알고 있긴 한데 그것만 가지곤 턱도 없어. 도대체 우리 몸의 세포의 수는 몇 개인가? 호흡만으로 충분히 가스가 나가고, 그많은 산소가 들어온단 말인가?

● 답 : 글쎄요. 그 이상은 전 잘 모르겠어요. 세포의 수가 약 60조나 된다는 것쯤은 잘 알고 있습니다마는.

▲ 〈안서방 답〉 피부도 호흡작용을 하네. 나는 처음에 이 사실을 확인하기 위해서 몇 군데의 병원을 찾아 다니면서 의사들에게 물어 봤더니 잘 모르는 분들이 많더군. 잔소리할 것 없다. 온 몸에 페인트를 더덕더덕 칠해 보라우. 그럼 사람이 죽어도 책임 안 져요.

우리 몸에는 눈으로 볼 수 있는 구멍은 말할 것도 없고 눈으로 잘 볼 수 없는 구멍들이 모래밭의 모래알같이 많아요. 예를 들면 '땀구멍, 털구멍'등이지. 이 무수한 구멍을 통해서 나쁜 가스가 나가고 좋은 산소가 들어오니 60조나 되는 세포들이 살아갈 수가 있는 것이다.

● 문 : 자동차는 어디에서 기름과 산소가 연소(타다)하고 에너지를 발생하여 도로를 달려가는가? 자네 운전면허 가지고 있지?

● 답 : 예, 엔진에서요.

● 문 : 엔진의 어디에서?

● 답 : (우물쭈물하다가) 잘 모르겠네요.

● 安서방 : 시린다＝Cylinder＝기통(氣筒)에서 (기계의 원통형의 부분)

● 문 : 그럼 인간은 어디에서 음식물의 영양분(＝자동차의 기름)과 산소가 합작 연소하여 에너지를 발생하고 인생을 달려가는가? 즉 자동차의 '시린다'에 해당한 부분이 어디에 있는 무엇인가? 그런 걸 생각이나 해봤는가?

● 답 : 전혀 모릅니다. 생각도 해본 적이 없습니다.

● 安 : 세포 안에 － '미트콘드리아＝Mitochondrion'(복수 : Mitochondria)이란 부분이 있어서 － 여기에서 〔영양분＋산소〕가 연소하고 에너지를 발생하여 인생을 달려간다.

● 문 : 그럼 어떻게 하면 입과 코 그리고 피부를 통해서 호흡을 잘 할 수 있을까?

● 답 : 심호흡하면서 깨끗하고 신선한 공기를 많이 마시고 나쁜 가스를 토하면 됩니다. 우리가 심호흡을 안하고 편히 앉거나 누워서 보통 호흡만 하면 폐가 3분의 1밖에 가동 안하기 때문에 산소흡입과 가스 배출량이 부족해서 병에 걸립니다. 편히 놀고 있는 부자들에게 병이 많은 것은 바로 그 때문입니다. 그들은 병을 고치기 위해서 호흡에 관한 일은 안하고 그저 편히 앉거나 누워서 약만 먹고 있으니 사태는 점점 악화될 따름입니다.

●문 : 지극히 지당한 말씀이오. 그런데 그런 일을 잘 알면서 자네 얼굴이 왜 그래 파리한가? 자네 말로는 좋은 공기 속에서 심호흡을 하면 좋다는데 그럼 밤낮 심호흡만 하고 있으란 말이야?

▲ 상대방이 시원한 답을 할 수가 없었기 때문에 부득이 이 안서방이 답하여 버렸다.

현대인의 크나큰 과오

자동차는 산소＋기름을 연소시켜서 발생하는 에너지로 도로를 달려간다. 만일 휘발유(가솔린)를 써야 할 자동차에 중유(디젤)를 사용하거나 또 산소가 부족하면 연소가 잘 안되어 충분한 에너지를 발생시키지 못하기 때문에 자동차에 병이 생겨서 (기름 찌꺼기로) 도로를 달릴 수가 없다.

▲ 인간도 자동차와 같이 산소＋영양분(＝자동차의 기름)을 연소시켜서 발생하는 에너지로 인생(＝자동차의 도로)을 달려간다. 그런데 인간도 자동차와 같이 휘발유를 써야 하는데 만일 중유를 사용한다면 또 산소가 부족하면 병에 걸려 인생을 달릴 수가 없는 것이다.(중유＝공해식품…)

▲ 다수의 성분 중에서 최고로 중요한 '산소'는 20.93%, 가장 나쁜 성분인 탄산가스는 0.03%인데, 이와 같은 공기속에서 살아야 인간이 건강을 유지할 수가 있단다.

▲ 그런데 서울의 경우는 ▲ ① 그 많은 사람들이 숨을 쉬면서 내뿜는 탄산가스 ▲ ② 그 많은 굴뚝에서 배출하는 매연가스 ▲ ③ 그 많은 차들의 배기가스＋…등으로 서울의 공기는 충만하고 있다. 게다가 초목도 적기 때문에, 신선한 산소도 거의 만

들어지지 않기 때문에 서울의 공기는 그야말로 살인 공기이다.

▲ 그 위에 현대인은 자동차의 중유에 해당하는 공해식품을 먹고, 그나마 운동부족 때문에 그 오염공기조차 제대로 못 마시는 실정이다.

왜냐하면 코와 입으로 호흡하면서 운동을 해야 하는데 '에스컬레이터'와 '엘리베이터'를 지극히 좋아하고, 걷는 것을 지극히 싫어해서 단 300m의 거리도 돈도 없는 주제에 걸핏하면 택시를 잡아 타고 또 요즘 젊은 바보들은 집보다도 먼저 승용차를 산다니, 개탄 불금하노라. 게다가 또 그들은 공기 소통이 안되는 화학섬유의 옷을 입기 때문에 피부호흡을 할 수가 없으니ー만일 병에 안 걸리면 그야말로 초기적일 것이다.

▲ 결국 현대인은 공해식품＋산소 부족 때문에 병에 걸려 죽어가고 있다. 그들은 농촌의 그 맑은 공기·물·일광의 가치를 모르고 "뭐, 공기, 경치 먹고 사나요?"하면서 도시로 도시로 집중해서 그 탁한 공기·물·일광 속에서 돈을 벌다가 암 등의 무서운 병에 걸려 죽거나 60세까지 용케 살아남아서 돈을 많이 벌기는 해도 그만 암 등의 무서운 병에 걸려 약과 병원에 그 피땀으로 일생 번 돈을 고스란히 바치고 지금 이 순간에도 수없이 죽어가고 있는 중이다.

▲ 이제는 그 스님이 『건강의 최고 비결은 맑은 공기에 있다』라는 말의 참뜻을 이해할 수가 있을 것이다. 나는 입버릇처럼 『시골에서 버는 100원은 도시에서 버는 100만원 이상의 값어치가 있다』고 말하는데 이제는 내속을 알겠지?

▲ 개구리·새소리가 들리는 시골에서 살다가 서울로 올라오면 과연 시골에는 버는 1백원은 서울에서 버는 1백만원 이상의 값어치가 있다는 것은 통감하고 통감한다.

▲ 담배를 입에 물고 오토바이로 공해지옥 속을 질주하는 인간을 볼 때에 인간의 목숨은 과연 질긴 것이라고 감탄하다가, 서울대 병원으로 병문안 갔더니 병원은 온통 공해병 환자들로 초만원이고 입원하기가 서울대 입시 이상 어렵다는 말을 듣고 나는 또 다시 감탄했노라. 병원 현관 바로 앞에 병원 전용의 택시 주차장이 있어서 병문안객들이 줄지어 서 있는 것을 보고 나는 또 다시 감탄하였노라.

▲ 산(山)에는 맑은 공기·물·일광—특히 병균을 살균하는 나무의 향기(피톤치드)가 충만하기 때문에 우리가 숲속에 살면서 산에서 생산되는 무공해의 곡채식을 먹고 운동을 하면서 약 3개월 이상 살면 눈부시게 건강해지며 여하한 난치병도 치유되는 것이 확실하다.

▲ 우리는 국토의 약 30%도 안되는 좁은 공해지옥에서—공해수, 공해 곡채식·공해 낙농제품을 먹고 공해병으로 죽을 고생들을 하고 있다. 한편 국토의 약 70%인 야산은 쓸모없는 잡목으로 덮여 있다. 거기에는 무공해의 물이 있고, 무공해의 곡채식, 무공해의 낙농제품을 생산할 수 있는 충분한 공간이 있는데도 치부의 수단으로 잠자고 있으니 개탄 불금하노라. 앞으로 정부에서는 이 문제를 해결하는 데 최우선의 노력을 하여 주기를 간절히 부탁한다. 이것이 우리 자신뿐만 아니라 우리의 후손의 건강·행복을 위한 기성세대의 지고의 임무임을 이 8순 노인이 통감하고 통감하노라. 불연이면 우리의 온 배달민족은 공해독으로 영원히 멸망하고 만다. 위정자들은 딴 모든 일에 앞서서 이 문제를 해결하여 주기를 간절히 바라고 바란다.

산소 부족이
'암'을 위시한 문명병 유발

산소부족이 만병을 부르는 사실을 절감하게 된 동기 ──

　나는 과거에 약 1년간 '새마을 운동본부'의 단식 연수원에서
─현대 의학으로부터 버림을 받은─'암'을 위시한 각종의 문명
병(심장병·고혈압·당뇨병·신장병…) 환자들의 건강을 지도한
경험이 있다.

　▲ 그때에 말이다─환자들의 옷을 홀랑 벗겨서 어떻게 했는
고 하니─'이불'을 덮었다 거두었다 하기를 얼마동안 계속했더
니─병세가 눈부시게 호전되는 것을 체험했다. 이렇게 하면 '피
부로부터 산소'가 공급되기 때문이다. 그 구체적인 방법은─이
글을 끝까지 읽으면 알게 된다.

　▲ 나는 또 이런 경험을 했다. 1·4후퇴 때에 어린 것들을 데
리고 '부산·영도'의 공장지대에 있는 하꼬방에서 살았다. 그 당
시 나는 '서울고교'에 재직 중에 있었는데─봉급이 얼마나 많았
는고 하니─그야말로 쥐꼬리의 반도 못 되었다. 글쎄말이다─
'반찬'은 고사하고 '쌀'만 사는 데도 부족할 정도이었다. 그런데
─아이들이 노상 감기에 걸려서 콜록콜록─또 무슨무슨 병에
걸려서─그 쥐꼬리 반 봉급의 반 이상이 약값으로 탕진되었다.
그 당시 서울고교는 '송도'의 산비탈에 천막을 쳐서 수업하고

있었는데—우리 가족은 그 학교 가까이에 있는 셋방으로 이사가게 되었다. 그런데 놀랍고도 놀라운 것은—아이들의 몸이 건강해져서—감기—무슨 병마놈들 다 꼬리를 치고 도망가 버렸다. 공장지대 공기의 오염된 '산소'가 어린 것들을 죽이려고 했던 것이다. 나는 그 때까지만 해도 "공기좋은 곳에 산다"는 것은 부자들의 한갓 호강스런 소리로만 생각하고 그저 식구들을 먹여 살리기에 바빴다.

▲ 그리고 그 때에 무슨 물을 먹었는고 하니—'부산'은 그 당시는 극도로 '물'이 귀해서—'수돗물'을 도라무통에 담아 손수레에 실어 끌고 다니면서 팔고 다녔다. 가난뱅이들에게는 그림의 떡이고—어떻게 했느고 하니—산속의 바위밑에서 솔솔 솟아 나오는 약수물이 있었는데—이 물을 받기 위해서—수백개의 물통이 줄을 지어 순번을 기다리게 되었는데—물통 주인이 밤을 새면서 지키고 있지 않으면—저리 가라고 줄에서 쫓겨나는 판이었다. 그렇게 고생해서 길어온 그 맑은 물—그리고 거기에서 공짜로 얻는 그 신선한 공기와 일광이 그 무서운 병마를 격퇴시킨 것이다. 특히 그 신선한 공기속의 산소가 크게 작용한 것이다. 인간의 잔꾀로 만들어진 '약'은 소용이 없고—오직 하나님이 만드신 깨끗한 '물·공기·일광'만이 우리의 병을 고친다는 것을 절감했다. 나 자신도 일본 동경에서 공부하던 18세 때에 '폐결핵'에 걸려 피를 토하고 콜록콜록 기침을 했는데—'동경'에 가까운 '아다미해안'에서 신선한 '물·공기·일광'과 자연식을 한 결과 약 1개월만에 병을 완치시킨 경험이 있기 때문에—이 일을 더욱 통감하게 된 것이다.

▲ 그래 모든 병은—하나님의 위대한 작품인 '일광·공기·물'과 '음식물'을 오염시키거나 가공해서 먹기 때문에 생긴다는 것

을 명심하고 명심하여라.

　▲ '진시황'을 위시한 세계 각국의 왕·대통령—그리고 세계적인 거부인 '오나시스·카네기…'—그들은 불로 장수약이 저 먼 깊은 산속에 묻혀 있는 '산삼'과 같이 희귀하고 값비싼 것인 줄만 알고 찾아 헤매다녔는데—다 실패해서 결국은 다 죽고 말았다. 그들은 설마 '물·공기·일광…'과 같이 우리에게 가장 가깝고 가장 값싼 것 속에 불로장수약이—숨어 있으리라고는 꿈에도 생각 못했다. 즉 그들은 가장 값비싼 것이 아니라—그 정반대인 가장 값싼 것도 아닌 공짜로 얻을 수 있는 것 속에 불로장수약이 숨어 있으리라고도 꿈에도 생각 못했다. 인간 바보들은 이 진리를 깨닫지 못한다. 특히—'명예·돈'이란 색안경을 쓴 인간들은 그 색안경 때문에 눈이 어두워서 깨닫지 못한다. 나는 인생을 살아오는 동안에 거지 이하의 역경으로 몇 번 전락해서—'약'은 고사하고 '음식'도 제대로 못 먹은 경험—부자로 사는 동안 희귀하고 값비싼 보약을 먹었다는 경험으로 이 인생의 진리를 절감하고 절감한다.

　▲ 그들도 물론 신선한 '공기·일광·물…'을 마셨다. 그러나 그들은 그것들을 마시는 방법을 몰랐다. 또 설마 그것들이 인생 최고의 불로장수약인 줄은 꿈에도 생각 못했다. 정신이 육체를 지배한다. '불로장수약'이라고 굳게 믿으면서 적절한 방법으로 꾸준히 섭취하여야 효과가 있는 것이다.

　▲ 나의 소위 安식 건강법은—부자는 하기가 지극히 힘들고—가난한 사람은 뜻만 있으면 쉽게 할 수 있는 방법이니 지금부터 정신을 똑똑히 차려서 귀담아 들어라.

　▲ [문] 우리 인간에게는 말이다. '밥'보다도 몇 곱이나 몇 곱이나 더 소중한 것들이 있다. 인간은 말이다…'밥·단백질·비

타민·미네랄' - 또 무슨무슨 것을 안 먹고 물만 마셔도 100일 이상 살 수가 있다. 뭐? '물'만 먹는 줄 알어? '물'이외에 또 우리도 모르게 먹는 것이 있단 말이다. 무엇무엇고?(나 - '마산' 그리고 '부산'에 오래 살았기 때문에 이 사투리를 지극히 좋아해요)

▲[답] '공기'와 '일광'이다. 그래 '공기·일광·물'이 '밥·비타민·미네랄·칼슘·단백질…' 보다도 억만곱이나 더 소중하다. 인간 바보들은 이것을 모르고 딴짓만 해오고 - 또 지금도 하고 있기 때문에 '암'을 위시한 각종의 병마놈들에 의해서 죽을 고생들을 하고 있는 중이다.

安식 물통운동법

▲ 지금부터 '安식 물통운동법'을 강의하니 정신차려 들어요. 잔소리 말고 내말대로 해봐요. 흰 플라스틱 물통 2개의 통에 '물'을 가득 채워요.

▲ 양손으로 들어올려 봐서 너무 가벼우면 운동이 안되니까 좀더 큰 물통으로 바꾸어요. ▲ 자 - 양손으로 들어올렸다 - 아랫배(=단전)에 자연히 힘을 주게 되어 딴딴해지지? 그것이 이 운동의 촛점이다. 물통을 양손에 들은 채로 몇m 걸어 봐요 - 뭐, 50m 쯤 걸을 수 있다구? - 그러면 그 건강 합격이야 - 더 걷기가 힘들면 물통을 아래로 내려놓고 쉬어요. 그냥 쉬지 말고 - 양발가락을 위로 젖히는 운동을 계속해요 - 그만 쉬고 또 물통을 들어서 전진해요.

▲ 이 운동을 자세히 관찰해 보라 - ① 양다리와 발 - 허리 - 양손 - 즉 전신이 골고루 운동한다. ▲ ② 아랫배에서 호흡을 하

니까-소위 단전호흡으로 된다. 보통 호흡은 폐가 3분의 1정도 밖에 가동 안하는데-이 운동을 하면 100%가 가동해서 최대 양의 산소를 호흡하고 최대 양의 가스를 배출시킬 수가 있다.

아침 山에 올라가서-아랫배에 힘을 잔뜩 주고-"동해물과 백두산이 마르고…"를 우렁찬 목소리로 불러 봐요-기가 막힌 단전호흡 운동이 된다. 그런데 여기에서 관찰해 보라-'동해물 과…'의 '동'을 발성할 때에-숨이 나가느냐-들어오느냐를→ 나가지? 몸속의 나쁜 가스가 먼저 나가고 좋은 산소가 들어와야 한다. 보통 학교에서 가르치는 심호흡과 단전호흡법에서는 숨을 먼저 들이키지?-그런 잘못된거야-시정하라우. 그러나 물통을 처음에 들 때도 먼저 숨을 내쉬도록 노력을 해요. 또 물통을 아 래로 내려놓을 때는 숨을 들이키도록 노력을 해요. 약 30초 내 지 1분간 숨을 내쉬기를 계속하면서 걸어가고, 그 반되는 시간 동안 숨을 들이키면서 전진하거나 앉아 쉬면 된다.

▲ 될 수 있는 한 옥외에서 이 운동을 하면서 신선한 '공기· 일광·물'을 마셔야 한다. 단 환자는 실내에서 하되-처음은 창 문을 닫고-차츰차츰 조금씩 걸어가면서 하라.

▲ 피부가 호흡을 하고 일광을 쬐어야 하기 때문에 옷은 될 수 있는 한 얇고 공기가 잘 통하는 것을-그리고 될 수 있는 한 팬티만 입고 나체로 하도록-뭐, 부끄럽다구? 그럼 다 내쫓아 버리고 안으로 잠가 버려.

▲ 앉아서 쉴 때는 두터운 겉옷을 걸쳐 입고-몸을 좌우 또는 전후로 흔들고 아랫배를 내밀었다-놓았다 하라-이래서-냉 →온→냉→온-으로 되기 때문에 ▲ ① 혈액순환이 잘 된다. ▲ ② 피부단련이 잘 된다. ▲ ③ 산소 공급이 잘 된다.

▲ 물통을 든 채로 100m을 걸어가도 숨이 안 차게 되면 건강

대학을 졸업하고 동시에, 병마놈들이 '아이구 무서워라!'면서
꼬리를 치고 후다닥 도망쳐 버릴 것이다.

▲ 먼저 나는 '체질개선 연수'때에 '물' 강의를 했다-그런데
말이어(이것은 전라도 사투리-해방 전에 4년간 '목포'의 '유
달산' 밑에 살았어) 그 중 어떤 30쯤 되는 처녀 아가씨(심장이
나빠서 아직 시집도 못 갔대요)가 기를 쓰고 내집 뒷산으로 물
통을 들고 약수를 길으러 올라간 것은 장했는데-그만 연수를 2
일간이나 결근해 버렸다. 이 노처녀는 물통은 고사하고 그냥 빈
몸으로 올라가는 것도 큰 위험인데 와 그리 순리에 안 맞는 일을
했노? 처음은 빈몸으로 쉬며 쉬며 올라가는 연습을 해서 자신이
생기면 물통(小→中→大)순으로 해야 할 걸-그만 욕심을 부
렸으니 그 꼴이 된 것이다.

▲ 뭐, 물통을 들고 100m를 걸어도 끄떡없다구?!!! 참 장하
구나! 그 불굴의 의지를 가지면 인생은 틀림없이 승리할 수가
있다. 그럼 그 다음에 무슨 운동을 하는고 하니-그 물통 2개에
수돗물이라도 좋으니 가득 채워서 양손에 들고 山의 약수터로
올라가거라-이제는 평지가 아니고 비탈길이기 때문에 좀 고되
지만 쉬엄쉬엄 약수터까지 올라가고서는-"나는 승리했다!!!"
라고 고함을 냅다 질러라! 누구에게 승리했다구?→"나, 자신에
게." "100만의 대군을 이겨내는 것은 쉬워도 자기 자신을 이겨
내기는 힘들다"는 옛말이 있지 않어. 약수터에 도착함과 동시에
몇 분 몇 초가 걸렸는지를 기록해 두고 차츰 차츰 단축되도록
노력하라. 그리고는 말이다-"동해물과 백두산이 마르고…"를
10번 가량 아랫배에 힘을 잔뜩 주고 우렁찬 목소리로 고함을 냅
다 지르면서 불러라. 뭐, 남부끄럽다구? 고놈의 체면을 차리다
간 또 그 꼴로 된다. 친구때문에 억지로 술먹어서 그 꼴이 된 것

이다. 병 걸리면 고놈의 친구들이 고쳐 줄줄 알어? 건강이 나빠서 돈벌이를 못하게 되면 그들이 먹여 살려 줄줄 알어? 건강에 관한 일에 체면을 차리는 것은 바보나 할 것이다.

▲ 그리고는 물통의 '물'을 비워 내버리고 새 약수를 담아서 하산하라 ─ 이 때에도 첫날은 5번 쉬었지만 그 다음날은 4번→3번→2번→드디어 NONSTOP(나 英語 선생이거든) ─ 올라갈 때도 마찬가지.

▲ 3일 못 가서 그만둘 바에는 아예 처음부터 시작을 말어. 끝까지 끈질기게 인생을 달려가거라!

▲ 그럼 이제부터는 과학적인 말을 좀 늘어놓겠으니 ─ 졸지들 말고 잘 들어요.

▲ [문] 우리 몸속에서 '피'가 돌지? 그런데 그 '피'에는 무슨 구 무슨 구가 있어서 각각 무슨 일을 하는가?

▲ [답] '적혈구'가 있어서 ─ '산소와 영양분'을 우리의 60조나 되는 세포에게 운반해 주고, 그 각 세포에서 생기는 나쁜가스를 몸밖으로 몰아내 버리는 중대하고 중대한 일을 합니다. 또 '백혈구'가 있어서 ─ 병균을 잡아먹어 버리는 신기한 일을 합니다.

▲ [문] 아주 기가 막힌 척척박사이구만. 그런데 말이다 ─ '피'가 깨끗해야 잘 돌게 되고, 탁하면 잘 안 돌아서 사람이 병들어 죽는 것은 뻔한데 ─ 어떻게 하면 피가 깨끗해져서 잘 돌게 되나?

▲ [답] 요즘 사람들이 흔히 잘 먹는 '백미·흰밀가루로 만든 식품·흰 설탕이 든 모든 음식·화학 조미료·정제염·낙농제품일체·술·담배·약·가공식품일체' 등이 '피'를 탁하게 합니다. 그리고 운동을 안하면 피가 썩어서 돌지 않기 때문에 결국은 사람이

죽습니다.

▲[문] 기가 막힌 척척박사이구나. 그런데 왜 자네 얼굴이 그렇게 파리한가?

▲[답] 알면서도 게을러서 실천을 안하기 때문입니다. 安선생님이 매월 같은 잔소리를 하시는 것을 처음은 좀 싫어하다가―계속 같은 잔소리를 하면서 잠을 깨워 주시니―즉 경종을 울려 주시니―요즘은 좀 실행하게 되어―고맙다고 생각하게 되었습니다.

▲[문] 내 속을 알아주어서 고맙네. 그리고 요즘 사람들이 피부호흡을 잘 못하게 되는 제일 큰 근본 원인을 아는가? '암'을 위시한 각종의 문명병 환자들의 옷을 홀랑 벗겨 놓고 이불을 덮었다―거뒀다 하기를 얼마동안 계속하면 눈부신 효과를 거두게 되는 까닭 중의 제일 큰 까닭은? 옛날 사람들에게는 '암'을 위시한 각종의 문명병이 없었는데 왜, 요즘은 점점 많아지게 되었는지? 또 요즘 사람들에게는 왜 그리 '피부병'이 많은지?

▲[답] 속으로는 나쁜 음식을 먹어서 살과 피를 썩게 해놓고―밖으로는 피부가 호흡을 못하게 하는―즉 공기소통이 잘 안되는 화학섬유의 옷을 입기 때문에 속이 점점 더 썩어서 그 따위 병들이 생기는 것입니다. 그러니까 그 사람들의 옷을 홀랑 벗겨놓고 피부호흡을 시키면 눈부신 효과를 거두게 되는 것입니다. 거기에다가 속으로는 자연식을 해서 살과 피를 맑게 해서―그 맑은 피를 잘 돌게 하는 운동을 하면 병이 낫게 되는 것이지요? 安선생님의 건강법이 바로 그것이 아닙니까?

▲[문] 내 속을 잘 알아주어서 참 고맙네. 하나를 가르치면 100을 깨닫는 자네의 머리―역시 대학을 수석으로 졸업한 것은 틀림없는 사실이군. 그런데 또 하나 물어 볼 것이 있어요. 무엇

인고 하니 요즘 사람들이 공통적으로 '심장'이 약하단 말이야 —
왜 그럴고? '심장'이 약하면 만병이 유발되는 이유를 아는가?

▲ [답] 운동을 안하고 편히 쉬기만 하기 때문입니다. 그리고
현대인은 공통적으로 걷기를 싫어해서 — 그저 '엘리베이터·에스
컬레이터'를 지극히 좋아들하시고, 단 300m도 걷기가 싫어서 —
자가용차가 없으면 — 돈도 없는 주제에 — 걸핏하면 택시를 잡아
탑니다. 그러니 '심장'이 강해질 수가 있겠습니까? '심장'이 약
하면 '피'를 펌프질하는 힘이 약하기 때문에 '피'가 구석구석의
세포에까지 돌 수가 없습니다 — 그래서 현대인은 공통적으로 손
·발이 차고, 인간의 부뚜막인 아랫배 즉 '단전'이 차갑습니다.
부뚜막의 솥의 물이 끓지 않고 식고 있으니 손·발이 따뜻할 수
가 있겠습니까? 손·발이 차가우면 — 손·발에 이르기까지에 있는
인체의 모든 기관에 피가 충분히 돌지 않기 때문에 병이 생기는
것입니다.

▲ [安서방 보충] 자네 알고 보니 위대한 생리학자이구만. 아
니 언제 그런 생리학 공부를 했는가? 그럼 독자들이 충분히 납
득이 가도록 이 安서방이 좀 보충해 보자.

'심장'은 '피'를 펌프질해서 — 그 '피'를 우리 몸 구석구석에
있는 '세포'에까지 순환시킨다. 심장은 우리 몸 중에서 운동하
는 부분으로만 '피'를 펌프질해서 보내 주고, 우리가 운동을 안
하고 편히 쉬고 있으면 — '심장'도 일을 안하고 편히 쉰다. 우리
가 늘 편히 쉬고 있으면 심장도 늘 편히 쉬어서 — 피를 펌프질
하는 힘이 약해진다 — 그래서 '심장'이 약해질 뿐만 아니라 심장
자체에 병이 생긴다. 현대인은 손·발을 움직이는 것을 지극히
싫어하고 편한 것만 좋아하기 때문에 심장이 세게 펌프질할 필
요가 없으니 심장이 약해지지 않을 수가 없는 것이다. 요즘은 또

계산기·컴퓨터까지 생겨서 머리도 쓸 필요가 없어져 가고 있는 중이다. 가동하지 않는 기계는 녹이 슨다—인간의 육체도 지금 한창 녹이 슬어 가고 있는 중이다. 녹슨 기계와 인간의 말로는? 흐르지 않은 '물'은 썩는다. 우리는 운동을 안하기 때문에 '피' 가 흐르지 않는다—흐르지 않은 '피'는 썩는다. 나는 '체질 개 선 연수'를 지도할 때마다 이 사실을 너무너무나 절감한다.

▲ 가령 우리가 '발'로 걷거나 뛰어다니면—'심장'이 피를 발 끝까지 보내주므로 그 발끝까지에 있는 모든 인체의 기관에도 피가 돌아서 건강해지는 것이다. 그런데 현대인은—문명이 발달 함에 따라—자기 자신의 손·발을 운동시키지 않고 '기계'에게 대리운동을 시키고 있다. 즉 자동차·기차 ·비행기·로보트·엘리 베이터·에스컬레이터…등의 문명의 이기가 현대인을 병신으로 만들고 있다. 현대인은 ① 그릇된 음식물을 먹어서 살과 피를 더럽히고, ② 그 더러운 '피'를 돌리는 운동조차 안하니—만일 병에 안 걸리면 그야말로 초기적이다.

▲ 따라서 우리가 양손으로 물통을 들어서 걸어가면—'피'가 '발·손·허리—결국 몸전체'에 돌게 되기 때문에—그리고 아랫 배(=단전)에서 단전호흡을 해서 산소가 충분히 들어오고 나쁜 가스가 잘 나가기 때문에—몸이 건강하지 않을 수가 없다.

▲ 하나님은 애당초에 인간을 창조하실 적에—손·발을 움직 여 이마에 땀을 흘리며 일하고 먹고 살도록 의도하셨다. 즉 사람 의 몸이 운동을 안하면 병이 생기도록 만드신 것이다.

▲ 옛날 우리 조상들은 '소'와 '쟁기'로 밭을 갈면서 농사를 지었다. 그 운동이 '물통운동' 이상의 운동이었는데—지금은 소 ·쟁기 대신에 '경운기'로 편히 농사를 짓고 있다. 즉 사람이 운 동을 안하고 경운기가 운동을 하고 있는 것이다. 그래서 문명이

인간을 퇴화시켜 가고 있는 것이다.

중환자들에게(일반 독자들도 꼭 읽으세요) ─────────

옛날 우리 조상들은 외침을 많이 받은 관계로 피난 살이를 많이 했습니다. 먹을 것이 없어서 도중에 굶어 죽는 사람들이 얼마나 많았다구요. 요행히 먹을 것이 안기기만 하면 물에 말아서라도 막 삼켜 넘겼어요─씹을 틈이 없었어요. 그리고 용케 '막걸리'라도 대접을 받으면 큰 대접으로 막 꿀꺽꿀꺽 해버렸지요. 전세계를 통해서 밥을 물에 말아 먹거나 왕대포 술을 마시는 민족은 우리 한민족뿐입니다. 그러니까 할머니들이 손주가 밥을 안 먹고 학교로 가면 손주가 몸이 약할까봐 물에 말아서라도 억지로 밥을 먹이지요. 물에 말아서라도 빨리빨리 먹는 것이 우리의 민족성입니다. '입'에 분비되는 '침'이 소화작용을 반 이상 합니다─더군다나 곡식인 경우는 70% 이상을 소화시킵니다. '침'은 씹으면 씹을수록 잘 나옵니다. 물에 말아 먹거나─비벼서 먹거나─빨리 먹으면─침이 분비가 안되기 때문에 소화가 안되어─결국은 인간의 뿌리인 '위장'이 약해지는 것입니다. 소화가 안되었기 때문에 세포가 영양분을 공급 못 받아 여러분이 지금 병신으로 되어 있는 것입니다. 또 여러분의 살과 피를 탁하게 하는 음식물을 너무 많이 먹고, 게다가 그 탁한 '피'를 순환시키는 운동조차 안했기 때문에 병이 생긴 것입니다. 병을 고치기 위해서는 그와 같은 원인을 제거하여야 합니다. '음식물'에 관해서는 앞에서 진절머리가 나도록 말했습니다.

▲ '굶으면 죽는다'고 생각하면 죽습니다. '굶으면 몸속의 독이 빠져서 건강해진다'고 굳게 믿으면 죽는 것이 아니라 오히려

건강해집니다. "나는 이제는 가망이 없다"고 절망하면→죽습니다. "내가 이대로 죽다니 말이나 되는 소리인가? 나는 꼭 살고야 말겠다!"고 굳은 결심을 하고 투병하면 꼭 삽니다. 정신이 육체를 지배합니다. 정신이 "나는 꼭 산다!"고 굳은 결심을 하면 몸속에서 사는 약이 만들어집니다. 그러니 여러분은 결코 절망을 하지 말고 굳센 정신으로 투병해서 기어이 일어서세요. 지금의 고통은 하나님이 주신 '시련' 입니다. 즉 하나님이 여러분을 '병'이란 용광로에 집어 넣으시고 단련시키는 것입니다. 이 용광로로부터 기어나오는 자에게만 하나님은 위대한 사명을 부여하시나이다. 탁상 공론이 아닙니다. 나 자신이 그와 같은 용광로에서 몇 번이고 단련한 경험으로 이 말을 하는 것입니다.

중환자의 산소공급 방법

옷을 홀랑 벗어서 피부 전체를 통해서 산소공급을 받아야 합니다. 그러니 감기예방을 우선적으로 해야 합니다.

① 난방 장치를 철저히 하고, 창문을 다 열어서 환기를 철저히 하세요. 난방은 될 수 있으면—'스팀 난방' 아니면 '온돌방' (연탄 가스 안 들어오도록 주의)—그 다음이 '전기난로'인데→반드시 수증기를 발산시키세요. 석유·연탄 난로는 절대 금물입니다.

② 처음은 창문을 꽉 닫고—약탕관에 마른쑥(한약방에 있음)을 넣어 달이면서 쑥증기를 방안에 가득차도록 하세요. 쑥의 증기와 연기는 치병을 하는 데 크게 도움이 됩니다.

③ 방안이 훈훈하게 따사지면—옷을 홀랑 벗고 이불 속으로 기어들어가세요.—아랫배(=단전)에 힘을 주고 약 30초 내지 1

분간 숨을 내쉬고는 —약 15내지 30초간 숨을 들이키세요.=도합 10번 가량.

④ 그 다음은 이불속으로부터 도로 기어나오세요(물론 홀랑 벗은 채로).

(가) 서서 제자리 걸음으로 조깅을 —처음은 약 1분간 —그 다음번은 약 1분 30초→2분→3분…서서히 단련하세요.

(나) 뭐, 조깅을 할 기력이 없다구? 그럼 앉아서 —아랫배에 힘을 주고 —몸을 좌우 또는 전후로 요동시키면서 —아랫배에 힘을 주고 내밀었다 놓았다 하세요. ▲ 시간은 (가)와 같음.

⑤ 그 다음은 또 이불 속으로 도로 기어들어가세요. 아까는 호흡 운동을 10회 했지요? —이번은 15회 가량. 그 다음은 20회…

⑥ 도로 이불 속으로부터 기어나와요. 이번도 먼저와 같이 하되 —시간을 차츰 길게 하도록 하세요.

▲ 위의 운동을 5회 반복하고는 약 40분 동안 쉬세요. 쉬고 난 다음은 또 하고 또 하고 해서 —하루 종일 끈질기게 7회 이상 하세요.

[주의] 단련이 되는 대로 창을 조금씩 조금씩 열다가 나중에는 활짝 다 열어 버리세요.

⑦ 옷을 입고 앉아서 놀고 있는 동안도 —또 텔레비전을 보고 있는 동안도 —가만히 있지를 말고 손으로 '발'을 —특히 발가락을 —주무르는 운동을 하세요. 그리고 발바닥의 '장심'(掌心 — 발바닥의 한가운데 —오목하게 기어든 곳)을 주먹으로 두들기세요. 이 모든 운동을 하는 동안 —아랫배에 힘을 주면서 앞뒤로 내밀었다 놓았다 하세요 —숨을 가슴에서 쉬지 말고 아랫배에서 쉬세요. 앉아서 하는 기가 막힌 전신운동입니다. 5분간 했다가

5분간 쉬세요. 이 운동을 매일 1시간 이상ー1개월 이상 하면 눈부신 효과를 볼 것입니다. 될 수 있는 한 얇은 옷을 입고ー신선한 공기와 일광에 접촉하도록 하세요.

[**특별주의**] 살과 피를 깨끗이 하는 '음식물'을 먹는 것이 절대 선결 조건이란 것을 잊지 마세요. 만일 전과 같이 살과 피를 흐리게 하는 음식물을 먹으면 틀림없이 또 다시 병이 도지나이다.

▲ 깨끗한 '공기·물·일광'이 필수조건입니다. 특히ー'물'은 →山에서 길어온 깨끗한 자연생수 즉 '약수'라야 합니다. 수돗물과 끓인 물은 병을 점점 악화시킵니다.

과학적으로 연구 발표한

양파는 왜 몸에 좋은가 (Ⅰ)

양파는 현대인을 살리는 구세주이시다

▲ 양파가 현대인을 죽이는 콜레스테롤과 공해독을 녹여 없애 버리기 때문이다.

양파를 연구하게 된 동기

▲ ① 중국사람과 양파

중국사람들은 기름기가 많은 음식물을 우리보다 많이 먹는데도 ─ 고혈압, 동맥경화, 심장병, 뇌졸중, 당뇨병 ─ 환자가 우리나라 사람들보다도 월등하게 적은 이유를 나는 몇 년 동안이고 관찰 연구해 왔어요. 그 이유를 과학적으로 정확하게 규명하면 양파가 이 병들을 예방·치료하는 데 크게 도움이 되기 때문입니다.

▲ 나는 여러 중국사람에게 물어 봤으나 대개는 "우리 살람 몰라해요"란 답변이었는데 어떤 지식층의 중국요리점 주인이 ─ "우리 살람들은 양파를 많이 먹어서 ─"라고, 그래서 나는

"양파를 먹으면 왜 그런 병이 적습니까?→ 우리 살람 그런 어려운 것 몰라 해요."

▲ 나는 과학적으로 완전 규명이 되기 전에는 나 자신이 실행 안할 뿐만 아니라, 건강책에도 좋다고 절대로 권장하지 않습니다. 책에다가 거짓말을 하면 만인을 죽이는 중죄인이 되기 때문입니다.

▲ ② 162세 노인의 엄청난 힘

미국의 어떤 무역업자가 '배'를 타고 터키의 '이스탄불' 항구에 도착하게 되었는데, 그의 트렁크에는 미국산의 기계부속품이 가득차 있어서 쌀 두 가마 이상의 무게였어요. 그래서 두사람의 힘으로도 겨우 운반할 수 있을 정도였지요. 그런데 어떤 부두 노동자가 혼자서 가볍게 들어다 주었습니다.

▲ 그 엄청난 '힘'에 놀란 그는―또다시 그 믿지 못할 162세란 나이에 놀라 자빠졌지요. 호기심으로 그의 호적을 조사해 본 결과 틀림없는 사실이었어요.

▲ 그의 이름은 '자로이카'였는데―가난한 데다가 자녀들은 많고 해서―놀라운 것은―하루에 한 끼밖에 못 먹었다. 그 한 끼도 주로―현맥(통밀) 빵과 양파이었어요.

▲ 그 무역업자는 이 노인을 미국으로 데려다가 각 지방을 순회하면서 구경거리로 했더니―인기가 굉장해서 돈을 많이 벌게 되었어요.

▲ 이제는 호화로운 호텔에서 맛좋은 음식을 마음껏 먹었어요. 그는 쇠고기, 돼지고기, 맥주, 위스키, 단과자 따위를 닥치는 대로 막 먹어 버렸습니다.

▲ 그런데 그 급변한 식생활 때문에 병을 앓다가 2년 후에 죽

고 말았어요.

그가 먹은 통밀빵과 양파

① 통밀빵 — 저쪽 나라 사람들 체질에는 밀이 공통적으로 적합하고, 우리 사람들에게는 쌀이 적합합니다. 따라서 우리 사람들 중에는 밀가루 음식을 먹으면 설사하는 사람이 있는 것입니다. 밀이든 쌀이든 — 양쪽 다 영양분이 골고루 많이 들어 있기 때문에 우리 인간들이 주식으로 삼고 있는 것입니다.

▲ 하나님은 — 인간들이 '밀·쌀'을 주식으로 삼으면 건강할 수 있도록 온갖 영양분을 골고루 포함시켜 주셨는데 — 망할 놈의 인간들이 하나님이 주신 밀·쌀 그대로는 맛이 없다면서 — 영양분이 가장 많이 들어 있는 속껍질과 씨눈을 깎아 없애 버리고 더 맛있게 먹기 위해서 화학성분을 첨가하고, 또 오래 보관하기 위해서 방부제를 첨가하면서 먹는 데서 오늘의 비극을 초래하게 된 것입니다. 그들은 분명히 하나님을 배반하면서 먹고 있어요.

▲ 하나님을 배반하여 먹고 병 걸려 놓고는 하나님에게 병 낫게 해주십사 하고 기도 올리는 바보가 있어요. 기도 올리려면 하나님께 순종하면서 기도를 올려야 되는 것이 아니냐 말입니다.

하나님을 거역하면서 기도를 올리면 하나님은 크게 노하십니다. 다음을 한 자 한 자 잘 숙독해서 반성하고 반성하세요.

여러분은 자신이 하나님의 성전이며, 하나님의 성령께서 자기안에 살아 계시는 것을 모르십니까? 만일 누구든지 하나님의 성전을 파괴하면 하나님께서는 그 사람을 멸망시키실 것입니다. 하나님의 성전은 거룩하여 여러분 자신이 바

로 하나님의 성전이기 때문입니다. (고린도 3:16~17)

▲ 하나님이 주신 그대로의 음식물은 맛이 없다면서 온갖 가공을 한 음식물을 먹어서—하나님의 성전인 자기의 몸을 파괴해서 병에 걸려 놓고 병 낫게 해주십사 하고 기도를 올리면 하나님께서 그 기도를 들어주실 리가 있느냐 말입니다. 하나님께서는 그 사람부터 멸망시키신다는 것을 부디 명심하세요.

▲ 영양분이 가장 많이 들어 있는 부분을 깎아 없애 버리고, 암 기타의 문명병을 유발시키는 화학성분을 첨가해서 먹는 현대인에게 만일 병이 없다면 그야말로 초기적일 것입니다. "먹지 말라—먹지 말라!"고 되풀이하면서 잔소리해도 먹는데 만일 그 잔소리도 되풀이 안하면 어떻게 되는가 좀 생각해 보세요. 잔소리를 되풀이하면—적어도 먹을 때마다 걱정이 되어서, 먹는 양이 줄어들 것이 아니냐 말입니다. 그래도 나보고 같은 소리를 한다고 불평을 할테야! 그래서 나는 "바보는 죽지 않으면 못 고쳐?"라고 외치는 것입니다.

▲ 위에서 말한 162세 노인은—영양분이 가장 많이 든 속껍질과 씨눈이 있는 통밀로 만든 빵을 먹고 162세까지 살고 그 놀라운 힘을 발휘한 것입니다. 그 생명이 있는 통밀을 생식하면 어떻게 되나 상상해 보세요. 그래서 이 安서방은 현미를 생식하고 있어요.

▲ 그 162세 노인이 쌀 두 가마 이상의 무게가 있는 기계부속품을 거뜬히 들어 올렸다니! 제군! 물이 가득찬 물통 두 개를 양손으로 들어 올려 보세요, —아랫배에 굉장히 힘이 갈 것입니다. 거기가 바로 단전(丹田)이지요. 이 단전에서 호흡을 하면 폐가 100%로 가동되고 산소도 100%로 흡입되는데, 만일 그런

운동을 안하고 편히 쉬고 있으면 폐가 3분의 1밖에 가동 안해요. 그래서 편히 놀고 먹는 자에게 병이란 천벌이 내리는 것입니다. 물통을 양손으로 들고 걸어가다가 쉬면서 하는 운동은 기가 막힌 단전호흡 운동입니다. 그 162세 노인은 하루종일 그 운동을 해서 162세까지 산 것입니다.

뭐! 가만히 편히 놀면서—통밀빵과 양파를 먹고 건강해 보겠다구! 그따위 생각을 하니까 그 지경으로 된 것입니다.

▲ 그런데 말입니다—그 162세 노인이 1일 1식을 해서 그 무서운 힘을 발휘했다니! 나는 처음엔 거짓말이라고 믿지를 않았어요. 그런데 '함석헌 선생'은 백미식을 1일 1식 해도 90가까이까지 살면서 힘찬 목소리로 강연을 하셨어요. 만일 선생님께서 현미밥을—또는 나와 같이 생현미를 잡수셨더라면 틀림없이 150이상 살았을 것인데 참 아까운 분이 이 불멸의 건강 진리를 몰라서 요절하셨어요.

▲ 우리나라 사람들에게는 통밀보다 현미가 체질에 맞기 때문에, 나는 앞으로 현미빵을 만들어, 현미유를 발라 토스트를 만들어 먹을 생각입니다. 그 토스트에다가 현미유로 튀긴 양파와 배추김치로 샌드위치를 만들어 먹으면 그야말로 천하 제일의 별미 영양식일 것입니다. 생각만 해도 군침이 도네요.

일본학자의 실험

나 자신은—심한 의심장이라서 한 학자의 실험만 가지고서는 만족하지 않습니다. 다음에 일본의 유명한 영양학자인 '미야오 코우헤이(官居與平)' 박사가 일본의 최고 건강지인 장쾌(壯快)에 발표한 실험 논문을 소개합니다.

혈액중의 '콜레스테롤'과 '중성지방(몸속에 있는 보통지방)'이 많은 상태는 '고지혈증(高脂血症)'의 주원인이 됩니다. 우리 몸의 제일 큰 혈관인 동맥(動脈)의 벽이 굳어져서 연동작용을 못하는 상태를 동맥경화라 하는데─여기에다가 혈액의 덩어리인 혈전이 생겨서 혈관이 막혀 피가 통하지 않으면 온갖 병이 유발되는 것입니다. 이 모든 것의 총원인은 혈액중에 콜레스테롤이 너무나 많이 축적되어 있기 때문이지요.

▲ 양파는 이 여분의 콜레스테롤을 녹여 없애 버리는 위대한 구실을 합니다.

콜레스테롤치를 저하시키는 점에 있어서는─양파가 전문 약보다는 더 강력한 작용을 한다는 것을 동물실험의 결과로 분명하게 알게 되었어요.

▲ 토끼에게─3개월간 매일 지방이 많은 식품을 먹여서 고지혈증(高脂血症)으로 된 토끼들을 A, B 2조로 나눠서─B조에는 양파에서 짜낸 정유를 투여했어요. '크로피브레트'라는 약의 양은 인간에게 사용하는 양을 토끼의 체중으로 환산한 양으로, 양파의 양은 체중 1kg당 1g의 양파로부터 짜낸 정유의 양으로 했습니다.

▲ 인간의 경우에 체중 50kg의 사람에게 큰 양파를 반 쯤 준 것으로 됩니다. 토끼 실험에는 정유를 쓰지만 우리 인간은 생양파를 먹으면 됩니다.

▲ 결과는 다음과 같이 양파 쪽이 약보다 더 많이 콜레스테롤치를 저하시켰습니다.

토끼에게 3개월간 고지방식을 시켰더니─토끼의 혈액중의 콜레스테롤치는 계속해서 증가해서 관상동맥(冠狀動脈)의 세포에 포함된 지질(脂質)의 양이 전에는 5.9mg이었는데 그 2배인 13.75mg으로 증가했어요. 이 토끼에 '크로피브레트'란 약을 투여했더니 7.70mg으로 저하하고, 양파를 투여했더니 6.3mg으로 저하했습니다.

◎ 관상동맥＝심장벽에 분포하여 심장에 영양을 공급하는 동맥

◎ 동맥＝심장에서 나오는 피를 몸의 각 부분으로 나르는 혈관(動脈)

◎ 정맥＝혈액을 심장으로 보내는 혈관(靜脈)

양파와 암

다음에—일본 아끼다대학 의학부 위생학 교수인 '가미야마 시게도시'(加美山茂利)박사의 실험 결과를 소개합니다.

▲ 인간의 체세포에 돌연변이(突然變異)가 생겨서 이상증식(異常增殖)을 하는 것을 암이라 합니다.

식품에 발암성 유무를 검사하는 방법

'가미야마'박사는 다음과 같은 실험을 했습니다.

▲ '살모넬라균'을 배양할 때에 발암성물질을 첨가하면, 돌연변이를 일으켜서 이상증식을 합니다.

▲ '살모넬라균'에 발암물질을 첨가하지 않은 경우의 정상수치를 기준치로 할 경우에—AAF라는 강한 발암물질을 첨가하니까 '살모넬라균'의 수는 기준치의 3.68로 되었어요.

① AAF와 함께 생양파를 첨가하니까→0.89배로 되고

② 기름으로 튀긴 양파를 첨가하니까―1.84배로―즉 생양파가 더 효과가 있어요. 그러나 튀기는 등의 가공을 해도 1.84배로 되는 점에 주목하세요.

식도락을 위해서는 튀긴 것을 먹되, 동시에 생것을 먹는 것이 좋으니까 튀길 때는 가능한 현미유를 사용하세요. 겸해서 현미의 영양분을 먹기 위한 작전입니다. 나는 위대한 현미광입니다.

◎ 아니 천덕꾸러기 양파가―콜레스테롤을 녹여서 동맥경화, 고혈압, 혈전, 심장병, 뇌졸중 등을 예방할 뿐인가, 현대인에게 가장 무서운 '암'까지도 막을 수 있다니!! 그럼 딴 병에 관해서는 이 이상 더 잔소리할 것은 없지 않은가요?

☞ 그래서 이 安서방은 양파광으로 된 것입니다. 이제는 내 속 알겠는가요? 뭐! 아직도 모르겠다구! 그럼 나는 그 친구보고 '바보는 죽지 않으면 못 고쳐!'라고 고함을 냅다 질러주지 않을 수가 없어요.

양파의 영양성분포

수분	단백질	지방	당질	섬유	회분	칼슘	인	철분
92g	2.0g	0.3g	8.3g	1.0g	1.1g	40mg	70mg	0.6mg

비타민A	비타민B₁	비타민B₂	비타민C	나트륨	칼륨
20IU	0.04mg	0.02mg	10mg	2mg	160mg

(농촌진흥청 식품분석표, 일본과학 기술청 식품표준 성분표를 참고)

양파 먹는 법

▲ "야아, 이 安서방아, 잔소리 그만 걷어치우고, 양파를 먹는 법이나 어서 알려주게."라고 성급한 자가 물론 있을 것입니다.

우선 그런 사람들의 비위를 맞추어 주고 난 다음에 잔소리를 계속하기로 합니다.

▲ 역시 양파를 먹는 데는 된장이 필수 불가결이므로, 또 그 된장 잔소리를 늘어 놓지 않을 수가 없어요. 건강에 관한 일은 ―성경, 불경과 같이 매일 같은 것을 반복해서 읽고는 마귀의 유혹을 물리쳐야 하는데 독자중에는 같은 것을 되풀이 한다고 짜증을 내어서 편집부에 불평 전화를 거는 사람이 있어서 나의 비위를 몹시 건드립니다. 우리의 동포수는 남북해외를 합쳐서 약 7천만이고, 그 중에서 건강다이제스트의 독자는 100분의 1도 안됩니다. 나는 건강다이제스트 독자 이외의 무수한 동포를 계몽시키는 것을 늘 염두에 두어서 글을 씁니다. 무슨 일이든 결코 자기 본위로 생각하지 말고 대국적인 입장을 생각해서 넓은 아량이 있어야 합니다. 묵은 것은 실행도 안하면서 새것, 새것만 좋아하는 바보 멍청이들에게 또 잔소리를 늘어 놓지 않을 수가 없어요.

▲ 일본에 ―암세포만 골라 가면서 죽이고 딴 세포에는 일절 영향이 없는 광선이 발견되었답니다. 이런 말을 들으면 새것 새것만 좋아하는 바보 멍청이들이 눈을 번쩍 뜰 것입니다. 아니 이 바보멍청아 광선을 쏘이면 암세포는 물론 죽을 것이다. 그러나 암을 일으키는 체질은 그대로 남아 있기 때문에 암이 다시 도지는 것은 뻔한 일이 아닌가? 아무리 딴 세포에 영향이 없다고 해

도 영향이 없을 수가 없지 않느냐 말이다.

연수중에 말을 했더니 어떤 연수생이 손을 들고는 "제가 그 광선을 쏘이러 일본에 갔다왔습니다. 병이 일단은 나았으나 다시 도져서 전보다 더 심해졌기 때문에 이번 연수를 받으러 왔습니다. 돈이 없어서 살던 집까지 팔아서 갔다왔습니다.

▲ 그래도 새것, 새것을 좋아하겠느냐―이 바보멍청아! 그러니까 나는 입버릇처럼 "바보는 죽지 않으면 못 고쳐!"라고 외치는 것입니다. 이 바보 멍청아―내 말 들어라―그 일본 광선은 말이야―'양파'나 지금부터 말하는 '된장'만큼도 못하단 말이야.

양파를 먹는 구체적인 방법

우리의 재래식 콩된장은―쓰고 짜서 먹을 수가 없어요. 일본 된장은 달고 맛이 있긴 한데―무슨 화학성분이 들어 있는지도 몰라요. 그런데 우리의 그 짜고 쓴 된장을 일본 된장 이상으로 맛있게―더 영양이 있게―건강에 최고로 이롭게 하는 방법이 있으니―이 安서방 말고 하나님께 감사하세요. 왜냐하면 나의 육신 속에 깃들고 있는 성령께서 나에게 가르쳐 주셨기 때문에.

① 콩을 볶아서 가루로 만드세요.(사용 직전에 볶을 것―미리 볶은 것은 쉬 변질됨)

② 된장에―볶은 콩가루를 된장의 곱 이상(3배쯤)을 첨가하세요.

③ 양파를 잘게 썰어 다져서 첨가하세요―양파 다진 것의 양은 된장의 약 곱쯤―초과해도 무방합니다.

④ 마늘 다진 것을 정확히 첨가하세요. 마늘은 양파의 사촌형

이고 양파는 마늘의 4촌 동생입니다. 마늘이 양파보다 더 좋지만 생으로 먹기가 힘들고 냄새가 고약해서, 신기한 것은 마늘은 생것 그대로도 먹기가 힘든데 된장에 다져 넣으면 입에서는 "어서 오십시오"라고 합니다. 된장이라는 놈이 그렇게 신기하단 말입니다. 그래서 나는 된장광이 된 것이지요. 나에게는 광이 많아요—현미광—식초광—이번은 또 '양파광'—기타 많아요.

⑤ 누런설탕(또는 물엿)을 적당히 타세요. 당뇨병 환자는 당뇨병 환자가 먹어도 좋은 '뉴 슈가' 등을 사용하세요. 그리고 돈 많은 사람은 진짜 벌꿀이 얼마나 좋다구, 가짜 벌꿀보다 누런 설탕이 10배 이상 낫습니다. 가짜 벌꿀에는 백설탕이 들어 있기 때문이지요.

⑥ 생강 다진 것과 땅콩 가루를 첨가하면 맛이 더 좋은데? 잣도 좋지만 비싸서.

⑦ 볶은 깨를—될 수 있는 한 많이 첨가하세요.

⑧ 이상에 물 한 방울도 타지 말고—순 양조식초만 타서 개세요.

☞ 이상 생각만 해도 군침이 돌지요? 뭐! 안 돈다구! 것도 바보 멍청이입니다.

일본 된장보다 월등하게 맛이 좋고 영양은 10곱 이상이란 것을 깨달아야 합니다.

▲ 양파, 콩가루, 마늘, 깨, 양조식초는—5대 항암제입니다. 암균놈들이 얼씬도 못할 것입니다.

☞ 이 된장에다가—또 욕심 사납게 생 양파를 찍어 먹어 보세요. 게다가 생쑥까지 찍어 먹으면 그야말로 세계 제1의 보약 겸 항암제를 먹는 것입니다.

▲ 생쑥을 이 된장에 찍어 먹는 것이 최고의 약을 먹는 것으

로 됩니다. 아무 생쑥도 좋지만 쑥의 새싹이 최고입니다. 쑥의 새싹을 어떻게 구하느냐? 산에 가면 쑥이 많이 자라는 곳이 있죠? 그 쑥을 잘라다가 그늘에 말려서 사용하기로 하고, 며칠 후에 그 자리에 가보면 그 잘랐던 곳에서 새싹이 솟아나와 있을 것입니다. 그것을 잘라다 먹고, 또 며칠 후에 가보면 또 그자리에서 새싹이 솟아나와 있을 것입니다. 참 신기하죠! 겨울에는 말입니다. 쑥의 뿌리를 캐어다가 화분에 심어서 사람이 사는 방안에서 재배하면 1년 내내 새싹을 먹을 수가 있고 덤으로 방안 공기도 정화됩니다.

▲ 쑥은 정말 신기한 약초입니다. 일본 '히로시마'에 원자탄이 투하된 다음해에 소생한 풀이 바로 쑥이었어요. 쑥은 그렇게도 생명력이 강한 것입니다. 생명력이 강한 것일수록 우리 몸에 좋은 것입니다. 그래서 옛날부터 쑥으로 뜸질을 해서 만병을 치료한 것이지요. 따라서 방안에서 말린 쑥을 태워서 그 연기를 마시는 것이 얼마나 좋다구요. 덤으로 방안공기도 정화되구. 그런데 쑥의 새싹을 된장에 찍어 먹는 것이 공해병을 고치는 최고의 약입니다.

▲ 우리 인간도 말이야—늙으면 늙은 닭들과 같이 살이 막 굳어지고 온갖 병균이 득실거립니다. 그런데 우리가 생쑥을 된장과 함께 먹으면 병균이 도망가 버리고 살이 연해져서 건강이 회복되는 것입니다. 아직도 이 천리를 못 깨달아서 일본으로 건너가서 몇 억원짜리 광선을 쏘일테야! 그러니까 나는 또 "바보는 죽지 않으면 못 고쳐!"라고 외치지 않을 수가 없어요.

▲ 요런 놈의 바보멍텅구리 학자가 있어요. 즉 된장을 먹으면 암에 걸린다구. 이런 학자는 바로 살인 바보학자입니다. 모르면 가만이나 있지—왜 모처럼 열심히 된장을 먹는 사람을 방해하

느냐 말입니다. 그런 사람일수록 무슨무슨 박사라면서 빼기기를 잘해요.

바보는 바보끼리 좋아해서 그만 그 바보학자의 말을 듣고는 된장 먹기를 중단한 것까지는 좋았는데 그만 죽어 버리니 이 일을 어찌한단 말입니까? 그야말로 그 바보는 살인박사입니다.

▲ 된장은—우리 몸속을 대청소하는 위대한 청소부입니다. 100g당 좋은 효소군이 약 1천억마리 이상 들어 있기 때문이지요.

▲ 잔소리할 것 없이—질긴 쇠고기를 하룻밤 동안 된장에 재워 놓아 보세요. 그러면 연해지는 것을 발견할 것입니다.

▲ 그럼—된장이 우리 몸속에 들어가도—같은 일을 하게 됩니다. 우리 몸속은—'공해식품, 술, 담배, 약…' 등으로 독이 생기고—그 독이 축적되기 때문에 살이 굳어지는 것입니다. 여기에서 우리가 된장을 먹으면 살이 연해짐과 동시에 병독이 제거되고 건강해지는 것입니다.

양파 김치

나는 양파를 천성적으로 좋아합니다. 그래서 '양파+감자' 튀김을 가끔 해먹지요. 또 양파가 쌀 때에 많이 사서 양파 김치를 담가서 1년 내내 밑반찬으로 해먹고요. 또 이 양파 김치를 양념으로 해서 생선을 지져 먹거나 국을 끓여 먹기도 합니다. 또 배추로 김치를 담그거나 무로 깍두기를 담글 때에도 이 양파 김치를 첨가하면 맛이 그만이지요.

▲ 나는 어떤 때에—조기새끼 한 무더기를 사서 짭짤하게 장조림을 했어요. 양파를 썰어서 단지에 담고 그 장조림 국물을 양

파 위에까지 차도록 부어 넣었어요. 양파 자체의 물기로 싱거워
지면 안되니까 생선조림 국물에 굵은 소금(가는 정제염은 안
됨)과 누런 설탕을 첨가했지요. 그리고는 아파트의 땅 속에 묻
어서 며칠 지났더니 그 단지로부터 벌레가 막 기어나왔어요. 아
파트 아낙네들이 무슨 더러운 것을 묻어 놓았다고 막 야단들이
었어요.

▲ 그 다음에는 그 생선조림국물에 양조식초를 타서 양파김
치를 담갔더니 벌레도 안 생기고 맛도 식초 때문에 월등하게 좋
아지더군요. 식초만 부어 넣으면 1년 내내 변질도 안되고, 맛도
좋으니 식초란 놈—정말 고마운 놈입니다. 그래서 나는 또 식초
광으로 되어 버렸어요.

▲ 조기새끼 대신, 준치, 도미새끼, 생멸치 등도 좋아요. 생선
을 조릴 때에 주의할 것은—나는 처음에 영양분이 도망가지 말
라고 압력밥솥으로 생선을 졸였어요. 그런데 묘한 것이 국물맛
이 없었어요. 그 다음으로 보통 큰 냄비로 졸였더니 국물맛이 월
등하게 좋더군. 그래서 국물의 3분의 2쯤만 양파 김치 담그는데
쓰고 남은 건더기에다가 양념을 잘해서(꼭 식초를 넣어서) 압
력밥솥으로 졸였더니 가시들이 모두 연해지더군요. 이것을 반찬
으로 먹고, [이것+양파 김치+미역+야채]로 국을 끓여 먹었
더니 맛이 그만이더군요. 남은 것은 냉장고에 넣어야 하는데 식
초를 타서 변질을 막아야 합니다.

과학적으로 연구 발표한

양파는 왜 몸에 좋은가 (Ⅱ)

당뇨, 좌골신경통, 백내장 – 양파광이 되면 고칠 수 있다

▲ 양파는 현대인을 살리는 구세주이시다
▲ 양파가 현대인을 죽이는 콜레스테롤과, 공해독을 녹여
없애버리기 때문이다.

양파는 – 당뇨병 – 에 탁월한 효과

앞에서 – 양파는 혈액(피)을 깨끗이 해서 덩어리지는 것을 예
방·치료하기 때문에 모든 병을 예방·치료하고, 특히 요즘 많은
사람들의 공포의 대상인 암을 예방·치료하는 데도 위대한 효과
가 있다고 말했어요. 그런데 요즘 많은 사람들이 고생하고 있는
당뇨병을 예방·치료하는 데도 기가 막히게 좋다니 – 이 안서방
은 양파에 미쳐 버렸어요. 이 당뇨병에 걸리면 만병이 유발됩니
다. 그러니 양파야말로 현대인을 살리는 하나님이 주신 진짜 신
약(神藥)입니다. 나 이 안서방은 처가 40여년 전에 당뇨병으로
유발된 폐혈증으로 세상을 떠난 후 지금 84세까지 홀아비로 살

아왔어요. 따라서 당뇨병은 나의 일생을 고독하게 만든 나의 원수입니다.

그래서 나는 이 당뇨병 원수놈을 죽이려고 오랫동안 연구한 결과 20여년 동안 앓아 왔던 병도 100% 죽일 수가 있게 되었습니다. 그런데 그 당시 양파가 당뇨병에 좋다는 것을 모르는 상태하에서도 100%이니 —＋양파를 하면 몇 100%로 되는지 짐작 좀 해보세요.

▲ 84세인 이 안서방은 지금도 홀아비 생활을 하는데 조금도 외롭지 않으니 걱정을 마세요. 이 안서방에게는 외로움을 느낄 시간적 여유가 조금도 없어요. 오죽이나 바쁘면 텔레비전을 시청할 수도 없겠습니까? 아침 2시에 일어나서 아침도 안 먹고 12시까지 강행군을 해도 시간이 모자라서 쩔쩔 매고 있습니다. 그럼 무슨 재미로 사느냐고요? 그 답은 아주 지극히 간단해요. 일하는 재미로 삽니다. 딴 재미로 살면요, 망하는 것이 틀림없어요. 일하다가 잠깐잠깐 쉬는 데서 일하는 보람을 느끼고 인생의 참행복을 발견할 수가 있습니다.

84세 노인의 경험에서 우러나온 충언이니 참고로 하세오.

▲ 그런데 왜 양파가 당뇨병에 좋은가요? 막연히 "양파가 피와 살을 맑게 하기 때문이다."고만 말하면 현대인이 곧이 듣지 않거든요. 과학적으로, 그리고 임상경험으로 따져야만 겨우 납득이 갈까 말까 합니다.

양파가 당뇨병을 고치는 과학적인 근거 ─────

양파는 인슐린의 분비를 촉진시킵니다. (영국의 '오오가스테인' 박사 연구진의 연구)

◎ 인슐린이란 무엇인가요? 위(胃)의 뒷쪽에 있는 췌장(膵臟)에서 분비되는 호르몬입니다. 우리가 먹은 음식물은 간장에서 여러종류의 영양소로 만들어지는데 일단 고체로 저장되었다가 체세포에 공급될 때에 액체인 포도당으로 변해서 체세포에 공급되는데 이때에 인슐린은 불쏘시개와 같은 꼭 필요한 존재입니다. 이때에 췌장이 약해져서 인슐린이 분비 안되면 그 포도당은 체세포에 흡수되지 않아서 뇨(오줌)에 섞여서 나와 버리는데, 이것을 당뇨병이라고 합니다. 즉 오줌에 당이 있는 병을 말하는 것입니다.

▲ 오오가스테인 박사의 실험－개(犬)췌장을 꺼내서－인슐린을 분비하지 못하도록 해놓으니까 불쌍하게도 며칠 후에 죽어 버렸어요.

▲ 또 다른 개의 췌장을 꺼내어서 바로 양파액을 주사하니까 개가 죽지 않고 살더라는 것입니다. 또 토끼에게 단것을 많이 먹여서 혈당치를 높게 하여 놓고 생양파를 급식하니까 혈당치가 내려가는 것을 확인했어요.

이론보다는 실제의 체험이 중요

다음은 일본 건강잡지의 대표급인 장쾌(壯快)(1992년, 6월호)에 실린 '양파로 당뇨병을 극복한 체험담'입니다.

여러 번 입원해도 못 고친 당뇨병이

이게모도(池本) 하루미(53세 주부, 카나가와겐)

저의 남편은 약 10년 전(당시 50세)부터 당뇨병을 앓았지만 여러 번 병원에 입원했어도 못 고쳤습니다. 물론 입원하지 않을 때도 한 달에 한 번은 병원에 가서 검사를 받고 약을 얻어와서 복용하였지요.

▲ 병원에 검사하러 가면 꼭 혈당치가 350mg 이상이나 되었지요.

(혈당치란-혈액 중에 포함된 당분의 양을 표시하는 수치로써 건강한 사람은 90~110mg)

▲ 계단이나 비탈길을 걸어 올라가면 곧 피로가 오고, 발과 다리가 나른해서 힘이 없어지는 것을 한탄했어요. 또 밤중에 잠자다가 깨어나서 목마르다면서 사정없이 물을 먹곤 했습니다.

▲ 병원 의사의 지시대로 하루에 섭취하는 칼로리를 1500 kcal 이하로 억제했으나 남편의 고통은 여전했어요.

▲ 당뇨병이 원인으로 통풍(通風=관절이 부어서 심하게 아픈 병)을 앓아 심하게 고생을 하게 되었는데, 또 딴 병이 생길까봐 전전긍긍했습니다.

▲ 그러면서도 병의 증세는 점점 나빠져서 어언 8년이란 세월이 흘러갔습니다.

▲ 그러던 중에 작년 5월에 「장쾌」(건강잡지)에서 양파로 당뇨병을 고친 이야기를 읽고, 남편에게 양파 먹기를 권했습니다. 남편은 하루에 양파를 작은 것은 한 개, 큰 것은 반 개 정도를 먹었습니다.

▲ 신선한 양파를 잘게 썬 후 냉장고에 넣어서 냉각시켰어요. 이렇게 하면 양파의 냄새와 매운 맛이 없어져서 먹기 쉽게 되더군요. (安 : 먹기는 쉽지만 약효는 월등하게 감소합니다. 냄새와 매운 맛이 병을 고치는 데 매우 중요하니-잔소리 말고 잘게 썰어서 安식 된장과 함께 먹으세요.

▲ 다음날 아침에 양파를 냉장고에서 꺼내어-그 냉각된 양파에-가쓰오부시+레몬즙+간장을 첨가해서 조반 반찬으로

먹게 했어요.

◎ '가쓰오부시'란 쪄서 말린 가다랭이포를 말하는 것입니다.

일본 사람들은 멸치보다 더 좋은 고급 조미료로 생각해서 고급요리에 많이 씁니다. 비리지 않고 맛이 좋아요. 수산시장의 건어물상에 가서 '가쓰오부시 있습니까?'라고 물으니 한 포 주더군요. 한 포에 2만5천원 주고 사서 1개월 동안 된장국에 넣어 맛있게 먹었어요. 밤낮 같은 것을 먹으면 싫증이 나니까 변화식으로 한번 해먹기를 바랍니다. 한국 간장은 짜고 써서 맛이 없으니까, 일본 간장보다 더 맛이 있고 영양이 있도록 개조해서 먹으세요. 어떻게 개조하는고 하니―그 짜고 쓴 한국간장에 볶은 콩가루＋누런설탕＋양조식초＋생강＋참기름＋미림으로 하면 됩니다.

▲ 물론 양파를 安식된장에 찍어 먹는 것이 최고로 효과가 좋지만 늘 같은 것을 먹으면 싫증이 나니까.

(양파＋무 채친 것＋기타야채＋생강＋양조식초＋참기름＋누런설탕 약간＋위의 맛나간장) 소위 무채나물 식으로 해 먹으면 맛이 기가 막힌 것입니다.

▲ (일본의 이게모도 하루미 여사의 이야기 계속) 그와 동시에 양파를 많이 넣어서 된장국을 끓여 주는 등 양파 먹는 기회를 많이 만들어 주었습니다. (安 : 양파 김치를 만들어서 밑반찬으로―여러 반찬을 만들 때에＋양파 김치―또＋배추＋무해서 김치 담궈 먹기―또 "된장＋양파 김치＋물＋야채"로 국 끓여먹기―역시 이 安서방의 아이디어가 최고랑깨로(해방 전에―전라도 목포 유달산 밑에 살아 본 적이 있지, 나는 또 어릴 때에 경상도 마산에 살았는데 거기 사람들은 말끝마다 "야, 이 문둥아?"라는 말을 잘 쓰더군―이 안서방은 이런 구수한 사투리를

어찌나 좋아하는지.)

(일본의 이게모도 여사 이야기 계속) 양파를 먹기 시작해서 2~3주가 경과하니까-비탈길과 계단을 올라가는 데도 전과는 달리 노곤한 감이 없고 기운차게 걸을 수가 있게 되었어요.

또 밤중에 마시는 물의 양도 줄어들고, 매일 밤 마시는 일이 하루 건너 이틀 건너로 되어 나중에는 자다가 물 마시는 일이 없게 되더군요. 이와 같이 눈에 띄게 양파의 효과를 실감함에 따라 -우리 부부는 양파광이 되어 버렸습니다.

▲ 그 후 1개월이 경과할 무렵에 병원에 검사하러 가니까- 과거에는 350mg이나 되는 혈당치가 무려 그 반인 150mg으로 되어 버렸어요.

▲ 남편은 물론 병원 의사도 깜짝 놀랬어요. 의사 선생님은 "무슨 좋은 식품을 먹어서 이와 같이 혈당치가 내렸습니까?" "양파를 많이 먹었어요."라고 하니까 의사 선생님이 또 놀라시더군요.

▲ 남편은 처음엔 생양파를 먹기 싫다고 하다가 1개월쯤 지나니까 양파광으로 되어 버렸어요.

▲ 그 후 여러 번 병원에서 검사를 받았으나 혈당치가 150mg을 넘는 일이 없게 되었습니다. 억수같은 돈을 쓰고서도 못 고친 당뇨병이 천더기 양파덕에 완치된 것에 저도 놀랬습니다.

좌골 신경통을-양파로 고친 체험담

[이도가와 도시고(五十川敏子 62세)]
▲ 장쾌-1992년 6월호에서
작년 11월이었어요. 아침에 잠이 깨어서 일어나려고 하니까

하반신이 허리부터 발끝까지 몹시 아파서 일어나지 못하게 되었습니다. 중증의 좌골 신경통이 나를 습격한 것입니다.

▲ 며칠 전부터 다소 좀 아프기는 했지만 별로 큰 걱정은 없을 것이라고 생각했는데 ─ 이렇게까지 심하게 될 줄은 미처 몰랐어요. 그 후부터 나는 일어나 앉을 수가 없고 걷는 것이 불가능하게 되었지요. 그저 이불을 덮고 누워서 슬프게 매일매일을 지낼 뿐이었어요. 화장실은 물론 병원에도 못 걸어가는 불구자가 된 나의 운명을 한탄했습니다.

▲ 그 후 약 4개월간 ─ 팔미환(八味丸)이란 한약을 먹고, 참기름을 발라서 마사지를 하니까 다소 통증이 가라앉기에 가족의 부축을 받고 병원으로 갔지요.

▲ 병원에서는 뢴트겐 등으로 검사를 받았으나 원인불명이기에 병원에서 주는 약은 먹지 않고 팔미환만 먹고 통증이 가시기를 이불 속에서 기다릴 뿐이었어요.

▲ 전부터 ─ 「장쾌」란 잡지를 읽어 왔는데 ─ 양파를 동결해서 말린 가루로 만든 정제가 신경통에 효과가 있다고 하기에 이것을 구해서 아침, 저녁에 각각 15알~30알을 먹었지요(15알=양파 30g) (安 : 생양파 자체를 된장에 찍어 먹는 것이 월등하게 좋습니다.)

▲ 그 양파정제를 약 1개월 동안 먹기를 계속하니까 통증이 싹 없어지고 걸을 수가 있게 되었어요.

▲ 安 : 양파는 피를 맑게 해서 잘 돌게 하고, 신진대사를 촉진시키는 등의 작용을 하므로 ─ 양파는 당뇨병, 각종의 신경통, 고혈압, 동맥경화, 기타 발병에 효과가 있습니다. 그래서 나는 무슨 기름기가 있는 음식을 먹으면 '된장＋생양파'를 먹고 해독해 버리지요. 그래서 나는 생양파를 가방 안에 넣고 다닙니다.

내 가방 안에는 양파, 누런 설탕, 굵은 소금 볶아 빻은 것, 볶은 깨, 멀리 여행할 때는 ＋생현미＋安식된장＋…해서 자취하지 않고서도 세계 제1의 보약을 먹고 다닙니다. 그래서 팔순 노인이 보통 30대의 사람보다도 몇 곱이나 더 능률을 올리면서 힘차게 일을 할 수 있게 된 것입니다. 생현미(물에 담궈서 연해진 것)에 〔＋볶은 콩가루＋볶은 깨＋누런 설탕＋식초＋참기름〕으로 했더니 현미밥 저리가라로 되어 버렸어요.

▲ 이 순간 내 마음에 문득 떠오른 아이디어는 생양파를 식당 사람에게 썰어 달라기가 귀찮으니까 생양파를 잘게 썰어서 安식된장으로 버무린 것을 작은 병에 담고 다니는 것입니다. 식당사람이 "거 무엇입니까?"하고 묻거든 "보약"이라고 하면 명답이 될 것입니다. 그래, 오늘 저녁에 만날 사람이 있어요.

지금부터 두사람이 먹을 양파된장을 만들어야겠어요. 〔＋참기름, 땅콩(잣)가루, 깨가루…〕해서.

양파는 만병의 원인인 변비를 예방 치료한다

식품가공업이 발달함에 따라 먹기 싫은 섬유질을 제거한 몰랑몰랑한 음식을 좋아하는 현대인에게는 공통적으로 변비환자가 많아요. 일단 변비에 걸리면 변이 썩어 독을 만들어서 만병을 유발시키는 것입니다.

▲ 이 변비를 예방하는 데는 섬유질을 제거 안한 현미, 현맥(통보리)을 먹는 것이 좋은데 양파가 변비를 예방하는 데도 막대한 작용을 하니까, 현미·현맥과 함께 먹으면 천하 제일의 변비약이 될 것입니다.

▲ 양파를 잘게 썰면 눈물이 나고 코에 자극을 주는데, 이것

은 양파에 포함된 '이오우'란 성분 때문입니다. 이 '이오우'는 대장에서 단백질과 세균 등에 결합해서 유화수소를 만들고 이것이 장관에 작용하여 변통이 잘 되도록 하는 작용을 합니다. 그리고 양파에 포함되어 있는 섬유도 장벽을 자극하여 배변하는 운동을 도와줍니다.

▲ 양파는 간장병을 예방·치료한다
▲ 양파는 백내장(白內障)에 특효약이다

간장 자체 내에서 '구루타치온'이란 효소가 만들어져서—간장의 해독작용, 지방간 예방, 산화방지, 과산화지질 억제 등을 하면서 간장을 보호합니다. 그런데 이 '구루타치온'이 부족하면 각종 간장병이 유발되는데, 양파에는 '구루타치온'에 아주 가까운 '시스틴유도체'가 다량 포함되어 있어요. 그래서 양파를 먹으면 간장병을 예방·치료하는 데 크게 도움이 되는 것입니다.

▲ 우리들의 눈에도 '구루타치온'이 많이 있는데 이것이 부족하면 백내장 등의 눈병이 생깁니다. 위에서 말한 바와 같이 양파에도 구루타치온에 아주 가까운 '시스틴유도체'가 다량 포함되어 있으므로 양파를 먹으면 백내장 등의 눈병을 예방·치료할 수 있는 것입니다.

◎ 백내장이란 눈동자의 바로 뒤에 있는 수정체, 즉 카메라로 말하면 렌즈에 해당하는 부분이 희고 탁해지는 병입니다. 백내장에는 여러 종류가 있는데 가장 많은 것이 노인성 백내장이지요. 빠른 사람은 40세가 넘으면 일어나는데 대체로 40대에는 약 10%, 50대에는 약 25%, 60대에는 약 50% 정도로 백내장에 걸린답니다. 공해식품을 많이 먹는 현대인, 특히 당뇨병 환자에게

많이 발생합니다.

> ▲ 양파는—감기, 천식—에 효과가 있다.
> ▲ 양파는—위장기능—을 활발하게 한다.
> ▲ 양파는—병 후의 체력 회복과 정력증진—에 효과가 있다.

양파는 서양에서는 역사가 오래 되었지만, 동양에 들어온 지는 오래되지 않았기 때문에 한방에서는 양파를 취급하지 않아요. 양파의 성분과 작용이 거의 비슷한 파는 그 흰 부분을 총백(蔥白)이라고 하여 귀중한 약으로 취급합니다.

▲ 총백의 약리작용은—① 땀을 내게 해서, 몸으로부터 냉기를 몰아내어 보온 작용을 합니다. ② 기침, 가래를 진정시킵니다. ③ 위장기능을 활발하게 해서 식욕을 증진시키고 소화 흡수력을 강화시킵니다. ④ 피를 맑게 해서 잘 순환시킵니다.

> ▲ 감기인 경우에는—양파 된장국을 뜨겁게 끓여서 불을 끄자마자 생파를 잘게 썬 것을 많이 넣어서 먹고, 평소 매 끼마다 양파를 安식 된장에 섞어 먹으면 이상의 모든 효과를 거둘 수가 있습니다.

양파는—불면증—에 특효가 있다

양파에는 '이유화 푸로빌'이란 성분이 있는데 신경을 안정시키는 작용을 합니다. 비타민 B₁은 몸의 피로와 신경피로를 회복시키는 구실을 하는데, '이유화 푸로빌'은 먹은 식품에 포함된 비타민 B₁의 작용을 강화시키는 위대한 구실을 합니다. 따라서 양파를 먹으면 피로가 회복되고 신경이 안정되기 때문에 불면증을 치료하는 위대한 구실을 합니다.

▲ 매끼에 '생된장＋생양파'를 꼭 드세요. 그리고 잠자기 전에도 생양파＋생된장＋자연생수를 먹고 머리맡에도 양파를 썰어 담은 접시를 두어서 양파 냄새를 맡으면서 잠을 자면 크게 도움이 됩니다.
▲ 아울러 현미 중심의 자연식을 철저히 하면 불면증이 근치됩니다.

▲ 평소에 자연식과 운동을 알맞게 하면 불면증이란 호강병이 생길 수가 없어요. 나 자신도 과거에 불면증으로 고생한 일이 많았는데 자연식을 철저히 하고 운동을 알맞게 하고 나서부터는 8시～2시＝6시간 자도 수면이 충분하고 잠이 깨어도 머리가 수정과 같이 맑아지더군요.

▲ 그런데 놀라운 것은─저녁에 생현미 중심의 생식을 했더니 8시～1시＝5시간으로 수면이 충분하다는 것을 알게 되어 그대로 계속 실천하고 있어요. 참으로 위대하고 위대하도다─생식의 효과는 자연식이 아닌 공해식을 하면 8～10시간을 자도 골치가 띵해서 정신노동을 할 수가 없어요. 결국 먹는 것이 수면을 좌우한다는 것을 통감하고 통감하나이다.

이론보다는 실제의 체험이 중요 ─────────────

긴가 민가 의심을 하면서 양파를 먹으면 별로 효과가 없어요. 양파를 먹으면 정말 꼭 효과가 있다고 확신하면서 먹으면 틀림 없이 효과가 있어요. 확신하는 정신이 효과있는 약을 만들기 때 문이지요. 확신을 갖게 하는 데 가장 도움이 되는 것은 실제의 체험담이지요. 이 체험담도 필자가 꾸민 가짜 것은 소용이 없어 요. 그래서 나는 체험담의 출처를 분명히 밝혀둡니다. 다음은 일 본 건강잡지의 대표급인 「장쾌」의 1992. 6월호 p.52에서 뽑은 것입니다. 13∼30세까지 학생시대를 일본에서 보낸 나는 일본 말을 한국어 이상으로 구사할 수가 있어요. 영어는 원서를 읽는 데 수년이 필요하니 우선 일어부터 공부하기를 권고합니다.

일본 사람들은 영어로 쓰여진 것을 빨리빨리 번역해 내기 때 문에 일어를 통해서 영어문화를 빨리 흡수할 수 있어요. 나 자신 은 영어가 전공이지만 − 일어를 마스터하고 난 다음에 영어 공부 하기를 충고합니다. 일본인들이 어째서 세계 최장수 국민으로 되고 있는가? 오래 살기만 하면 뭘해? 뭣 뭣 해야지 − 뭣고?(경 상도 마산에 산 경험이 있거든) − 바보 멍청이로 오래 살아봤자, 무슨 소용이 있노? − 머리가 좋아야지, 일본인들이 머리가 좋다 는 징조는? − 세계 제일의 경제 대국으로 되어 있지 않은가? 따 라서 일본인들이 먹는 음식물이 장수하고 머리를 좋게 한다는 결론이 됩니다.

따라서 우리는 우선 일어에 속달해서 일본과 일본인을 연구 하여야 합니다. 아이구 − 체험담을 소개한다 해놓고서는 너무나 탈선해 버렸구만 − 미만 미안.

─양파를 많이 먹은 탓으로─혈당치, 콜레스테롤치, 중성
지방치─가 엄청나게 떨어져서─나는 놀라 자빠졌다─

─반도우시계 다다(坂東茂忠)
(52세, 회사사장, 대판 출신)
(원문에는 (기요우텐＝仰天)이란 우스운 말을 쓰고 있어요.
놀라 자빠져서 입을 벌리면서 하늘을 바라보다─그래서 앙천
(仰天)으로 된 것이다. 양파의 효능이 그만큼 크다는 것을 우습
게 표현하고 있는 것이죠.

▲ 나는 젊었을 때부터 ‘일벌레’처럼 열심히 일해 왔습니다.
먹는 데도 욕심이 많아서 맛좋은 것을 배부르도록 먹어치워 버
렸어요. 특히 단것을 어찌나 좋아했던지 500g의 큰 아이스크림
을 사가지고 와서 혼자서 한꺼번에 다 먹어치웠으니 말입니다.

▲ 그런 식생활을 오래한 탓으로 키 163에 몸무게 68.5kg으
로 되어 버렸어요. 그 때문인지 7년전 봄부터는 병원에서 건강
진단을 받을 때마다 중성지방(중성지방＝몸 속에 있는 보통지
방)의 검사치가 972mg, 콜레스테롤치가 334mg이나 높아지게
되었어요. 그래서 의사도 주의하라고 말하더군요.

◎ 중성지방치의 정상범위＝50~150mg
◎ 콜레스테롤치의 정상범위＝130~230mg

▲ 병원 의사는─콜레스테롤치를 내리게 하는 약을 주었는
데, 먹으면 수치가 내리기는 했지만 몸 상태가 나빠졌기 때문에
얼마 동안 먹지 않았더니 또 수치가 올라가더군요.
▲ 나는 약을 계속해서 먹기보다 식생활을 개선해야 진정한

건강이 회복될 수 있다는 것을 깨달았어요. 그래서 재작년 봄에 큰 결심을 해서 3식밥의 양을 반으로 줄여 버렸지요. 이렇게 해서 반 년만에 8kg을 감량하는 데 성공했습니다.

▲ 나는 이것으로 건강이 회복되는 줄 알았는데 병원에서 건강진단을 받으니까－의사로부터 뜻밖의 말을 들었어요. 그것은 당뇨병의 혈당치가 165mg이나 되니 주의하라는 것입니다. 또 콜레스테롤치도 높은 채로 내려가지는 않았다고 하더군요.

◎ 혈당치란 혈액중의 당분 양을 표시하는 수치－정상범위는 90~110mg, 그러나 나의 혈당치는 165mg이니 상당히 높은 셈이지요.

▲ 당뇨병의 고통은 여러 사람에게 들어서 익히 잘 알고 있었으므로 무슨 방법을 써야 되겠다고 생각하고 있을 무렵에 작년의 장쾌 9월호에 양파로 혈당치를 내리게 한 사람의 기사를 읽게 되면서 실행하기 시작했어요.

약을 안 먹고도 수치가 내려갔다

▲ 매일 아침에 큰 양파의 반, 작은 것은 1개를 얇게 썰어서－가쓰오부시(앞에서 말했음)와 식초를 쳐서 먹었지요. (安 : 安식된장＋양파가 더 좋음－된장이 기가 막힌 작용을 하기 때문에)

▲ 나는 아무 것이라도 잘 먹었어요. 식사시에 양파를 여러 방법으로 많이 먹었어요. 이런 식생활을 계속하니까 몸상태도 좋고, 체중도 60.5kg을 유지할 수 있게 되었습니다.

▲ 그후 3개월이 지난 작년 12월이었어요. 정기 건강진단을 받으러 병원으로 가니까－놀랍게도 혈당치가 105mg으로 내려가고 있었어요. 특별히 약을 먹은 일도 없는데 이렇게 정상수치(90~110mg)로 내려가다니－나는 정말 놀라 자빠졌어요.

▲ 과거에는 목이 말라서 물을 사정없이 먹었는데 이제는 그럴 필요가 없게 되었어요.

▲ 또 놀란 것은 — 중성지방치가 186mg(정상은 — 50~150mg)으로 내려가 버렸어요.(전에는 972mg이었는데) 또 콜레스테롤치도 264mg으로 내려가 버렸어요 — 전에는 334mg이었는데.(정상은 — 130~230)

양파만 먹으면 다냐?

이상 말한 바와 같이 — 양파의 기본 약리작용은 — 체내의 불필요한 지방과 콜레스테롤을 녹여 없애 버리고 혈액(피)을 정화하고(깨끗이 하고) 잘 순환(돌게 하다)시키므로 — 그야말로 만병 통치약이라기보다는 만병 근치약입니다. 인간의 눈으로 볼 때는 수천만원 가치가 있는 산삼과 같은 것을 최고급 약으로 생각하나, 하나님의 눈으로 보실 때는 양파나 현미같은 것을 산삼의 몇억배로 보시는 것입니다.

▲ 그럼 왜 "양파만 먹으면 다냐?"라는 소리를 하느냐고요? 그럼 힌트를 주지. 어떤 침(뜸)장이 집에 가서 침(뜸)을 맞았더니 병이 아주 신통하게 나아요. 소문이 퍼져서 손님이 와글와글 모여들어 그 침(뜸)장이가 돈을 버는 것은 좋았지만, 너무너무나 피곤해서 병에 걸려 죽어 버리는 사례를 나는 일본에서 많이 목격했어요. 최근에는 일본에서 뼈맞추기로 유명한 모 인사가 너무나 피곤해서 죽어 버렸다는 소식을 들었어요.

▲ 그런데 그 소문난 침(뜸)장이 집에 갔던 사람이 병이 도져서 여러 차례 다니다가 그만 죽어 버린 사례도 이 안서방이 여러 번 목격했어요.

▲ 한국, 일본, 기타 국의 유명한 학자들이─자연식만 하면 건강할 수 있다고 주장하는데─내가 오랫동안 연구한 바로는 자연식만으로는 병이 다시 도지게 되니 반드시─3위일체식, 즉 종합적으로 건강을 다루지 않으면 안됩니다. 양파는 자연식품의 부식보다 더 중요한 주식(主食)임을 간과해서는 안됩니다. 우리의 주식은 현미 중심의 곡식이라야 합니다. 이 주식을 무시해 양파만 먹으면 다 된다고 오해해서는 안됩니다. 양파는 어디까지나 부식이니 주식을 더 중요시해야 합니다.

▲ 침(뜸)으로 병이 근치 안되는 것은 병을 종합적으로 다루지 않기 때문이지요. 병을 종합적으로 다루기 위해서는 내가 늘 주장하는 3위일체식의 건강법

─즉─

① 제독(除毒＝몸 속의 독을 빼자)

② 자연식─몸 속의 독을 빼고 난 다음에 피, 살을 맑게 하는 자연식을 하여야 한다.

③ 운동─맑아진 피도 돌지 않으면 썩어서 병을 만드니까 피를 돌게 하는 운동을 하여야 한다.

국민운동 특집기사

우리 모두가 건강하고 부자로 사는 방법

우선 다음문제부터 해결하자

▲ 왜 환자수가 날로 늘어만 가는가?

▲ 왜 건강문제가 약, 병원으로 해결 안되는가? 무엇인가 ㅡ 잘못되어가고 ㅡ 있지 않는가?

▲ 왜? 왜? 무엇이 전과 달라졌는가? 생각하고 생각하여라.

안서방의 양파김치 경험담

① 나는 양파를 무척 좋아합니다. 이놈의 양파로 맛있는 김치를 담궈 먹으면 얼마나 좋을까 하고 생각했지요. 수산시장에서 조기새끼 한 무더기를 사와서 ㅡ 맛있게 졸여서 그 국물을 단지에 담아서 양파를 썰어 넣고는 아파트밑의 땅속에 묻어 놓았어요. 며칠 후에 벌레가 막 생겨서 기어다니는 것을 본 이웃 아낙네들이 무슨 더러운 것을 묻어 놓았다고 막 야단들을 하더군요.

② 그래도 굴하지 않고 또 양파김치를 담궜는데 ㅡ 이번에는 양조식초와 설탕을 첨가했더니 벌레가 안 생기더군요. 식초가

살균작용을 기가 막히게 잘하기 때문입니다.

③ 그런데 또 실패했어요. 흰곰팡이가 막 생겨서 못 먹게 되었지요.

④ 그래도 굴하지 않고 또 양파 김치를 담궜어요. 이번에는－식초 : 2－맛나국물 : 1－즉 식초를 맛나국물의 곱으로 하고 누런 설탕을 많이 첨가했어요. 이번에는 완전 성공해서 매끼에 맛있게 먹고 있어요.

⑤ 일본 사람들은－양파의 사촌동생인 염교(＝채지－일본말로 '락교')김치를 담궈 매끼에 맛있게 먹는데－그들은 맛나국물을 안 넣고－순전히 '식초＋설탕'으로만 담급니다. 식초는 살과 피를 맑게 하는 기가 막힌 식품입니다. 일본사람들은 심지어는 밥에까지 식초를 쳐서 초밥으로 하여 먹습니다. 그래서 그들은 세계적 장수국민으로 되었지요. 일본 사람들은 밥에 식초를 쳐 먹을 뿐만 아니라－반찬인 생선, 야채에도 쳐 먹고 또 그 시디신 매실 장아찌도 잘 먹습니다. 일본식은 대체로 피와 살을 맑게 하는 것들인데 그래도 행여나 피와 살이 더러워질까봐－식초, 락교, 매실을 잘 먹는 것입니다. 그래서 그들은 세계 최장수 국민으로 된 것입니다. 여름철에 도시락에 식초를 치면 부패하지 않는 것을 보세요. 우리들이 먹은 것이 몸속에서 썩으면 병이 생기는데 식초를 먹으면 썩지 않기 때문에 병이 생기기가 지극히 어렵습니다.

▲ 이 안서방은 일본인들보다도 두 술 더 떠서 '락교'의 4촌인 양파를 식초에 담궈 먹기를 권하고, 또 한걸음 더 나아가서－염교, 양파, 파들의 왕초인 '마늘'을 식초에 담궈 먹는 것이 최고라고 생각합니다. 이 마늘의 경우에도－식초:2－맛나국물:1 비율로 하세요. 마늘의 그 고약한 냄새도 없어지고 건강에

기가 막히게 좋습니다. 식초로만 하지 말고 맛나국물을 첨가하면 기가 막힌 밑반찬으로 되나이다. 그런 의미에서 이 안서방을 양파, 마늘김치의 시조로 모셔주시면 아주 고맙게 생각하겠습니다.

왜 - 환자수가 날로 늘어만 가는가?
왜 - 건강문제가 약·병원으로 해결 안되는가?

▲ 이 문제는 - 근본적으로 - 그리고 종합적으로 연구, 관찰해야 한다. 이 안서방은 최근에 와서는 - 양파, 감자광으로 되어 버렸는데 - 고따위 것만 가지고는 근본문제가 해결 안된다. 종합적으로 연구, 관찰해야 한다.

▲ 지금 다수의 국민들은 - 일생 피, 땀 흘려서 번 돈을 - 약, 병원에 고스란히 바치고 죽어 가고 있다. 그들은 세계 제1의 건강법이 - 가장 가난한 사람도 행할 수 있는 건강법 - 세계 최고의 건강법이다. 부자만이 행할 수 있는 건강법은 진리와는 거리가 멀고 먼 것이다. 따라서 천하의 갑부들인 '오나시스, 카네기, 포오드, 록펠러, 진시황…'도 세계 제1의 약은 돈을 아끼지 않고 구해 먹었으나 결국은 가난한 사람들보다도 더 일찍 죽고 말았다. 그들은 내가 말하는 세계 제1의 건강법을 꿈에도 몰라서 - 헛되고 헛된 일만 하다가 죽고 만 것이다.

건강에 관한 일은 종교신앙의 기초일 뿐만 아니라 - 인생 모든 일의 총기초입니다. 따라서 건강에 관한 일은 - '성경' 이상으로 매일 반복해서 읽고는 반성하여 마귀의 유혹을 물리쳐야 합니다.

[답] 가장 큰 원인은→일을 거꾸로 하고 있기 때문이다.

현대 영양학은 —무공해 시대에 연구된 것이고, 현대의학도 그 영양학을 토대로 해서 성립된 것이다.

▲ 지금은 무공해 시대가 아니라 —그와는 정반대인 극심한 공해 시대이다. 무공해 시대에 영양분이 가장 많다고 생각된 것이 — 지금은 그와는 정반대로 공해독의 덩어리로 되어 있다.

▲ 지금은 가축(소, 돼지, 닭…)들이 공해독으로 거의 다 병신으로 되어 있다.

▲지금의 인간들은 [가축병+인간병]이란 2중병으로 신음하고 있다.

▲영양학과 의학의 목적은 사람을 건강하게 하고, 병을 예방 치료하는 데 있는 것이다.

▲ 따라서 무공해 시대의 영양학과 의학을 그 정반대인 극심한 공해 시대에 적용시키면 —사람을 건강하게 하는 것과는 정반대의 결과로 되는 것이다. 잔소리 무용 —실제로 증명을 해보자.

▲ 미국은 —영양학과 의학이 세계 제일로 발달된 나라이다. 그 영양학과 의학은 무공해 시대에 확립된 것이 분명하다. 그런데 미국의 현실정을 보라! 인구 2억 3천여명 중에서 중병으로 입원하고 있는 환자수가 무려 2천 5백여만명, 입원 안하고 있는 환자까지 합치면 인구의 거의 3분의 2 이상이 병신들이고, 건강한 사람이 단 3백만명도 못 되는 실정이다. 이 사실은 —중한 심장병으로 단 10보도 못 걸었던 70노인이 분투노력 끝에 전 미국 노인 마라톤과 권투시합에서 1등을 하여 미국회와 레이건대통령으로부터 포창을 받았는데, 바로 그 Noel Johnson이라는 70노인이 쓴 자서전을 읽고 안 것이다.

▲ 어디 미국뿐이냐? 두 눈을 똑똑히 떠서 우리의 눈앞을 똑똑히 보라!

한번 대학병원이나 유명한 종합병원으로 구경가보라. 환자수가 어찌나 많은지 마치 온 국민이 환자인 양 착각할 정도이다.

▲ 또 물어보자─세계 2차전이 일어나기 전(즉 무공해 시대)에 이런 일이 있었느냐?

▲ 분명히 2차전이 끝난 후부터 지금까지 환자수가 날로 늘어만 가고 있지 않은가? 왜냐?

▲ 2차전이 일어나기 전에는─병원수와 약방수가 현재의 100분의 1도 못 되었지만 환자수도 현재보다 100분의 1도 안되었다. 이게 웬일이냐? 무엇인가 잘못되어가고 있지 않으냐? 2차전은 언제 일어났느냐? 2차전이 일어나기 전과 일어난 후에 무슨 일이 달라졌기에 전에는 환자수가 적고 후에는 환자수가 점점 많아지게 되었는지를 잘 생각해 보라. 이 일을 알기 위해서는 ─현대인의 문명병이 무엇 때문에 발생하는지─즉 병의 주원인이─무엇인지를 알아내는 것이 선결문제다. 잘 생각하면서 다음을 읽으라.

▲ '육체'와 '정신'을 만드는 것은 무엇이냐?─[답]음식물이 육체를 만드는 것은 수긍이 가지만─'음식물'이 '정신'도 만든다고? '사자'와 '양'─'독수리'와 '비둘기'들의 먹는 것과 성격상의 차이를 생각하면 당장에 알아낼 수가 있지 않은가?

▲ 나쁜 음식물을 먹으면 육체와 정신에 병이 생기는 것은 지극히 당연한 이치이다.

▲ 2차전은 1939년에 일어나서 1945년에 끝났다. 그러면 전쟁 전과 후의 '음식물'의 차이다.

▲ 전쟁 전에는 5백식품(흰쌀, 흰밀가루, 흰소금, 흰설탕, 흰화학조미료)을 안 먹었다. 즉 지금 슈퍼에서 팔고 있는 온갖 가공식품(빵, 과자, 아이스크림, 라면, 통조림 등)을 안 먹었고, 쇠고기, 닭고기, 돼지고기 등의 고칼로리 식품은 명절, 제사때밖에 안 먹었다.

▲ 그런데 지금 사람들은 거의 다 매일 매끼에 그런 것들을 먹고 있지 않으냐?

▲ 전쟁 전—즉 자연식을 할 때는—오늘과 같은 문명병(암, 간장병, 당뇨병, 심장병…)이 없었는데, 가공 식품과 고칼로리식을 하는 현대인에게는 그런 병이 있는 까닭을 이제는 깨달을 수가 있을 것이다. 이와 같이 현대인의 온갖 병은 음식물에 있는 줄을 모르고, 무슨 균으로 생긴 것이라고 착각을 해서 병을 다스리기 때문에 문제가 영원히 해결 안되는 것이다.

▲ 지금 병원에서는 병의 원인인 고칼로리 식품이 영양이 좋다면서 환자들에게 먹이고 있다. 그리고 그 결과인 병을 '약, 주사'로만 다스려서 인간의 자연생리기능을 마비시키는 일만 하고 있다. 이렇게 해서 병이 치료된다면 그야말로 초기적일 것이다.

▲ 이 엄연한 현실을 알면서도 수수방관하는 자는 천벌을 받는다! 이 엄연한 현실을 알면서도 '돈'에 눈이 어두워서 양심의 가책을 묵살하면서 혼자만의 행복을 위해서 살아가는 자는 사람이 아니고 짐승이다. 몰랐으면 할 수 없다. 안 이상은 속죄하는 뜻으로라도 이 불쌍하게 죽어가는 동포들을 구제하자. 앞부분에서 말했듯이—내가 「부산일보」 대강당에서 강연을 끝내자—어떤 여인이 와서 말하기를—"저희 집은 약방을 경영하고 있습니

다.”—「건강다이제스트」와 선생님책을 읽은 후로는—'약' 사러 오는 손님에게—“약으로는 병을 못 고치니 자연식을 하세요.” 라고 충고했더니 '약'을 사러 오는 손님이 더 많이 오게 되어 장사가 전보다 몇 곱이나 더 잘 되게 되었습니다. 안선생님—“정말 고맙습니다”라고. 나는 이 말을 듣고 얼마나 감격했는지 눈물이 나오더라.

▲ '의사'님들—제발 부탁합니다. 앞으로는 '병'을 고치는 '의사'이기보다는 '병'을 '예방'하는 방법을 가르치는 의사로 되어 주십시오. 이때까지는 몰라서 그랬지만 안 이상은—앞으로는 제발 나의 애타는 소원을 들어주소서. 국가에서는 이런 양심적인 의사의 생활을 충분히 보살펴 주도록 제도적인 장치를 하는 것이 제1급선무입니다. 그리고 환자들은 그런 양심적인 의사를 생명의 은인으로 삼고 의사님들에게 후사해서 그들의 생활을 보살펴 주소서. 의사선생님들은 함부로 오해하시지 말고 이 글을 끝까지 숙독하여 주소서.

불멸의 건강진리

이글은 7천만의 동포들을 위한 국민운동을 할 목적으로 쓴 것이니—묵은 독자들은 잘 복습해서—이 나의 국민운동을 적극적으로 도와주기를 바란다.

또 물어보자
▲ 어째서—'환자수가 '날로 늘어만 가고 있는가?
▲ 왜 —'건강 문제'가 '약, 병원'으로 해결 안되는가?

　이 문제는 '의사'들이 해결 못하고 있으므로 의사가 아닌 제3
자가 해결해야 한다. 영어 선생인 안현필의 말이라면 곧이 안들
릴 것이다. 나는 영어가 전공이고, 일본에는 학생시대 18년간
일본사람들과 함께 먹고 자면서 산 경험이 있다. 그래서 영어,
일어로 쓴 원서를 읽을 수가 있기 때문에 외국학자들이 연구한
것을 우리말로 옮길 수 있는 능력을 구비하고 있다. 또 나 자신
은 어릴 때부터 몸이 너무나 약했기 때문에 조금만 바람이 세게
불어도 꺼질락 말락하는 촛불과 같은 내 목숨을 살리기 위해서
건강공부에 약 60%, 전공인 영어와 기타에 약 40%의 노력을
기울여 왔다. 큰형은 18세에, 작은 형은 17세에 '폐결핵'으로
죽었다. 나 자신도 18세 때에 폐결핵에 걸려 콜록콜록 기침을
하고 피를 토했다. 나는 형들보다도 몸이 더 약했기 때문에 그야
말로 100%로 죽을 운명이었다. 그 당시(지금부터 60여년 전)
에는 '암' 같은 현대문명병은 없고 죽었다 하면 '폐결핵'이었다.
형들 시대는 집이 부자였기 때문에 '약, 병원'신세를 얼마든지
질 수 있었다. 약과 병원 때문에 재산이 다 탕진되고 빚까지 지
게 되었다. 그래서 나 자신은 일본 동경에서 신문배달을 하면서
고학을 했기 때문에 학비가 부족해서 한 끼 또는 두 끼를 굶는
것이 예사이고 병원과 약은 꿈도 못 꿀 일이었다. 결국 두 형들
은 약의 부작용으로 죽었으나, 나는 약을 한 알도 안 먹고 '자연
식'으로 지금까지 정정하게 살아오고 앞으로도 한 세상 더 살
수 있는 의욕에 불타고 있다. 지금 내 나이가 84세인데 새벽 2시
에 일어나서—건강관리상 아침도 안 먹고—보통 30대 사람의 3
배 이상의 능률을 올리면서 공부를 하고 글을 쓴다. 뭐, 거짓말
아니면 '초인'이라고? 나는 결코 '초인'이 아니다. 다만 건강관
리를 합리적으로 끈질기게 할 따름이다. 독자들도 아침에 일어

나서 조반 먹기 전에 공부 또는 일을 하면 조반 먹은 후의 3배 이상의 능률이 올라가는 것을 경험했을 것이다. 그러나 조반을 먹었기 때문에 뜻대로 하지 못했을 것이다. 나의 건강법은 굶음의 고통을 참는 법―그리고 ▲'조반'을 안 먹어도 건강을 해치긴 커녕 오히려 건강을 몇 곱이나 더 증진시키는 방법이다.

　▲ 나는 15세때부터 오늘 84세까지 근 60년간 현대영양학과 '의학'과는 정반대의 방향―'저칼로리식'(곡채식)과 약을 안 먹는 건강법―즉, 자연순응건강법을 연구해 왔다. 내가 60여년 간―연구·체험한 총결론은―건강과 치병을 위해서는 ―100억의 돈을 안 쓰고 합리적으로 노력하는 것이―100억의 100억 곱 이상 낫다는 것이다. 따라서 세계적인 거부인 '오나시스'나 '카네기'―또는 중국의 '진시황'도 100억 이상의 돈을 썼으나 불로장수 못했다. 참불로장수약은―저 먼 깊은 산속에 묻혀 있는 산삼과 같이 희귀하고 값비싼 것이 아니라 ―우리의 가장 가까운 곳에 있는 가장 값싼 것 또는 공짜로 얻을 수 있는 것 속에 숨어 있다. 이때까지 인류는 이와는 정반대의 방향에서 찾아 헤매왔기 때문에 실패한 것이다. "세상 사람들이 즐기고 높이는 것보다도, 그들이 값을 낮게 또는 천하게 생각하는 것 속에 참보배가 숨어 있다. 일반 사람들은 하늘의 참된 진리를 아무 소용이 없고 무가치한 것 같이 생각한다. 그러나 참된 가치의 '진주'는 많은 사람으로부터 숨겨져 있느니라"(마태오 13:46)즉, 세상 사람들이 가장 천하고 가장 값싸다고 생각하는 것을―하나님은 가장 값비싸고 가장 고귀한 것으로 여기시는 것이다. 이것이 바로 내가 60여년간 연구해온 건강법의 총기본원리이다.

세계최고 권위학자 - 300명이 증명하는 - 불멸의 건강진리

앞에서 말한 바와 같이 '의학·영양학·약학'이 세계 제일이라 자랑하는 미국에서는 - 인구 2억3천여명 중에서 건강한 사람이 단 3백만명도 못 된단다. 미 국회 상원에서는 이러다가는 병 때문에 나라가 망한다고 생각해서 전세계 최고 권위학자 300여명에게 연구시켰다. 그들이 근 3년간 합심하여 연구한 결론은 - "현대인의 '암'을 위시한 '문명병'을 예방, 치료하기 위해서는 20세기초(지금부터 90년 전후)의 식사로 되돌아가라"이다. 즉, 그 당시의 조상들은 오늘과 같은 가공식품을 안 먹었다. 또 육식은 명절, 제사 때만 했지 - 오늘과 같이 매일 먹지는 않았다. 그래서 그들에게는 오늘과 같은 문명병이 없었다. 즉, 식품 가공 공업이 발달함에 정비례해서 환자수가 날로 늘어가고 있는 것이다.

미국 상원의 지도층 의원인 Edward kennedy는 이 보고를 듣고 깜짝 놀래서 "우리는 바보였다 - 정말 눈 뜬 장님이었다!"고 개탄 통곡했다. 즉, 미국음식이 세계 최고의 영양식인 줄 알았는데 이제 알고 보니 세계 최고의 독약이란 것을 알게 되었다는 것이다. 즉, 미국의 '의학·약학·영양학'이 세계 제1이라고 자랑해 왔는데 - "알고 보니 일을 거꾸로 해왔구나"라고 개탄한 것이다. 즉, 원인인 음식물을 중점적으로 다루지 않고 결과인 '병'만 약과 주사로 치료해서 인체의 자연 생리기능을 마비시키는 일만 해왔다고 개탄한 것이다.

▲ 전세계 최고 권위학자 300여명의 연구로 이뤄진 '미국 상원 보고서'는 완성되었지만 아직 정식 발표를 못하고 있다. 국

가의 경제, 의학, 약학, 영양학 등이 뿌리부터 흔들려서 대혼란을 야기시키기 때문이다. '담배'가 '암'과 기타의 만병의 원인이란 것이 분명한데도 금연법을 제정하지 못하는 이유는? 이 모든 문제는 개인이 자기 자신을 다스려야 될 문제이고 국가가 다스릴 문제가 아니기 때문이다.

▲ 한편 현대의학을 2천3백여년 전에 창시한 '히포크라테스'는 하나님의 계시를 받고 - "'음식물'을 당신의 '의사' 또는 '약'으로 삼으시오 - '음식물'로 고치지 못하는 병은 '의사'도 고치지 못하오."라고 갈파했다. 이 말의 뜻은 - 만일 '암'과 같은 병을 의사가 음식물로 못 고치면 의사가 아무리 '항암제, 광선, 수술'을 해봤자 소용이 없다는 것이다. 그러니까 '암'은 수술을 해도 도지거나 시한부 인생으로 되는 것이다.

▲ 히포크라테스는 현대의학을 창시했으므로 - 현대 의학박사들의 왕초 스승이시다. 히포크라테스는 분명히 "음식물로 고치지 못하는 병은 의사도 못 고치오"라고 계시했다.

그런데 - 현대의사들은 자기들의 왕초 스승이신 히포크라테스의 가르침을 무시하며 - 병을 음식물로 고치지 않고 - 약, 주사, 광선, 수술로 고치고 있다.

▲ '암'을 치료하는 최종수단은 수술인데 그 결말은 결국은 시한부 인생으로 될 뿐이다. 암의 종기는 수술에 의해서 제거되지만 - 암에 걸리는 체질은 여전히 남아 있기 때문에 암병이 다시 도지는 것은 지극히 명백한 일이다. 따라서 암에 걸리는 체질을 바꾸지 않는 한 영원히 근치시킬 수가 없는 것이다. 암뿐만 아니라 모든 병이 다 그렇다는 것을 명심하고 명심해야 한다.

▲ '음식물'은 '육체' 뿐만 아니라 '정신'도 만든다. 따라서 나쁜 음식물을 먹으면 '정신'에 병이 생긴다. 그 머리 가지고 신

앙·공부·기타 정신 노동을 하는 것은 분명히 일을 거꾸로 하는 것이다. 요즘 정신병환자와 흉폭한 범죄가 급증하는 것은 '공해 식품' 때문이다. '교회' 또는 '학교'에서는 교인 또는 학생들에 게 올바른 식생활교육을 해서 머리를 맑게 한 연후에 설교 또는 학습을 시켜라. 특히 여성교육을 철저히 해서 다음 세대의 국민의 체위와 정신개조를 도모하라.

▲ 뉴욕 암연구소 소장이 증명하는-불멸의 건강진리-뉴욕에 있는 Sloon-Kettering Cancer Center(암센터)소장인 'Robert A Good'박사가 연구한 바에 의하면 -

저(低)칼로리식(=곡채식)을 하면 저항력이 강해지고, 암, 심장병, 고혈압 등의 문명병을 예방하여 장수할 수가 있다.

Robert박사는 10년간에 걸친 동물 실험의 결과-어린 동물이 젖을 뗄 때부터 '칼로리'를 제한해서 '저칼로리식'(=곡채식)을 시키면 수명이 2배~때로는 6배로 되어, 보통은 5~7개월밖에 못 사는 동물이 3년 이상이나 장수하는데, 만일 이 동물들에게 칼로리가 높은 식사(=육식=쇠고기, 우유, 계란…)를 급식하면 '암, 심장병, 고혈압'등에 걸려 빨리 죽는다는 것을 확인했다.

▲ Robert박사는 10여년간 몇 번이고 몇 번이고 거듭해서 동물 실험을 해서 이 사실을 확인하고, 사람에게도 적용시킨 결과 동물과 꼭 같다는 것을 알게 되어, 인간도 젖을 뗄 때부터 저칼로리식으로 육아해야 된다고 주장했다.

▲ 이 실험은 누구든지 할 수 있으니-의심이 가면 쥐·가축

등으로 직접 실험해 보라. 나 자신은 손녀딸인 '혜미'를 상대로 해서—출생시부터 지금까지 만 9년간 자연식으로 키우고, 또 그 밑의 사내놈(혜수)을 첫 2년간은 일반 육아법(우유분유)으로, 그 다음은 지금까지 자연식으로 육아해 보고 위의 로버트 박사의 학설이 틀림없기 때문에 이 진리를 자신있게 알리노라.

安식 건강법 대강요점

—자연에 순응하여 건강·치병하여라.

▲ 사람의 몸을 농토(農土)에 비유하면—화학비료와 농약으로 황폐한 농토도—화학비료와 농약을 금하고—3년간 퇴비로 꾸준히 농사를 지으면—원옥토로 환원하여—평년작을 회복할 수 있다.

이상은—지상의 공론이 아니고 어김없는 사실이다. 의심하는 사람은—조선일보 1985년 7월 14일부의 기사를 보라.

조선일보 기사의 표제

"사라졌던 메뚜기떼도 돌아오고—한 마을이 농약 공해 벗어났다. —퇴비 영농 약화(藥禍) 추방 등 큰 성과—지력길러 병충해 퇴치, 3년만에 평년작회복—약·비료값 덜 들어 오히려 이익" (충북 음성군)

▲ 공해식품(=가공식품=농토의 화학비료)과 '약'(=농토의 '농약')으로 오염된 인간의 육체(=농토)도—공해식품과

'약'을 금하고 3년간 꾸준히 자연식(＝퇴비)을 하면 원건강체로 회복할 수가 있다. 인간의 육체를 자연 원리에 순응하여 다스리지 않으면 죽음이 온다.

　▲ 달나라를 여행하는 초고속시대에—3년은 너무 길다. '농토'를 1년 이내에 원옥토로 환원하는 방법은?→[답] 화학비료와 농약을 금하고—농토를 다른 좋은 흙으로 개토하여 자연 비료(＝퇴비)로 농사를 지으면 된다. ▲ 그럼—인간의 육체란 '농토'를 3개월—길어도 1년 이내에 원건강체로 환원하는 방법은 '농토'와 같이 개토는 아니되니까 어떻게? 우리 몸이—'공해식품·술·담배·약'등으로 더러워졌으니까 어떻게?→① 몸 속을 대청소하여야 한다. 다음에→② 자연식을 해서—'살'과 '피'를 맑게 한다.—그 맑게 된 '피'도 돌지 않으면 썩어서 병을 만드니까→▲ ③ 기준치 운동(병을 고치는 운동)을 하여 전신에 골고루—특히 병든 곳까지 피를 돌게 한다.

　병든 곳까지 백혈구가 돌아야 병이 고쳐지지—절대안정을 하면 백혈구가 돌지 않기 때문에 죽을 도리밖에 없다. 약과 주사는 인체의 자연 생리기능을 마비·약화시키기 때문에 병세를 더 악화시킬 따름이다.

　때문에—천하의 갑부인—'오나시스, 카네기, 포오드, 록펠러, 진시황…'도 천하 제1의 약으로 병을 다스렸으나—결국은 죽고 만 것이다. 병은 돈·약·주사로는 고칠 수 없다는 것을 웅변하고도 남음이 있다. 가장 가난한 사람도—합리적이고 끈질긴 노력으로 건강할 수가 있다는 것을 나 자신의 60여년간의 연구와 체험으로 확신하고 확신하노라. 천하 제일의 갑부들은 이 불멸의 건강진리를 깨닫지 못하고—돈·약·주사란 편한 방법으로만 병을 다스렸기 때문에 실패한 것이다.

安식 건강법 기본원칙

건강, 치병은 − 3위 1체식으로 − 다루어야 한다.

① 몸속에 누적된 체독을 일소해야 한다.

② 자연식으로 − 살과 피를 맑게 해야 한다.

③ 그 깨끗하게 된 피를 순환시키는 운동을 해야 한다.

[주의] 이 ①②③ 중에서 어느 하나를 실행 안해도 완전히 건강 치병할 수 없다. 내 책을 읽거나, 연수를 받을 때에 그 각각의 구체적인 방법을 터득함에 노력하라. 다시 말한다. − 반드시 3위1체식으로 건강·치병하라.

▲ 위의 3원칙 중에서 조금이라도 사리에 어긋나는 점이 있으면 지적을 하여 달라. 이와 같이 간단한 '진리'도 인간바보가 근 60년간 몇 번이고 '거지' 이하의 신세로 전락하여 몇 번이고 죽을 고비를 겪고 난 다음에 비로소 깨달은 것이다.

▲ 미국 상원보고서는 1977년 1월에 완성되었는데 − 나 자신은 1973년 3월 1일에 내가 지은 '3위일체 영어강의'의 p.771에 − 미국상원보고서와 꼭 같은 결론을 발표했다. 즉, 내가 전세계 300여명의 최고권위학자보다 4년이나 앞선 것이다. 모두다 뚜렷한 확증이 있는 사실이므로 − 호언·장담·자랑 − 아무 것도 없다. 내 말을 믿게끔 하기 위해서 − 또 설득시키는 한 방편으로 − 이와 같이 자화자찬하니 나를 양해하자. 그러나 − 나는 엄연한 사실을 말하고 있는 중이다.

▲ '진리'는 − 300여명에게나 − 한사람에게나 − 만인에게나 다 불변이다. 다만 나 자신은 하나의 힘이기 때문에 60여년이란 긴 세월이 필요했고, 미국상원보고서는 300여명이 협력했기 때문에 3년이란 짧은 기간이 필요했다.

▲ 미국상원보고서는─'安식 건강법 기본원칙'의 제 2원칙─
즉 "자연식으로─살과 피를 맑게 하자"에 국한되어 있는데 나
는 그들보다도 10년간(60세부터 70세까지)더 연구해서─① 제
독＝몸속의 독을 없애다. ③ 운동＝그 깨끗해진 피를 순환시키
는 운동을 하다─를 연구 개발한 것이다.

▲ 지금 병원에서 이상의 기본원칙 중에서 어느 하나라도 실
행하고 있는지를 자세히 관찰하고 환자수가 날로 늘어만 가는
이유를 생각해 보라.

▲ [특별주의] '약'이 나쁘다고 해서─이때까지 약 기운으로
겨우 살아온 사람이 별안간에 약을 끊으면 크게 고생하게 되니
약을 끊는 법을 잘 알고 난 다음에 끊어라. 무슨 일이든─순리
에 따라서 하지 않고 순리에 어긋난 일을 하면 실패한다.

오백식품(五白食品)이 현대인을 죽인다 ─────────

(앞에서 말한 오백식품이 최고로 중요하므로 자세히 말한
다.)

【특별경고】 여기가 최고로 중요한 곳이니─수백번이고 되풀
이해서 읽고서는─'마귀'의 유혹을 물리쳐라.

※ 과거에─딴 책에서 읽은 분도 100번 이상 읽기를 바란다.

▲ 앞에서도 말했지만 오늘날 우리가 과거에 없었던 병인
'암, 심장병, 고혈압, 당뇨병, 신장병…'등의 문명병(성인병)으
로 고생하게 된 원인은 이와 같은 병들이 없었던 시대(지금부터
90년 전후)에 우리들의 조상들이 먹었던 것과는 다른 음식인,
다음에 말하는 '5백식품'을 먹기 때문이다. 즉 현대인들은 과거
에 우리들의 조상들이 먹은 음식이 맛이 없다면서 맛이 있도록

가공하는 과정에서 영양분이 많이 들어 있는 곳을 깎아내 버리거나 몸에 나쁜 화학성분을 첨가해서 먹기 때문에 병을 앓아 고생하게 되는 것이다. 옛날에는 식품가공 기술의 발달이 안되어 하나님이 주신 그대로의 자연식품을 먹었기 때문에 오늘과 같은 문명병이 없었는데, 오늘의 인간들은 하나님이 주신 그대로의 자연식품을 맛이 없다면서 하나님의 뜻을 거역해서 가공하여 먹기 때문에 망조가 든 것이다. 하나님은 우리가 주식으로 하는 쌀 한 알도 온갖 영양분을 골고루 균형있게 포함시켜서 우리 인간이 주식으로 하면 건강할 수 있도록 창조하셨는데 하나님의 그 위대하신 작품에 인간 꼬마들이 섣불리 가공해서 먹기 때문에 망조가 든 것이다. 그와 같이 하나님의 뜻에 거역해서 먹은 결과로 병들게 되었는데 하나님께 병 낫게 해 주십사 하고 기도를 올리니 하나님께서 들어주실 리 만무한 것이다. 하나님께 순종하면서 병 낫게 해주십사 하고 기도를 올리는 것이 정당한 순서이다. 때문에 —목사님, 신부님, 장로, 회장, 신도—그 어느 누구를 막론하고 병으로 고생하게 되는 것이다.

▲ **오백식품이란** —흰색으로 될 때까지 가공한 다음 5종의 식품을 말한다. 즉 '흰쌀, 흰밀가루, 흰설탕, 정제한 흰소금(굵은 김장 소금은 좋음), 흰조미료'

▲ 이 5백식품은 어느 한 가지나 다 치명적인 위험식품이니 절대로 접근해서는 안된다.

▲ **흰쌀(백미)** —쌀은 우리의 '주식'이다. 따라서 최고로 중요하므로 별도로 작은 책을 만들어 무료로 국민에게 배부하는 국민운동을 하고 있으니 구해 읽기를 바란다.

▲ **흰밀가루** —흰쌀과 같이 —영양분이 가장 많이 들어있는 씨눈, 밀겨(속껍질)가 정제과정에서 제거된 '밀'을 가루로 한 것

인데-아주 알기 쉽게 좀 기분 나쁘게 말하면 '밀'의 죽은 송장
을 말려서 가루로 한 것이다. 성장과정에서 많은 화학비료와 농
약을 먹고-저장과정에서-억수같은 '방부제'-제분과정에서
'표백제', 그야말로 공해식품의 대표급이다. 이 밀가루를 가지
고 '빵, 과자, 국수'등을 만드는데, 만드는 과정에서 또 무엇이
들어가는지 말하다간 다른 일을 못하겠다. 입에서는 맛이 있으
나 이 놈이 속으로 들어가면 문병의 원흉으로 된다.

▲ 흰설탕-만일 이 세상에서 흰설탕만 없어도 인간의 병이
반 이상 줄 것이며, 어린이의 병의 주원인도 흰설탕이다. 흰설탕
은 칼슘의 도둑놈이오. 칼슘은 인체에서 무슨 일을 하는가? '뼈,
치아, 손톱, 발톱' 등을 만든다는 것쯤은 다 알겠지만 특히 '피'
를 깨끗이 하고, 정신을 안정시키며, 산성체질을 알칼리성으로
한다. 다음의 '흰정제염'도 칼슘의 위대한 도둑놈이다. 현대인
은 이 2종의 위대한 칼슘의 도둑놈을 먹기 때문에 정신이 불안
해져서 흉폭한 범죄를 범하는 것이다. 또 요즘사람들은 조금만
넘어져도 뼈가 부러진다. 정제염과 흰설탕을 지극히 좋아하기
때문에 즉 칼슘의 두 도둑놈을 먹기 때문에 칼슘이 너무너무나
부족해서 뼛속이 온통 때미는 속돌과 같이 구멍투성이로 되어
있다. 게다가 이마저 약해져서 가는 곳마다 치과의원이 문전성
시를 이루고 있다.

▲ 정제한 소금-하나님이 주신 그대로의 '자연염'을 먹으면
아무런 문제가 없는데 망할놈의 인간들이 맛이 있게 먹기 위해
서 깎아 먹는 데서 망조가 든 것이다. 소금의 주역할은 우리의
위액의 주성분인 '위염산'을 만든다. 따라서 소금을 적게 먹거
나 질 나쁜 것을 먹으면 소화가 안된다. 시골의 할머니들이 손주
가 배탈이 날 때 소금물을 먹이면 감쪽같이 낫는 것도 그 때문이

다. '적혈구'의 주원료는 '철분'이다. 이 철분은 '위염산'으로 소화흡수된다. 따라서 소금을 적게 먹으면 빈혈이 되며 병세가 악화될 뿐이다. 현대의사들은 소금을 적대시한다. 그러나 아무리 소금을 적게 먹어도 병세가 악화되는 것은 웬일일까? 이 소금은 너무너무나 중요하기 때문에 별도로 앞부분에서 자세히 강의했다.

▲ 흰조미료 — 석유에서 뽑아내는 '글루타민산나트륨'을 말하는 것이다. 만일 요즘 사람들이 먹는 음식물로부터 흰조미료를 제거한다면 맛이 없다고 야단들 할 것이다. 요즘 사람들은 이것 때문에 하나님이 주신 미각이 완전 마비되어 건강에 좋은 자연식이 맛이 없다면서 자연식을 권장하는 이 불쌍한 安서방을 경원한다. 실로 흰조미료는 현대인으로 하여금 자연식을 거부시키는 제1급 원흉이다. 이 흰조미료는 '미미(美味)'란 미끼로 인간을 낚아 병마의 심연(深淵)으로 빠뜨려서 인간을 멸망시키고자 하는 악마의 미인계이다. 이것들이 오래 쌓이면 '암'을 위시한 각종의 문명병이 유발한다. 만일 어느 악마가 이 흰조미료를 발견 안했더라면 — 인간은 자연식이 맛이 있다면서 잘 먹어 오늘의 비극의 대부분을 막았을 것이다.

> **화학조미료를 쓰는 대신에**
> ① 누런(또는 검은)설탕 (당뇨병 환자는 '뉴슈거', 또는 감초달인 국물)
> ② 100% 양조식품(이것이 중요)
> ③ 참기름
> ④ 마늘, 생강
> ⑤ 볶은 콩가루

우리의 재래식 '간장, 된장'은 짜고 쓰나 이상을 혼합하면─ 맛과 영양이 기가 막히게 좋다.

▲ 특히─양파, 무를 잘게 썰어 다진 것을 많이 넣어, 짠맛과 농도를 조절하면─일본, 간장, 된장─저리가라!로 되어 버릴 것 이다.

▲ 된장, 간장은 반드시 자연염(굵은 소금)＋메주콩으로 양 조된 것이라야 하고 흰정제염(흔히 쓰는 가는 소금)을 사용한 것은 절대금물이다. (흰설탕과 흰정제염은 현대인을 죽이는 위 대한 독이다.)

안현필 건강교실 연수 안내

제독, 자연식, 운동으로 구성된
삼위일체 건강연수는 전 국민을 대상으로
지난 25년 동안 약 7만 5천 명에게
새로운 삶의 기쁨과 건강의 빛이 되었습니다.

▶ **연수내용**
① 제독법(除毒法) : 몸속의 독을 빼는 법 –약, 주사 엄금.
② 자연식 강의 : 요리법도 지도.
③ 운동실기 : 시범 지도함.

▶ **연수목표**
연수받은 대로 본인이 최선의 노력만 하면…
① 시력 · 청력이 눈부시게 호전됩니다.
② 속으로부터 예뻐집니다.
③ 학습(사무) 능력을 10배 이상 증진시킬 수가 있습니다.
④ 각종 성인병을 예방할 수 있습니다.
⑤ 초기, 중기의 현대 성인병을 고칠 수가 있습니다.
단, 연수받은 대로 끈질긴 노력을 해야 합니다.

▶ **특별주의**
현대의학에서 버림을 받은 말기의 중병환자들 중에서 자연식을 반 이상 소화시킬 수 있고(설사하지 않고) 100m 이상을 쉬지 않고 걸을 수 있는 분들은 연수받은 대로 최선의 노력을 하면 90% 이상 구제되는 실정입니다.
10% 미만의 사람들은 과거에 너무나 약을 많이 먹어서 생리기능이 극도로 마비, 약화되어 자연식의 양분을 흡수할 수가 없기 때문에 뜻대로 되지 못하는 경우가 많습니다.
그러나 결코 절망을 말고 천하를 잃어도 건강만 있으면 된다는 신념을 가지고 분투 노력하여 기어이 다시 일어서기를 빕니다.

▶ **연수안내**
● 날짜 : 매월 셋째주 • 평일반(월, 화)
                        • 주말반(토, 일)
● 시간 : 오전 10시~오후 5시
● 장소 : 지하철 2호선 대림전철역 2번 출구
         자매분식에서 5번째 건물
         안현필건강연구소

● 교육문의 : ☎02-856-4665, 853-6094
         www.iahp.co.kr